Hair Loss
and Restoration

脱发与治疗

主　编　〔美〕杰里·夏皮罗（Jerry Shapiro）

　　　　〔德〕尼娜·奥特博格（Nina Otberg）

译　者　段晓涵　张　舒

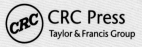

CRC Press
Taylor & Francis Group

北京科学技术出版社

著作权合同登记号　图字：01-2023-2481

图书在版编目（CIP）数据

脱发与治疗 /（美）杰里·夏皮罗（Jerry Shapiro），（德）尼娜·奥特博格（Nina Otberg）主编；段晓涵，张舒译 . — 北京：北京科学技术出版社，2023.7

书名原文：Hair Loss and Restoration

ISBN 978-7-5714-3059-7

Ⅰ . ①脱… Ⅱ . ①杰… ②尼… ③段… ④张… Ⅲ . ①秃病 – 诊疗 Ⅳ . ① R758.71

中国国家版本馆 CIP 数据核字（2023）第 083922 号

责任编辑：张慧君　杨　帆	**电　话**：0086-10-66135495（总编室）
责任校对：贾　荣	0086-10-66113227（发行部）
图文制作：北京永诚天地艺术设计有限公司	**印　刷**：北京捷迅佳彩印刷有限公司
责任印制：吕　越	**开　本**：889 mm×1194 mm　1/16
出 版 人：曾庆宇	**字　数**：248千字
出版发行：北京科学技术出版社	**印　张**：12.25
社　址：北京西直门南大街16号	**版　次**：2023年7月第1版
邮政编码：100035	**印　次**：2023年7月第1次印刷
网　址：www.bkydw.cn	ISBN 978-7-5714-3059-7

定　价：198.00元

京科版图书，版权所有，侵权必究
京科版图书，印装差错，负责退换

译者简介

段晓涵　副主任医师

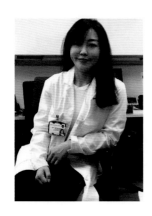

清华大学附属北京清华长庚医院皮肤科副主任医师

美国哈佛大学麻省总医院（MGH）皮肤科访问学者

美国纽约大学临床医学院（NYU）皮肤科毛发组临床研究员

美国毛发研究协会（AHRS）会员

　　擅长应用毛发镜图像技术辅助诊断及个体化治疗毛发相关性疾病（男性型 / 女性型脱发、休止期脱发、斑秃及各种瘢痕性脱发）。研究方向：毛发疾病 / 脱发、皮肤老化、激光医学。主持、参与多项相关研究课题，发表多篇 SCI 文章，包括在《美国皮肤病学会杂志》（*The Journal of the American Academy of Dermatology*，JAAD）发表的文章。

张舒　主治医师　普外科硕士 / 皮肤科博士

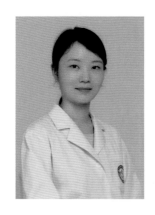

四川大学华西医院皮肤性病科主治医师

中国整形美容协会毛发医学分会常务委员

四川省医学会皮肤科分会皮外学组委员

　　皮肤外科 / 毛发医学专业，四川大学华西医院毛发移植技术带头人。擅长毛发疾病的临床诊断和治疗，包括毛发镜的辅助诊断、毛发病理、毛发移植术以及毛发再生的研究。以第一作者发表 SCI 及中国核心期刊论文 10 多篇，主持、参与多项毛发疾病研究的相关课题。

译者序

　　我在美国纽约大学临床医学院皮肤科进修学习时，在我的导师杰里·夏皮罗的毛发门诊第一次看到了《脱发与治疗》这本书。本书是业内的一本经典专著，主编就是杰里.夏皮罗，他是全球最著名的毛发皮肤科医生之一，本书是他从事毛发专科30多年来的诊疗经验总结，阅读本书有助于提高皮肤科医生和从事毛发专业的专科医生对毛发疾病的诊疗水平。

　　本书最大的价值之一在于能为开设毛发专科门诊的专科医生提供具有参考价值的指导方针：如何"规范化看诊、检查、治疗及随访"；针对不同类型的脱发患者如何收集关键临床资料；如何应用相关检查技术辅助诊断毛发疾病以及如何给予患者最优化的治疗方案。

　　本书深入浅出，图文并茂，便于读者理解。书中内容涵盖各种毛发疾病，并且与医学前沿接轨，在临床应用、学术科研或者社会层面都具有一定的影响力和价值。

段晓涵

前　言

近年来，毛发疾病的研究和治疗已取得非常大的进步，这使得出版《脱发与治疗》的第二版成为必要。对毛发照护感兴趣的患者数量正在增加，他们接收大量来自互联网、杂志，甚至电话推销员等的与毛发相关的信息。

实际上，毛发疾病很复杂，需要诊断准确才能进行适当的治疗。在此，笔者强调听取患者的主诉和获取完整病史的重要性。看诊中的主要目的是倾听患者表达他们对脱发的担忧和治疗期望。鉴别瘢痕性脱发和非瘢痕性脱发很重要，病理活检对许多脱发患者而言具有一定的重要性。

本书对模式型脱发和弥漫性脱发的详细描述使一般医护人员能够对脱发类型进行区分，本书也全面探讨了斑秃的诊断和治疗的新进展。现今，瘢痕性脱发中的前额纤维性秃发的发病率逐渐上升，前额纤维性秃发可能作为单一脱发类型存在，也可能因毛发扁平苔藓的发病机制而变得复杂，这些内容在书中有很好的讨论。本书也详细描述了毛发修复治疗的过程。

总而言之，两位作者对毛发疾病的诊断和治疗的清晰、简洁的描述值得称赞。本书内容紧凑、易于理解且易于阅读，在毛发诊疗方面对医生和患者都极具价值。

戴维·怀廷

致 谢

（一）

我向在本书写作过程中帮助和支持我，并在我的职业生涯中发挥重要作用的人们表示最诚挚的谢意。

首先，我要感谢杰里·夏皮罗，他是我 9 年多来的朋友和导师。有机会与他一起写这本书，我对他充满感激，感谢他对我的信任，以及他一直以来的建议和鼓励。特别感谢我亲爱的同事和朋友 Tanja Fischer，她帮助我在德国波茨坦和柏林的皮肤和激光中心开设了一家毛发诊所，她一直支持我的项目和想法，帮助和鼓励我在柏林建立毛发移植中心。我要感谢我的毛发移植团队的成员，他们是 Manuela Hampel、Senem Asurova、Steffi Fruhstorfer、Petra Visic、Martina Bialowons 和 Michael Braun，我因他们对患者的辛勤奉献和关怀而感谢他们。

其次，我感谢 Jürgen Lademann 和 Ulrike Blume-Peytavi，他们是我在皮肤生理学和毛发疾病方面的启蒙老师，感谢他们不断地与我交流相关思想与想法。我感谢 Howard Maibach、Kevin McElwee 和戴维·怀廷，我在他们的诊所和实验室度过了美好的学习时光。我感谢我的姐妹 Mari Otberg 和 Marion Bernert-Thomann 参与制作书中部分插图。

最后，我感谢支持我的家人和朋友，他们允许我利用周末、假期和工作日的夜晚来完成这个项目的写作。

尼娜·奥特博格

（二）

我感谢我的父母 Brajna Estrin Shapiro 和 Faivish Shraga Shapiro，他们是二战后来自东欧小村庄的移民。他们来到北美的毅力和冒险精神塑造了我，也是我成为一名皮肤科医生的动力。我感谢我的妹妹 Sarah Jesion 和弟弟 Haim Shapiro 以及他们的配偶 Morris 和 Leona 多年来向我提供的所有建议。

我还要感谢 Brian Logan，Brian 在我的职业生涯中鼓励我，并在过去 20 多年里一直是我的精神支柱。如果不是 Brian，我无法做现在正在做的事情。

　　我还要感谢我的合著者尼娜·奥特博格。她在本书编写过程中的辛勤工作，以及多年来她和我的友谊，都对我的生活产生了非常重要的影响。

　　我感谢我来自世界各地的所有同事，他们的专业知识和提出的毛发问题使我受益匪浅。

　　感谢我的从事毛发专业的同事戴维·怀廷、Elise Olsen、Vera Price 和 Wilma Bergfeld 对我的指导。我感谢我的非毛发专业的皮肤科同事 David McLean、来自加拿大不列颠哥伦比亚大学的 Harvey Lui，以及来自美国纽约大学的 Seth Orlow 和 David Cohen，他们鼓励我并让我有幸从事专门的毛发医学。

　　我要感谢具有毛发基础科学渊博知识的 Kevin McElwee。

　　我感谢对我的职业生涯而言很重要的 3 位护士：Nina MacDonald、Lucianna Zanet 和 Heather McKie。

　　最后，我感谢我的患者，他们在过去 27 年里给予我信任，让我来治疗他们的毛发疾病。

杰里·夏皮罗

目 录

1 如何诊断脱发

脱发（秃发）和头皮问题是皮肤科门诊中非常常见的患者主诉。任何类型的脱发都会给患者带来很大的压力，并可能导致焦虑和抑郁。出现脱发和头皮问题的患者通常会寻求多位医生的帮助，而患者常反映他们的诉求未受到重视，医生没有为他们进行头皮检查，他们只得到了让他们去接受和适应的建议。尽管许多毛发疾病的病理生理学尚未完全阐明，但总是有可选择的治疗方法。患者需要了解的是治疗脱发需要时间和耐心。

毛发基础知识

整个头皮具有大约 100 000 个含有色素的终毛毛囊。金发人种的毛囊数量往往更多，约为 120 000 个，而红发人种的毛囊数量较少，约为 80 000 个 [1,2]。毛发密度及直径存在种族差异，欧洲人的平均毛发密度为 250~310 根 /cm² [3-6]，美籍非洲裔的平均毛发密度约为 150 根 /cm² [6]，亚洲人的平均毛发密度为 120 根 /cm² [7]。欧洲人的毛干横截面通常呈椭圆形，直径从 50 μm 到 120 μm 不等。直径小于 50 μm 的极细毛发最常见于西北欧人 [8,9]。东亚（中国、韩国和日本）人群的毛发通常被称为东方发或亚洲发，其通常具有较大的直径，直径范围为 100~130 μm [9]，毛干是直的，沿轴没有或很少

有卷曲，并具有圆形横截面 [10-12]。撒哈拉以南非洲地区的人们的头发在形状上极具特色，非洲人毛发相当扁平且伴有凹槽，并且直径经常沿着毛干长轴改变 [13]。

每个毛囊都会经历一个独立的毛囊生长周期，包括生长期、退行期和休止期。毛发生长阶段（生长期）持续 2~6 年，在此期间毛发生长速度约为每月 1 cm 或每天 0.35 mm。在毛囊生长周期中，毛囊的中部和上部是恒定部分，而下部是非恒定的（图 1.1）。生长期毛囊的根部（毛球部位）深入皮下脂肪组织。生长期之后是为期 2~3 周的过渡阶段（退行期），在此期间毛囊经历细胞凋亡。这种过渡阶段之后是一个持续约 3 个月的休止阶段（休止期）。在休止期，毛发不会再生长，毛干固定在真皮的中层。

大多数有毛动物的毛囊生长周期是同步的，而人类毛发则与之不同，人类毛发的生长期和休止期是不同步的。在健康的头皮中，80%~90% 的毛囊处于生长期 [14]。正常毛发的生长期与休止期比例为 9∶1，其比例可以有季节性变化 [15,16]。头皮每天脱落约 100 根休止期头发。正常头皮存在数量不等的小的毳毛。除了手掌和足底，毳毛毛囊覆盖我们的整个身体，在不同的身体部位具有不同的密度。毳毛固定在真皮中上部，其毛干没有颜色，直径小于 30 μm [17]（图 1.2）。

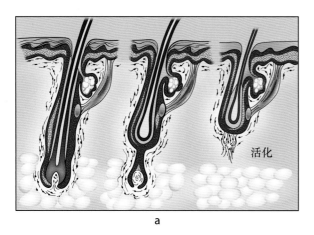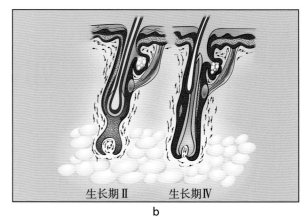

图 1.1　在毛囊生长周期中，毛囊的中部和上部是毛囊的恒定部分，而下部是非恒定的。a. 处于生长期的毛发深深地固着在皮下脂肪内，不易拔出。处于休止期的毛发位于真皮较高的部位，能轻易地拔出。头皮由近 90% 的生长期毛发、近 1% 的退行期毛发和近 10% 的休止期毛发组成。生长期可持续 2~6 年，休止期可持续约 3 个月，退行期可持续2~3 周。头皮上均衡分布着各个时期的毛囊。毛乳头（dermal papilla，DP）随着毛囊生长周期向上移动，休止期时 DP 紧邻位于隆突的干细胞。DP 和隆突部位的干细胞之间的信号传递决定了生长期的长度以及下一个毛囊生长周期中毛母质的周长。b. 新的生长期毛发将推挤出原来的休止期毛发

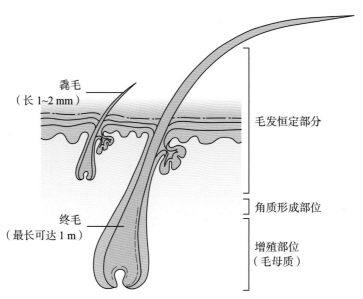

图 1.2　毳毛的直径小于 0.03 mm，长度很少超过 2 mm。终毛较粗，直径超过 0.06 mm，最长可达 1 m

毛发的基本解剖

要全面了解毛发疾病，首先要了解关于毛发解剖的基础知识。毛囊是皮肤的附属器，形成于胚胎早期第 16 周，毛囊分为 4 个部分（图 1.3，图 1.4）。

（1）漏斗部，从毛囊开口至皮脂腺导管开口。

（2）峡部，从皮脂腺导管开口至立毛肌附着处。

（3）毛球上部，立毛肌附着处至毛母质。

（4）毛球，由毛乳头和毛母质与黑色素细胞组成（图 1.5）。

毛囊下部有 5 个主要的组成部分：①毛乳

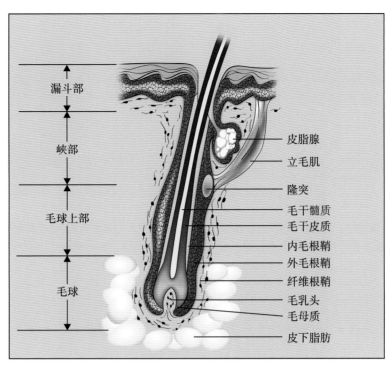

图 1.3　毛发解剖示意图。毛囊分为 4 个部分：毛球、毛球上部、峡部和漏斗部

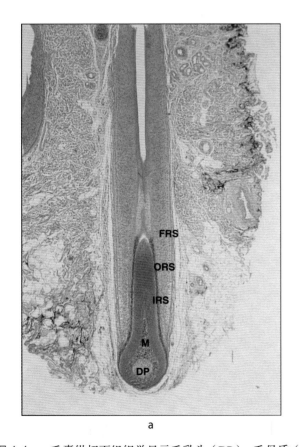

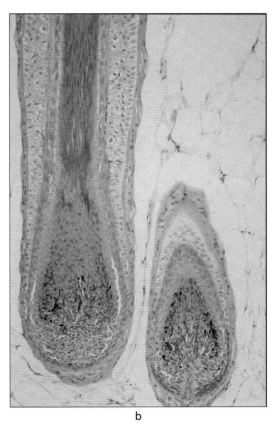

图 1.4　a. 毛囊纵切面组织学显示毛乳头（DP）、毛母质（hair matrix，M）、内毛根鞘（inner root sheath，IRS）、外毛根鞘（outer root sheath，ORS）和纤维根鞘（fibrous root sheath，FRS）。b. 两个生长期毛囊并排在脂肪层水平。注意，毛母质中的黑色素细胞为毛发提供色素（由 Dr.Magdalena Martinka 和 Dr.David Shum 提供）

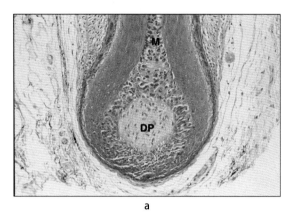 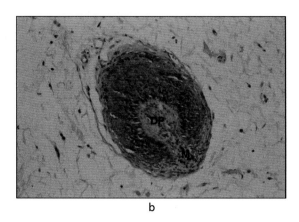

图 1.5　a. 毛乳头纵切面特写，即真皮向毛母质内陷。DP 毛细血管进入毛母质细胞。DP 和毛母质之间的信号传导决定了毛发的生长长度和直径。产生毛发色素的黑色素细胞充满了毛母质。b. 毛囊横切面 DP 水平（由 Dr. Magdalena Martinka 提供）

头；②毛母质；③毛干，从内侧到外侧为髓质、皮质和毛小皮；④内毛根鞘，由内侧的鞘小皮、赫胥黎层和外部的亨勒层组成；⑤外毛根鞘（图 1.6，图 1.7）。毛乳头内嵌于毛囊的底部，含有高度血管化的结缔组织。毛乳头成纤维细胞本质上不同于非毛囊来源的成纤维细胞。毛乳头内有大量酸性黏多糖，阿辛蓝染色呈阳性，甲苯胺蓝染色呈异染。基质成分不仅包括非硫酸化黏多糖（如透明质酸），还包括硫酸化黏多糖（如硫酸软骨素）。生长期内碱性磷酸酶活性增加。

毛母质有大的泡状核仁和深嗜碱性细胞质。3, 4- 二羟苯丙氨酸（3, 4-dihydroxy phenylalanine，DOPA）阳性的黑色素细胞散布在毛母质的基底细胞之间。黑色素细胞是树突状神经嵴衍生而来的细胞，在妊娠早期迁移到表皮。黑色素是由醌 / 吲哚 – 醌衍生的一种复杂的生物聚合物混合物，由黑色素细胞中的酪氨酸产生[18]。黑色素通过远端树突状黑色素细胞的吞噬作用整合到发干前体细胞（图 1.8）。毛囊的黑素体比表皮的黑素体大，它们

单独存在或成群存在，但不存在于溶酶体中。黑素体通常位于纤维间基质和细胞内，很少位于毛母质的细胞间隙。可以将黑色素分为 2 种类型：真黑色素为棕色或黑色，而由半胱氨酸结合而成的褐黑色素为黄色或红色[19-23]。在含有真黑色素的毛囊中，黑色素细胞内可见具有板层内部结构的椭圆形黑素体（真黑素体）。黑色素生成与含有球形黑素体的黑色素细胞有关，球形黑素体内部结构欠分明，含有黑素颗粒和囊泡。真黑色素和褐黑色素性黑素体可以共存于同一个黑色素细胞中，但产生途径不同[24-26]。棕色或黑色毛发有大量的真黑色素，红色或金色毛发有大量的褐黑色素。两种黑色素的缺失或相对缺失会导致白发的产生。

毛母质细胞在不同角化水平上分化为 6 种不同类型的细胞。IRS 的外层，即亨勒层，首先角化，在毛囊柔软的中央部分周围形成一层坚固的外壳。接下来角化的是覆盖毛干两侧的鞘小皮，然后是赫胥黎层，接着是毛干皮质，最后才是毛干髓质。

毛干髓质由于仅部分角化且无定型，因此

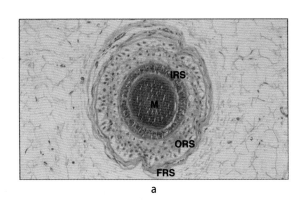

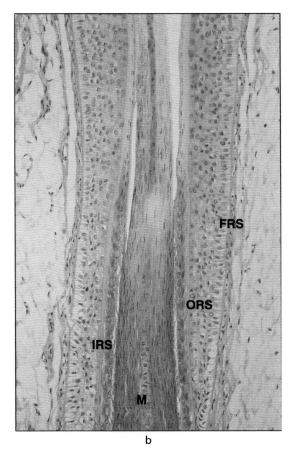

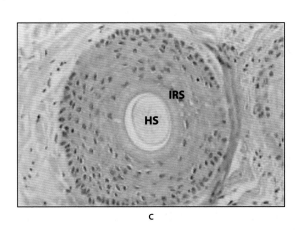

图 1.6 a. 毛球上部横切面；b. 毛球上部纵切面。毛母质在毛囊的中央形成皮质层，皮质层被毛小皮包围，接着再被内毛根鞘的鞘小皮、具有毛透明蛋白颗粒的赫胥黎层和已角化的亨勒层覆盖。外毛根鞘、透明层和纤维根鞘包绕整个毛囊结构。c. 峡部下方的毛囊横截面可见嗜酸性完全角化的 IRS 包绕毛干（hair stem，HS），IRS 被 ORS、透明层和 FRS 包绕。只有生长期的头发有 IRS（由 Dr. David Shum 提供）

它并不总是存在。毛母质细胞在向上生长的过程中逐渐角化、失去细胞核，逐渐充满角蛋白纤维。毛干皮质角化过程中形成非角化透明蛋白颗粒（即角化的表皮）或毛透明蛋白颗粒（即角化的 IRS）。毛干皮质的角蛋白是硬角蛋白，而 IRS 或表皮的角蛋白是软角蛋白。毛小皮是毛干的最外层，它由瓦片状重叠排列的细胞组成，边缘部分朝上。峡部以下的毛小皮细胞与 IRS 的鞘小皮细胞紧密相连，从而使毛发牢固地附着在 IRS 上，毛干和 IRS 同时上移。

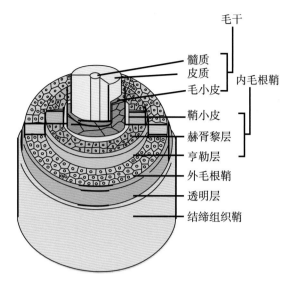

图 1.7　毛囊不同的分层

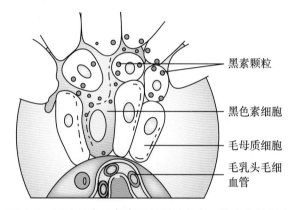

图 1.8　无论是真黑色素还是褐黑色素，均在生长期由黑色素细胞通过远端树突状末端传送至毛母质髓质细胞

IRS 由 3 层组成（图 1.7），均不含黑色素，所有角化都伴随着毛透明蛋白颗粒的形成。与表皮透明角质颗粒呈嗜碱性不同，这些颗粒呈嗜酸性。IRS 的鞘小皮由一层扁平、重叠的细胞组成，这些细胞向下指向毛球方向，而毛干的毛小皮细胞向上指，这两种细胞可紧密相连。IRS 鞘小皮中含有少量的毛透明蛋白颗粒，而赫胥黎层的两层细胞能产生大量的毛透明蛋白颗粒。亨勒层只有一层细胞，当它起源于毛母质时就已经产生出了许多毛透明蛋白颗粒，IRS 在峡部完全角化。在峡部水平，IRS 与毛干毛小皮不再紧密连接，IRS 的鞘小

皮细胞并不能促进毛发的生长，而是作为毛干成型的支架，一直延伸至立毛肌水平。

ORS 从毛母质细胞一直延伸到皮脂腺导管的开口，并在此处形成漏斗部上皮部分。ORS 在毛球水平最薄，其厚度逐渐增加，在毛囊的中间部分（即峡部）最厚。在峡部下方的下部，它被 IRS 覆盖，不发生角化，由于其含有丰富的糖原，ORS 富含空泡状细胞质。

立毛肌的插入点称为隆突，是毛囊干细胞所在的区域[27]。来自隆突的干细胞迁移到毛囊的其他部分，并分化为各种独特的结构。

峡部是从立毛肌到皮脂腺导管开口的部分，此处没有 IRS。ORS 经过外毛根鞘细胞的角化，产生大量均匀的角化细胞，但不形成表皮透明角质颗粒。

毛囊上部是毛囊漏斗部，位于皮脂腺导管开口上方。它可以看作是一个漏斗，充满了剥落的角质形成细胞和皮脂。随着皮脂的流动和毛干的运动，剥落的角质形成细胞被推向皮肤表面。漏斗部表皮角化形成类似于毛囊间表皮的表皮透明角质颗粒。

透明层（玻璃体膜）位于 ORS 周围，呈均匀嗜酸性，抗淀粉酶的过碘酸希夫反应（periodic acid Schiff reaction, PAS）呈阳性。不同于毛囊间基底膜，玻璃体膜的厚度更大。在毛囊下 1/3 毛球上区最厚，纤维根鞘由粗大的胶原束组成。

看诊策略

正确的诊断对患者的管理和治疗至关重要。以下 5 个步骤（图 1.9）是做出正确诊断、

提供合适的治疗和获得患者高满意度的关键。

（1）问诊。

（2）视诊。

（3）触诊。

（4）影像学。

（5）样本检测。

在临床上许多病因可导致脱发，包括遗传易感性、全身系统性疾病、药物、内分泌异常、心理压力、节食、创伤、感染、自身免疫缺陷和毛发结构性异常。毛发是身体中生长最快的组织之一，因此，任何代谢和激素变化都可能导致脱发。由于能导致脱发的原因多种多样，了解完整的病史对于初步鉴别诊断至关重要。

问诊

临床医生的首要任务是充分了解患者担忧的问题，探查脱发对患者心理和社会健康的影响。一份简单的调查问卷有助于引导对话，并能初步提示潜在的病因（图1.9）。

重要的问题如下：你是什么时候开始脱发的？是不是掉了很多头发，并且到处可见掉落的头发？或是注意到头发越来越稀疏了？脱发的部位在哪儿？每天大约要掉多少根头发？你在多长时间内掉落了多少根头发？

中等和大量脱发常见于休止期脱发。雄激素性脱发和瘢痕性脱发中经常能看到毛发逐渐变细。患者描述的脱发模式能给诊断一些初步的提示。斑片状脱发可能是斑秃（alopecia

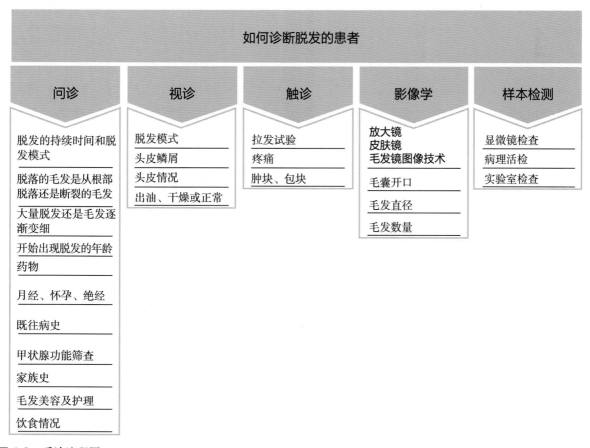

图 1.9　看诊流程图

areata，AA）和瘢痕性脱发，弥漫性脱发可见于休止期脱发，有时也见于斑秃。额顶部毛发变细则最常见于雄激素性脱发。

接下来的问题应包括当前和过去的身心健康状况以及药物使用情况：你的一般健康状况如何？过去有没有患过重大疾病？你是否或曾经服用过任何药物？有甲状腺问题吗？在脱发前 3~6 个月，你的生活中有没有发生过重大变故（如怀孕、高热、手术、全身麻醉、节食、事故、创伤或心理压力）？

询问一般饮食情况（均衡膳食、素食、全素或鱼素）、脱发家族史和护发习惯也很重要。饮食不均衡、限制性节食、严格的素食或纯素饮食可能导致铁或其他元素（锌、硒、维生素 B_{12} 等）缺乏。斑秃或雄激素性脱发的阳性家族史提示具有脱发的遗传易感性。一些头发护理方式（例如漂白、后梳、烫发、热梳、热吹风和拉直）可能会导致毛发结构异常和断裂。此外，过重的接发片、长发绺、玉米辫、紧扎的马尾辫会导致牵拉性脱发。

还应询问有关腋毛、阴毛、睫毛、眉毛和其他体毛脱落的情况，斑秃或拔毛症患者的任何区域的毛发都可能受影响。

针对女性患者应询问以下内容：月经周期的规律性；口服避孕药的剂量、服用时间和用药的变化；使用其他激素类避孕药的情况；绝经期的开始。了解女性是否生育、近期的生育及不孕情形同样重要。过多的体毛、月经周期不规律以及不孕通常提示激素异常，这些患者需要前往妇科和（或）内分泌科进行全面的内分泌检查。

患者的年龄对于初次的鉴别诊断也非常重要。某些脱发在儿童时期比成人时期更为常见。最常见的两种儿童脱发疾病是头癣和斑秃。

最后，临床医生应该询问患者是否尝试过任何脱发治疗。患者通常会回答他们已经尝试过所有方法，由于大多数脱发药物至少需要 3~4 个月才能开始发挥作用，因此准确了解患者服用的药物、服用的频率和服用时间至关重要。了解患者是否注意到治疗的任何影响或副作用也很重要。

应充分了解患者的预期。当他们所担忧的问题被忽视或被认为无关紧要时，许多有毛发和头皮问题的患者会感到沮丧，解释和讨论病情往往会减轻患者的痛苦，甚至可以在没有干预的情况下解决问题。有时患者可能会存在潜在的抑郁症或身体畸形恐惧症（病理性地专注于身体形象）。重要的是要识别并仔细处理这些心理问题和精神疾病，并在可能的情况下与患者讨论。对每一位临床医生来说，接诊身体畸形恐惧症患者都是一个挑战。这些患者往往会质疑诊断、治疗方法和治疗的结果。这可能会让临床医生感到沮丧。尽管如此，认真对待患者的担忧、直面患者的问题并谨慎地引导患者接受适当的心理治疗或精神药物治疗是非常重要的。

视诊和触诊

临床检查的第一步应是对整个头皮进行彻底的检查，应分 3 个步骤进行。首先，检查毛发的密度和分布。某些脱发模式是某些脱发疾病的特有特征。斑秃和瘢痕性脱发可见脱发斑（图 1.10）；雄激素性脱发的特征是前额和头顶的毛发呈弥漫性变细和变短；颞部毛发弥漫性变薄和密度降低常见于休止期脱发。其次，检查鳞屑和红斑（图1.11），主要是要确定脱发是否与炎症或瘢痕有关。瘢痕可能由外伤引起，但也可能是由原发性或继发性瘢痕性脱发导致。鳞屑和头皮屑可能是瘢痕性脱发的一部分，也可能是同时合并头皮疾病，如银屑病、脂溢性皮炎或石棉状糠疹。最后，使用简单的方法来确定脱发的活动性和毛发再生的情况。

拉发试验

拉发试验应在脱发患者的不同头皮区域进行。应提前告知患者试验相关事项，以及试验中拉掉的头发在当天都会脱落的事实。用拇指、示指和中指从头皮附近的毛发根部抓住大约60根头发，适当用力将头发从头皮上向外拉出。如果超过5%~10%的头发或有3~6根头发被拔出，则为拉发试验阳性，表明该患者为活动性脱发。拔出少于3根头发被认为是正常的生理性脱落。患者在拉发试验前应至少1天不洗头。拉发试验有助于确定脱发的部位和严重程度（图1.12）。

对比试纸试验

对比试纸试验是毛发检查的一部分。将一张对比试纸（深色头发患者用白色纸，浅色或白色头发患者用黑色纸）垂直放置在头皮附近的头发上，可以轻松检测出再生的毛发（锥形的尖端）和断发（钝的尖端）的数量（图1.13）。

脱发量计算

正常情况下一个人每天会脱落100~150根头发。计算每天的脱发量有时可以帮助医生量

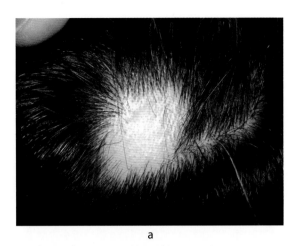

a

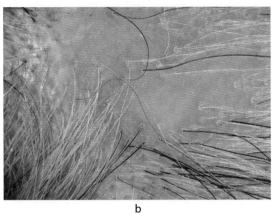

b

图1.10　在鉴别诊断中，毛囊开口是否存在至关重要。a. 非瘢痕性脱发（例如斑秃）可见毛囊开口。b. 瘢痕性脱发的毛囊开口消失

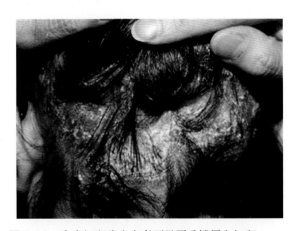

图1.11　头皮红斑狼疮患者可见严重鳞屑和红斑

化患者脱发的情况。患者需要收集一天内脱落的所有头发，对其进行计数，并将其放入塑料袋中。需要收集所有在浴室、水槽、梳子、梳妆台或枕头上脱落的头发。依据洗发日期进行

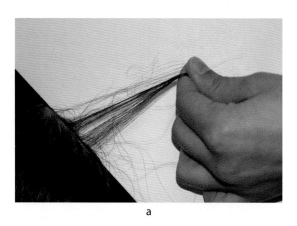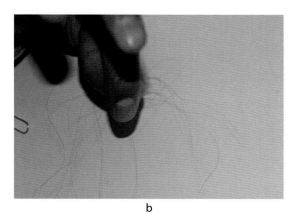

图 1.12 拉发试验。a.抓住大约 60 根贴近头皮的毛干近端，然后将毛发从近端拉到远端。b.计算拉出的头发数量。拉出不超过 6/60（<10%）的头发是正常情况，拉出超过 6/60 的头发则拉发试验呈阳性，提示存在病理性脱发。图示为一位 57 岁女性，患有弥漫性脱发，拉发试验呈阳性

分装并标注，让患者持续计算 7 天。如果患者每天脱发少于 100 根，提示没有活动性脱发。但如果患者每天脱落 100~150 根头发可能是近似生理性脱发。在出现脱发问题之前，医生不可能知道患者的脱发数量。虽然对患者来说，脱发量计算既烦琐又耗时，但这是患者可以自己完成且可以让医生了解患者脱发进展的事情。在一些特殊情况下可以不做脱发量计算，因为这会引发患者对脱发的担忧，并加剧其对脱发的关注。

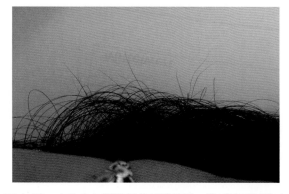

图 1.13 在头皮与脱发相关区域放置一张对比试纸将有助于确定毛干的长度、粗细和总体直径。这名斑秃患者此前未经任何治疗，就诊 1 个月后一块脱发斑上出现了毛发再生

袋子征

有时，患者会带着一袋毛发向医生展示他们脱落了多少毛发。这种所谓的袋子征经常倾向于诊断为休止期脱发。应仔细观察毛发，确定毛发是否为休止期毛发，询问患者毛发收集了多少天也很重要（图 1.14）。

头部拍照

头部拍照是日常毛发门诊必不可少的工具，其可以很容易地让医生和患者评估毛发覆盖的一般情况和某些毛发变薄或出现脱发斑的区域。应在每位脱发患者第一次就诊时或进行新疗法之前为其拍摄标准化或半标准化头部照片。在稍后的随访时间点拍照可以追踪疾病进展情况或评估治疗是否成功[28]（图 1.15）。

影像学

临床检查的第二步是进行影像学检查，以便更好地评估、检测毛囊开口是否存在炎症表

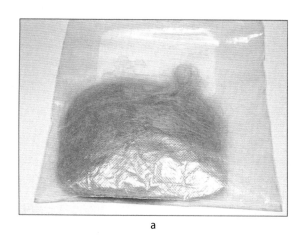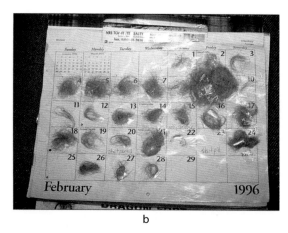

a   b

图 1.14 a. 休止期脱发的患者经常会向医生展示一袋毛发。这在雄激素性脱发患者中很少见。b. 一名 28 岁女性，患有休止期脱发，用此方法记录了 5 年的脱发情况，这种脱发量在雄激素性脱发中是看不到的

现，以及毛发厚度、毛发密度和毛发直径的异质性。

皮肤镜

皮肤镜在皮肤检查中用于检测不同的皮肤病变，以及早期发现黑色素瘤和非黑色素瘤皮肤癌。传统的皮肤镜由放大镜（通常为 10 倍）、非偏振光源、透明镜片组成，以液体作为介质使皮肤与设备接触。这使得检查皮损不受皮肤表面反射阻碍。现代皮肤镜不使用液体介质，而是使用偏振光来消除皮肤表面的反

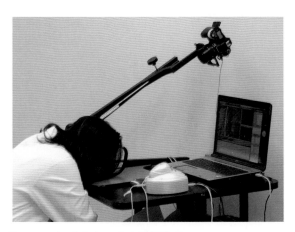

图 1.15 标准化全面头皮拍摄装置

射。检查头皮时最好使用带有偏振光的皮肤镜，因为传统皮肤镜的液体介质会在头皮上留下一层油膜。

皮肤镜显像视频

皮肤镜显像视频是对皮肤镜图像或影像显示进行数字采集或处理的仪器。在过去的几年里，这种无创技术揭示了头皮和毛发疾病的新特征，并在临床和研究中越来越受重视[29,30]。

视频显微镜可以配备各种物镜，放大倍数多为 20~100 倍，可以存储所有数字图像以供进一步处理。多项研究展示了该技术在诊断毛发和头皮疾病中的应用，如头虱[31]、雄激素性脱发[32]、斑秃[33,34]、脂肿性脱发[35]、头癣[36] 或遗传性毛干异常[37,38]。

皮肤镜显像视频结合分析软件可以确定头发的密度和直径，且无须剃发。在第一次就诊时或开始新治疗前以及之后随访时测量头发的直径和密度，可以追踪疾病进展，评判治疗成功与否（图 1.16）。它能够以半标准化的方式使用，在头皮上标记一个区域，例如，从眉间

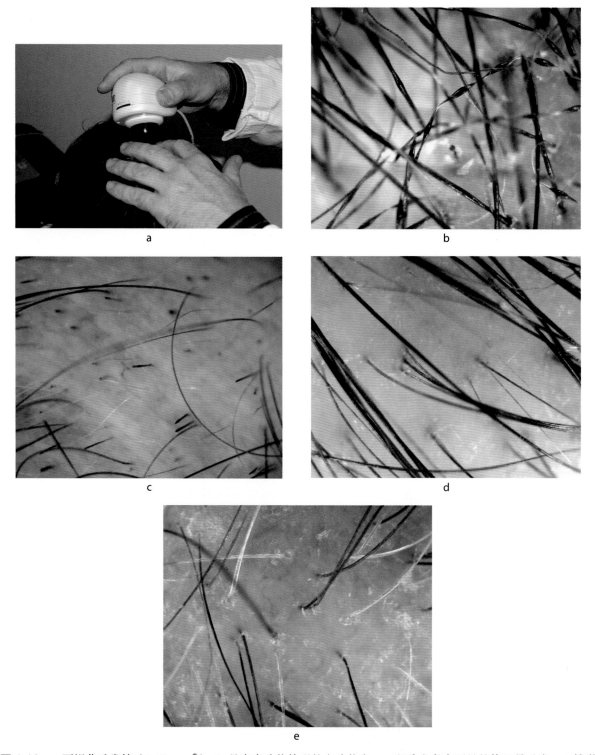

图 1.16　a. 可视化毛发镜（Folliscope®）。b. 具有串珠状外观的念珠状发。c. 斑秃患者中可见的惊叹号毛发。d. 雄激素性脱发患者的毛干直径呈异质性。e. 早期瘢痕性脱发伴轻度毛囊角化过度

到前额头顶 12 cm 处（图 1.17），在随访中再次测量相同的部位。

皮肤镜显像视频还可观察毛囊和毛囊周围表皮[39,40]。通过观察毛囊开口以鉴别瘢痕性脱发和非瘢痕性脱发，对于鉴别斑秃（黄点征）和拔毛症（可见距头皮长短不一的断发）很有用。此外还可以观察头皮的血管分布模式[30]。应用于毛发和头皮检查的皮肤镜和皮肤镜显像视频又可称为毛发镜检查。

毛发镜图像技术

毛发镜图像技术是一种无创的、用于追踪诊断毛发生长指数的方法。Saitoh 等[41] 首先

将这种宏观摄影技术用于长期观察身体不同部位的毛发生长[41]。Bouhanna 等首先使用了术语"毛发镜图像技术"[42,43]。毛发镜图像技术主要用于评估头皮毛发[44]。

毛发镜图像技术的基本原理是拍摄特定区域的头皮特写照片。拍摄第一张照片之前，将该区域的毛发剪短或剪短至一定长度（通常为 1 mm）。为了增加毛发和头皮的对比度，毛发必须用深色染发剂染色，以使毳毛、浅色发或白发在背景中可见。一段时间后，重复拍摄照片。利用不同的图像分析技术可以确定毛发的生长速度、生长期毛发与休止期毛发的比例、毛发覆盖率、头发密度以及毳毛与终毛的

Folliscope®：女性的毛发密度和直径

日期 _____

患者姓名_____

测量方法	毛发密度 /（根 / cm²）	毛发直径 /μm
1.		
2.		
3.		
平均值		

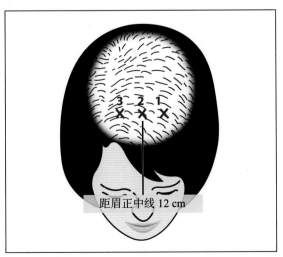

医生签名 _____

a

图 1.17 可视化毛发镜记录。a. 女性患者

Folliscope®：男性的毛发密度和直径

日期 _____

患者姓名 _____

测量方法	毛发密度 /（根 /cm²）	毛发直径 /μm
1.		
2.		
3.		
平均值		

测量方法	毛发密度 /（根 /cm²）	毛发直径 /μm
4.		
5.		
6.		
平均值		

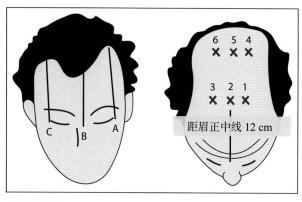

发际线高度：A ____ cm，B ____ cm，C ____ cm

医生签名 _____

b

图 1.17（续） b. 男性患者

比例。

在临床和临床试验中，用于评估头发的几种毛发镜图像技术的应用已变得普遍。现代技术使用自动数字图像分析。图 1.18 示范了 TrichoScan® 技术。根据图像分析的类型，可以确定以下指标。

（1）单位面积总毛数（根 /cm²）。

（2）毳毛与终毛的比例。

（3）生长期毛发与休止期毛发的比例。

（4）毛发线性生长速度（mm/d），以后续图片中可再生毛发长度变化来衡量。

（5）头发粗细。

毛发镜图像技术，尤其是与自动数字图像分析相结合时，是一种可靠、可重复、无创的检测技术，可用于辅助诊断。其可以高效地检测出雄激素性脱发的早期改变，还可用于追踪疾病进展和评定治疗成功与否，因此常用于临床试验（图 1.18）。

然而，大多数脱发患者担心的是头皮上被剪掉毛发的秃发区。由于缺乏对比度，自动化

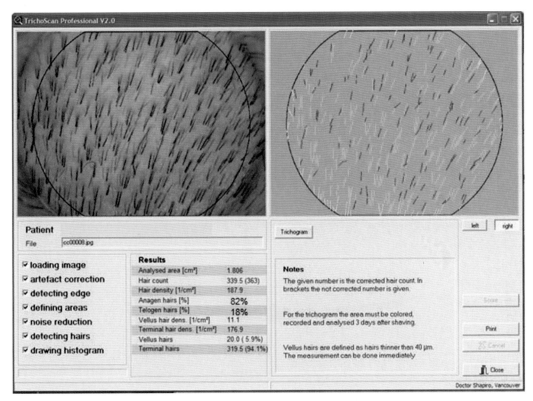

图 1.18 自动数字图像分析（TrichoScan®）

技术通常不适合深色皮肤类型，对染发剂过敏的患者也不适用这项技术。

样本检测

如果对诊断有疑问，或医生发现有炎症和瘢痕现象，则有必要对毛发和（或）皮肤进行取样。

光学显微镜检查

把缓慢轻拉出的毛发放在光学显微镜下进行检查。用胶带将毛干平行粘贴在载玻片之间。在载玻片上滴一滴丙烯腈胶水，在显微镜下会产生比在干燥环境下更大的对比度。检查毛囊根部以确定毛囊生长周期的阶段和是否存在营养不良。毛干的异常（毛干脆性会导致脱发）也可通过该方法进行诊断。须检查毛干是否存在折断、卷曲和扭转的不规则表现以及外来物质（图 1.19）。检查毛干末梢，观察其是否变细、分段、断裂或风化。若怀疑真菌感染，应在载玻片上加入 20% 氢氧化钾，检查是否有真菌孢子和菌丝。

毛发图像分析

毛发图像分析是对发根进行形态学、显微镜检查的传统方法。这一技术是范·斯科特于 1957 年开发[45]，由佩科拉罗于 1964 年命名[46]。毛发图像分析量化了毛囊在不同周期阶段的数量，并可检查毛干的直径、根部模式和生长期毛发与休止期毛发的比例[47]。

通常需要对 2 个不同的头皮区域进行检查。如果怀疑为雄激素性脱发或休止期脱发，则从额顶和枕部取样。如果考虑牵拉性脱发

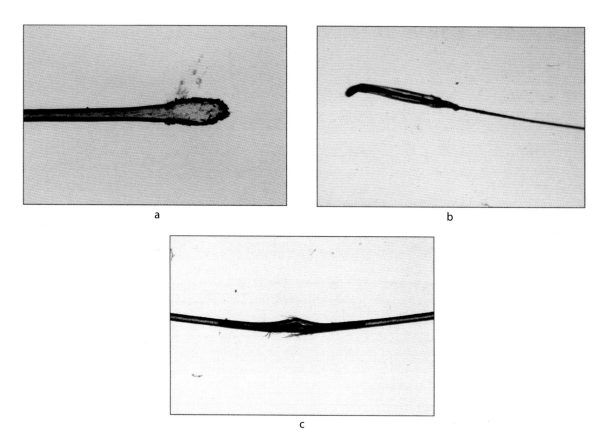

图 1.19　毛发的光学显微镜检查。a. 特征性的杵状休止期毛发。b. 生长期毛发可见内毛根鞘。c. 继发于结节性脆发病的毛干异常（Dr. David Shum 提供）

和斑秃，则从脱发活动区域和非活动区域取样 [48,49]。检查前不应清洗头发，取样前 5 天梳头应轻柔，以免采样采到了未进入休止期的毛发。

使用医用橡胶钳夹，根据不同毛发疾病在 2 个特定头皮部位拔出 50~70 根毛发。将钳夹紧贴在头皮表面的毛发上，然后沿着毛发生长的方向快速有力地拉动毛发。为获得最佳评估效果，应立即将毛球与其根部一起放入含介质的载玻片上，以便进行微观评估。如果放置于加上水的载玻片或胶带上，则必须立即进行显微镜检查。通过低倍显微镜（不超过 40 倍）进行显微评估，可以区分以下类型的发根。

（1）正常的生长期毛发。

（2）发育不全的毛发（没有内、外毛根鞘的生长期头发）。

（3）退行期毛发。

（4）休止期毛发。

（5）营养不良的毛发（近端呈锥形而非真正毛干的根部）。

（6）断发（锐利水平的近端）。

健康头皮的毛发比例是：生长期毛发 >80%，休止期毛发 <20%，营养不良的毛发 <5%，退行期毛发 <3%，断发 <10%。

患有生长期毛发松动综合征的儿童，其发育不良的毛发增多。弥漫性休止期脱发的活动期可见额顶部和枕部休止期毛发增多。如果休止期毛发增多在额顶部更明显，同时毛干直径呈异质性，则可以考虑是雄激素性脱发。营养不良毛发的增多可能提示由有毒物质（例如铊、细胞毒性药物或高剂量的维 A 酸）引起，也可见于活动性斑秃。

单位面积毛发图像分析

单位面积毛发图像分析是一种主要用于临床试验的进阶图像技术[46]。单位面积毛发图像分析通过在指定区域（通常 >30 mm²）内拔出毛发取样，可确定毛发密度（图 1.20）。

生长期毛发与休止期毛发的比例、密度和直径很容易通过可视化皮肤镜、毛发镜图像技术获得，毛发镜图像分析只在一些特殊情况下使用，如生长期毛发松动综合征或弥漫性斑秃。取材拔出毛发时会使患者感到不适，并留下一个可持续数周的、小的脱发斑。此外许多患者对 5 天不能洗头感到不适。

病理活检

头皮病理活检用于毛发和头皮相关性疾病的最终诊断。头皮病理活检适用于所有瘢痕性脱发和所有不能明确的非瘢痕性脱发病例[50]。局部麻醉后，使用 1~2 个直径 4 mm 大小的环钻切割直至皮下脂肪层，取出整个毛囊单位后缝合皮肤（图 1.21）。头皮环钻活检可以从水平切面观察毛囊数量、毛囊单位、毛发直径、皮脂腺的完整性和毛发生长相关指标（终毛与毳毛的比例、生长期毛发与休止期毛发的比例、退行期毛发）[51]。可将头皮环钻活检的组织从 2 个层面分为三等分，制作的水平切片反映了从毛囊底部到真皮乳头的多个层面。

一般来说，4 mm 环钻切取的头皮在真皮乳头浅层有 35~40 根毛发。在真皮网状层漏斗部基底水平，毛发数量减少至 35 根；在靠近皮下脂肪的层面，毛发数量甚至可以低至约 30 根。浅层包含休止期和生长期的终毛毛发，以及毳毛和毳毛样的微小化毛发；中层由休止期和生长期的终毛组成；更深层则只有生长期终毛，因为只有生长期毛发的毛囊根部才能到达皮下脂肪层。浅层和中层之间的差异通常提示毳毛或毳毛样毛发的数量。中层和下层

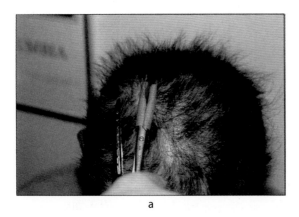
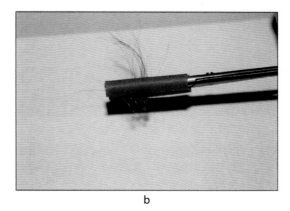

a   b

图 1.20　毛发图像分析是另一种评估脱发的方法。于洗发后的第 5 天，从指定部位拔取毛发。a. 用夹子固定周围的毛发，用医用橡胶钳夹住 60~80 根毛发，沿着毛发生长方向将毛干从头皮中快速拔出、扭转和提起。b. 将生长期毛发与休止期毛发区分开来，并计算生长期毛发与休止期毛发的比例

之间的差异为休止期终毛的数量。依据上述特征和毛囊形态可以很容易地算出生长期毛发与休止期毛发的比例、终毛与毳毛的比例以及每平方厘米的毛发总数。病理活检还可以在活检组织各个层面检测到是否存在炎症细胞以及炎症类型和浸润部位（毛囊周围或毛囊内）。

2001 年 2 月的一次共识会议针对瘢痕性脱发提出了以下建议[52]：应从病情活动部位用 4 mm 环钻取 1 个活检（包括皮下组织），水平切片处理，并进行苏木精-伊红染色。弹性蛋白（地衣红染色）、黏蛋白和 PAS 染色可为诊断提供更多的信息。从病情活动部位切取的另一个 4 mm 环钻组织应被垂直切成两等分，一半做常规组织切片，另一半可用于直接免疫荧光检测[50,52]。最常见的非瘢痕性脱发和瘢痕性脱发的病理组织学特征将在后续章节中讨论。

病理活检是诊断毛发和头皮疾病的非常重要的手段（图 1.22），但一旦特定部位被取材，就难以在同一部位进行重复操作；因此，不太适合用于评估治疗效果和疾病的进展。但

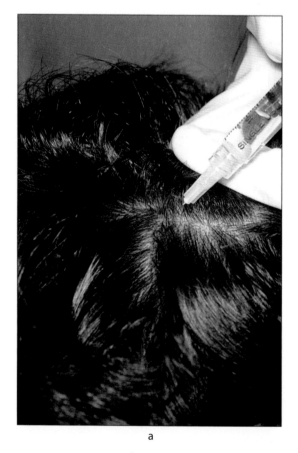

a

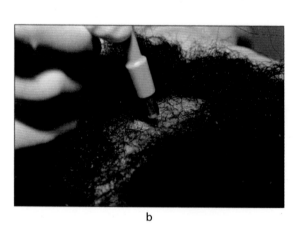

b

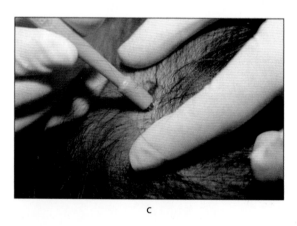

c

图 1.21　如何进行头皮病理活检。a. 为获得足够的组织病理学信息，头皮活检应选取含有毛囊、毛发被破坏或具有活动性炎症的部位。如果没有炎症则选取代表性部位进行活检就足够了。活检应尽可能优先选择不影响外观的头皮区域，建议避开具有较多毛发的区域或选取前额部位。用红色的油蜡笔标记活检部位。局部麻醉使用 1% 的利多卡因与 1：100 000 浓度的肾上腺素，用 30 号针头将麻醉剂注入头皮。肾上腺素能引起血管收缩，对血管丰富的头皮具有止血作用。此外，建议注射麻醉剂后至少等待 10 分钟，使肾上腺素的血管收缩作用起效并最大限度地止血。b. 4 mm 环钻应平行于毛发的方向，但对于如图所示的卷发患者，则可将环钻垂直切入头皮。c. 环钻垂直切入并旋转、施加压力，穿透深度为 3.5~4.0 mm 以取得完整厚度的头皮组织。标准的环钻活检应沿中轴顺时针推进

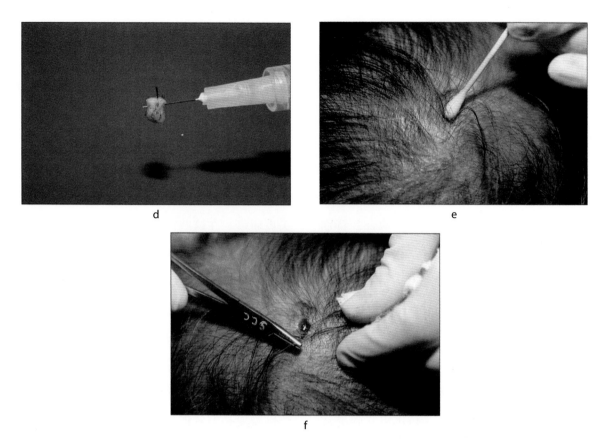

图 1.21（续） d. 使用麻醉针钩住毛球下方的组织。e. 取出活检组织后，可使用棉签沾上 20% 氯化铝溶液进行止血。f. 活检伤口用蓝色单股缝合线缝合，这有助于区分缝合线与头发，特别是深色的毛发。缝合深度应在真皮上部，以防止损伤位于真皮深层的毛球。头皮伤口一般不需要敷料覆盖

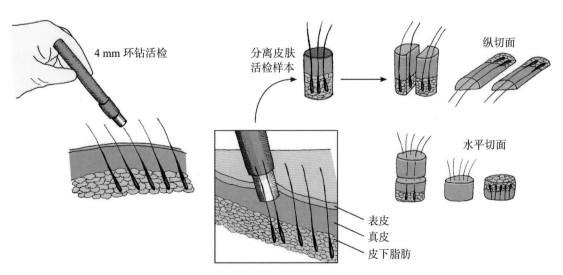

图 1.22 头皮病理活检和病理水平切片

是对于瘢痕性脱发，随后几次的活检有助于评估疾病的终末阶段。头皮病理活检是一种有创检查，会让患者感觉不适并遗留下小瘢痕。头皮环钻活检的病理水平切片置备和阅片均需要经验丰富的病理学专家和皮肤病理学专家。

实验室检查

每位脱发患者都应进行实验室检查，特别是要检查是否伴有铁缺乏和甲状腺功能障碍，尤其是对休止期脱发的患者来说，明确病因很重要。血清铁蛋白水平降低（小于 70 ng/ml）提示铁缺乏，其可能是脱发的原因或加重因素。甲状腺功能障碍，特别是甲状腺功能减退，常见于休止期脱发患者；脱发通常是轻度疲劳和轻度抑郁的唯一症状。桥本甲状腺炎常伴发斑秃，故应检查促甲状腺激素水平。脱发也可能与维生素 D 缺乏有关。此外还可以检查患者是否存在维生素 B_{12}、硒和锌水平降低，这些都可能是加重脱发的因素。

对于主诉有月经不规律、多毛、痤疮和不孕情况的雄激素性脱发女性，应明确游离睾酮和硫酸脱氢表雄酮（dehydroepiandrosterone sulphate，DHEA-S）水平是否有异常，以排除高雄激素血症。此外，应建议具有上述主诉的女性患者至内分泌科和（或）妇科就诊以进行进一步检查。如果确诊为盘状红斑狼疮导致的瘢痕性脱发，则需要进行抗核抗体检查。

非瘢痕性脱发和瘢痕性脱发的鉴别诊断

尽管微小化的毛囊难以识别，非瘢痕性脱发的临床和组织学检查还是可以见到保留的毛囊。3 种最常见的非瘢痕性脱发是雄激素性脱发、休止期脱发和斑秃。表 1.1 比较了这 3 种疾病的主要临床特征。第 2 章、第 3 章和第 5 章会分别讨论每种情况。

瘢痕性脱发的毛囊被破坏且无法再生。外伤、烧伤或真菌、病毒、细菌感染均可能引起头皮瘢痕。在这些情况下，毛囊的破坏是继发的，毛囊逐渐被破坏直至消失。

毛囊是原发性瘢痕性脱发中被破坏的主要目标。最常见的瘢痕性脱发有毛发扁平苔藓和盘状红斑狼疮。通过活检可以快速明确诊断。身体其他部位也应被仔细检查，包括检查皮肤、口腔、生殖器黏膜和指甲等有无损害。瘢痕性脱发是毛发疾病中的急症，因为它会导致不可逆转的脱发，进行及时和适当的治疗至关重要。在第 6 章以及表 1.2 和表 1.3 中讨论了最常见的瘢痕性脱发的诊断和治疗。

总结

通过识别每种毛发疾病的差异性特征，大多数毛发和头皮疾病可以在临床工作中被诊断。而临床医生的首要任务是了解患者的担忧，怀着同理心给予治疗脱发的方案。正确的诊断取决于综合详细的病史、彻底的头皮检查和任何必要的检查中获得的结果。有条理的诊断思路将有助于快速做出正确的诊断并指导患者进行适当的治疗。

表 1.1 常见的非瘢痕性脱发

项目	雄激素性脱发	休止期脱发	斑秃
脱发分布	局部脱发模式：Norwood-Hamilton 分型（男性）Ludwig 分级（女性）	弥漫性脱发	通常为斑片状脱发，可呈弥漫性脱发
病程	慢性进展过程	脱发突然 / 诱发因素	脱发突然；经常复发使病情反复
临床表现	毛发稀薄，伴或不伴成片秃发区。秃发区为渐进发展而非突然出现	毛发稀薄，不伴有成片秃发区	毛发稀薄，可伴成片秃发区；可见惊叹号样毛发
脱发程度	一般	显著	显著
发病年龄	青春期或青春期后	任何年龄阶段，但不常出现在童年期	任何年龄阶段；第一次发生斑秃多在 20 岁前
拉发试验	通常为阴性	阳性；休止期毛发	阳性；营养不良的生长期及休止期毛发

表 1.2 鉴别诊断

毛发根部脱出	毛干断裂
休止期脱发	头癣
雄激素性脱发	毛干结构性疾病
斑秃	由于毛发美容或护理不当引起的突发性毛干断裂
药物引起的生长期脱发或休止期脱发	生长期脱发

表 1.3 脱发分类

非瘢痕性脱发	瘢痕性脱发
雄激素性脱发	盘状红斑狼疮
休止期脱发	毛发扁平苔藓
斑秃	严重的真菌、细菌或病毒感染
牵拉性脱发	外伤或烧伤

（段晓涵 译，张舒 校）

参考文献

1. Tobin DJ, The biogenesis and growth of human hair. In *Hair in Toxicology—An Important Bio-Monitor*, Tobin DJ, Editor. 2005. Cambridge: RSC Publishing.
2. Szabo G, The regional frequency and distribution of follicles in human skin. In *The Biology of Hair Growth*, Montagna W and Ellis RA, Editors. 1958. New York: Academic Press, Inc. p. 33–8.
3. Whiting DA, Diagnostic and predictive value of horizontal sections of scalp biopsy specimens in male pattern androgenetic alopecia. *J Am Acad Dermatol*, 1993. **28**: 755–63.
4. Aslani FS, Dastgheib L, and Banihashemi BM, Hair counts in scalp biopsy of males and females with androgenetic alopecia compared with normal subjects. *J Cutan Pathol*, 2009. **36**(7): 734–9.
5. Templeton SF, Santa Cruz DJ, and Solomon AR, Alopecia: Histologic diagnosis by transverse sections. *Semin Diagn Pathol*, 1996. **13**: 2–18.
6. Sperling LC, Hair density in African Americans. *Arch Dermatol*, 1999. **135**: 656–8.
7. Lee HJ, et al., Hair counts from scalp biopsy specimens in Asians. *J Am Acad Dermatol*, 2002. **46**(2): 218–21.
8. Hutchinson PE and Thompson JR, The crosssectional size and shape of human terminal scalp hair. *Br J Dermatol*, 1997. **136**(2): 159–65.
9. Gray J, *Human Hair Diversity*. Vol. 1. 2000. Oxford: Blackwell Science.
10. Hrdy D, Quantitative hair form variation in several populations. *Am J Phys Anthropol*, 1973. **39**: 7–8.
11. Steggerda M and Seiber HC, Size and shape of head hairs from six racial groups. *J Hered*, 1942. **32**: 315–8.
12. Wilborn WS, Disorders of hair growth in African Americans. In *Disorders of Hair Growth—Diagnosis and Treatment*, Olsen EA, Editor. 2003, Barcelona: McGraw-Hill. p. 497–517.
13. Lindelöf B, et al., Human hair form: Morphology revealed by light and scanning electron microscopy and computer-aided three-dimensional reconstruction. *Arch Dermatol*, 1988. **124**(9): 1359–63.
14. Kligman AM, The human hair cycle. *J Invest Dermatol*, 1959. Dec;**33**: 307–16.
15. Courtois M et al., Periodicity in the growth and shedding of hair. *Br J Dermatol*, 1996. Jan;**134**(1): 47–54.
16. Randall VA and Ebling FJ, Seasonal changes in human hair growth. *Br J Dermatol*, 1991. **12**(2): 146–51.
17. Otberg N et al., Variations of hair follicle size and distribution

in different body sites. *J Invest Dermatol*, 2004. Jan;**122**(1): 14–9.

18. Ito S, Ozeki H, and Wakamatsu K, Spectrophotometric and HPLC characterization of hair melanins. In *Melanogenesis and Malignant Melanoma: Biochemistry, Cell Biology, Molecular Biology, Pathophysiology, Diagnosis and Treatment*, K Hori, VJ Hearing, and J Nakayama, Editors. 2000, Oxford: Oxford University Press. p. 63–72.

19. Rees JL, Genetics of hair and skin color. *Annu Rev Genet*, 2003. **37**: 67–90. Review.

20. Nordlund JJ et al., *The Pigmentary System: Physiology and Pathophysiology*. 1998. New York: Oxford University Press.

21. Wakamatsu K and Ito S, Advanced chemical methods in melanin determination. *Pigment Cell Res*, 2002. **15**: 174–83.

22. Wakamatsu K, Ito S, and Rees JL, Usefulness of 4-amino-3-hydroxyphenylalanine as a specific marker of pheomelanin. *Pigment Cell Res*, 2002. **15**: 225–32.

23. Tobin DJ, *Pigmentation of Human Hair, in Hair in Toxicology—An Important Bio-Monitor*, Tobin DJ, Editor. 2005. Cambridge: RSC Publishing.

24. Oyehaug L et al., The regulatory basis of melanogenic switching. *J Theor Biol*, 2002. **215**(4): 449–68.

25. Inazu M and Mishima Y, Detection of eumelanogenic and pheomelanogenic melanosomes in the same normal human melanocyte. *J Invest Dermatol*, 1993. **100**(2 Suppl): 172S–5S.

26. Rochat A, Kobayashi K, and Barrandon Y, Location of stem cells of human hair follicles by clonal analysis. *Cell*, 1994. **76**(6): 1063–73.

27. Canfield D, Photographic documentation of hair growth in androgenetic alopecia. *Dermatol Clin*, 1996. **14**(4): 713–21.

28. Tosti A and Gray J, Assessment of hair and scalp disorders. *J Investig Dermatol Symp Proc*, 2007. **12**(2): 23–7.

29. Ross EK, Vincenzi C, and Tosti A, Videodermoscopy in the evaluation of hair and scalp disorders. *J Am Acad Dermatol*, 2006. **55**(5): 799–806.

30. Slowinska M et al., Comma hairs: A dermatoscopic marker for tinea capitis. A rapid diagnostic method. *J Am Acad Dermatol*, 2008. **59**(5 Suppl): S77–9.

31. Olszewska M and Rudnicka L, Effective treatment of female androgenic alopecia with dutasteride. *J Drugs Dermatol*, 2005. **4**: 637–40.

32. Inui S, Nakajima T, and Itami S, Dry dermoscopy in clinical treatment of alopecia areata. *J Dermatol*, 2007. **34**: 635–9.

33. Tosti A et al., The role of scalp dermoscopy in the diagnosis of alopecia areata incognita. *J Am Acad Dermatol*, 2008. **59**: 64–7.

34. Piraccini BM et al., Lipedematous alopecia of the scalp. *Dermatol Online J*, 2006. **12**: 6.

35. Di Stefani A, Hofmann-Wellenhof R, and Zalaudek I, Dermoscopy for diagnosis and treatment monitoring of pediculosis capitis. *J Am Acad Dermatol*, 2006. **54**: 909–11.

36. Rakowska A et al., Dermoscopy as a tool for rapid diagnosis of monilethrix. *J Drugs Dermatol*, 2007. **6**: 222–4.

37. Rakowska A et al., Trichoscopy in genetic hair shaft abnormalities. *J Dermatol Case Rep*, 2008. **2**: 14–20.

38. Lacarrubba F et al., Videodermatoscopy enhances diagnostic capability in some forms of hair loss. *Am J Clin Dermatol*, 2004. **5**: 205–8.

39. Ross EK, Vincenzi C, and Tosti A, Videodermoscopy in the evaluation of hair and scalp disorders. *J Am Acad Dermatol*, 2006. **55**: 799–806.

40. Saitoh M, Uzuka M, and Sakamoto M, Human hair cycle. *J Invest Dermatol*, 1970. **54**(1): 65–81.

41. Bouhanna P, The tractiophototrichogram, an objective method for evaluating hair loss. *Ann Dermatol Venereol*, 1988. **115**(6–7): 759–64.

42. Bouhanna P, The phototrichogram, a macrophotographic study of the scalp. *Bioengineer Skin*, 1985. **3**: 265.

43. Friedel J, Will F, and Grosshans E, Phototrichogram: Adaptation, standardization and applications. *Ann Dermatol Venereol*, 1989. **116**(9): 629–36.

44. Van Scott EJ, Reinertson RP, and Steinmuller R, The growing hair roots of the human scalp and morphologic changes therein following amethopterin therapy. *J Invest Dermatol*, 1957. **29**(3): 197–204.

45. Pecoraro V et al., The normal trichogram in the child before the age of puberty. *J Invest Dermatol*, 1964. **42**: 427–30.

46. Blume-Peytavi U and Orfanos CE, Microscopy of the hair— The trichogram. In *Handbook of Non-Invasive Methods and the Skin*. 2 ed. Serup J et al., Editors. 2006. Boca Raton: CRC Press. p. 875–81.

47. Blume-Peytavi U and Orfanos CE, Microscopy of the hair. In *Non-Invasive Methods and the Skin*. Vol. 1. Serup J and Jemec GBE, Editors. 1995. Ann Arbor: CRP Press. p. 549–54.

48. Maguire HC and Kligman AM, Hair plucking as a diagnostic tool. *J Invest Dermatol*, 1964. **43**: 77–9.

49. Olsen EA et al., Summary of North American Hair Research Society (NAHRS)-sponsored Workshop on Cicatricial Alopecia, Duke University Medical Center. Workshop on Cicatricial Alopecia. *J Am Acad Dermatol*, 2003. **48**(1): 103–10.

50. Whiting DA, Diagnostic and predictive value of horizontal sections of scalp biopsy specimens in male pattern androgenetic alopecia. *J Am Acad Dermatol*, 1993. **28**(5 Pt 1): 755–63.

51. Olsen EA et al., Summary of North American Hair Research Society (NAHRS)-sponsored Workshop on Cicatricial Alopecia, Duke University Medical Center, February 10 and 11, 2001. *J Am Acad Dermatol*, 2003. **48**(1): 103–10.

52. Olsen EA, Disorders of hair growth: Diagnosis and treatment. In *Cicatricial Alopecia*. 2 ed. Bergfeld WF, Editor. 2003. New York: McGraw-Hill Companies. p. 363–98.

2 模式型脱发：发病机制、临床表现、诊断和治疗

雄激素性脱发（androgenetic alopecia，AGA）或模式型脱发是目前男性和女性最常见的脱发形式。AGA 的发生发展取决于遗传易感性和内分泌因素的相互作用[1]。虽然在医学上 AGA 是一种良性疾病，但它会给患者造成社会心理的影响。毛发在人类社交和两性交流中扮演着重要的角色。脱发明显的患者会被认为年龄较大以及身体和社会吸引力较低[1-12]。虽然可以将 AGA 看作是一种生理过程，但 AGA 患者每年在毛发修复产品上的花费高达数百万美元[13]。几个世纪以来，毛发一直具有重要的社会和心理意义。一份 4000 年前的埃及莎草纸记录了古埃及人如何担心出现脱发以及配制的各种治疗脱发的配方[13,14]。第一个关于 AGA 的医学描述可追溯到古希腊医生 Aristotle（约公元前 384—前 322 年）。他发现秃发不会发生在被阉割者身上，也不会发生在性成熟之前，从而得出性与脱发程度有关的结论[15]。

现代对 AGA 的认知始于 1942 年 Hamilton 的研究，Hamilton 确立了模式型脱发是具有遗传易感性的毛囊在雄激素影响下被诱发的生理过程[16]。Montagna 和 Uno 在 1968 年经动物研究证实了 Hamilton 的发现[17]。

本章重点介绍男性型秃发（male pattern hair loss，MPHL）和女性型秃发（female pattern hair loss，FPHL）的发病机制、临床表现和最前沿的治疗方法。

发病机制

雄激素性脱发的毛囊生长周期改变

了解 AGA 的病理生理学是理解当前治疗药物的作用机制的关键。以下是目前对 AGA 发病机制认识的总结。

AGA 的致病因素涉及遗传和激素[1]。在过去的几年里，已发现了多个与 AGA 的发生有关的基因位点。遗传因素决定了雄激素易感性毛囊在头皮特定区域的密度和分布。这些基因编码的毛囊主要分布于头皮额顶叶部，青春期后，雄激素诱导这些终毛毛囊经过一系列改变转变为微小化的毛囊[18-27]。模式型脱发最终导致富含色素的粗终毛逐渐转变为无色素、几乎看不见的毳毛[28]。

正常的毛囊生长周期包含生长时间较长、平均为 2~6 年的生长期，2~3 周短暂退化的退行期，以及约 12 周的休止期[29]。尽管有季节性差异，毛发生长期毛囊与休止期毛囊的正常比例为 9∶1[30,31]。

AGA 的毛囊生长周期是动态改变的。生长期的持续时间随着每一个毛囊生长周期而减少。由于生长期的持续时间是决定毛发长度的主要因素，因此新的生长期毛发的最大长度将

比前一个生长期的毛发短[31]。在秃发变得明显之前，休止期毛发的比例就已经增加。受影响的毛囊会在下一个毛囊生长周期长出更细的毛发[32,33]。这些更细、更小、具有不同长度和直径的毳毛是 AGA 的标志性毛发（图 2.1）。此外，毛发脱落和毛发再生之间的间隔时间变长，会导致当下的毛发减少[34]。

遗传因素

AGA 的发生与遗传密切相关。具有 AGA 家族史会显著增加患 AGA 的风险[35]。Bergfeld 和 Carey 等认为 AGA 属于常染色体显性遗传[36,37]。然而，Kuester 和 Hpple 早在 1984 年就提出多基因遗传可能性更大[38]。染色体 10q24.3 上 CYP17 基因的变异被认为与多囊卵巢综合征和女性型秃发的发生有关[37,39]。

毛乳头中胰岛素样生长因子（insulin-like growth factor，IGF）-1 的表达在模式型脱发的发展中起着重要作用。研究发现年龄较大的秃发男性血浆中的 IGF-1 水平较高，外周血 IGF 结合蛋白-3 的水平较低。秃发区的头皮组织中 IGF-1 的表达降低。IGF-1 的基因位点位于 12 号染色体（12q22-q23）[40,41]。

Ⅱ型 5α- 还原酶缺乏的假两性畸形患者被观察到不会患男性型秃发，推测 AGA 与 5 号染色体上的 SRD5A1 基因和 2 号染色体上的 SRD5A2 基因有关。Ellis 等对秃发和无秃发男性的 5α- 还原酶基因及其 2 种同工酶进行了遗传关联研究。结果显示，5α- 还原酶同工酶与男性型秃发无关[42,43]。

Garton 等于 2005 年报道了鸟氨酸脱羧酶基因多态性可能与 AGA 有关。鸟氨酸脱羧酶

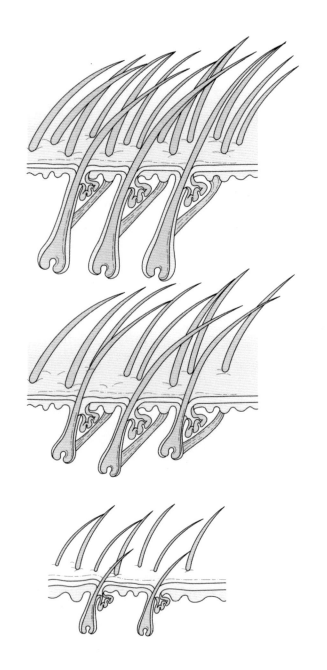

图 2.1　AGA 中，随着每次毛囊生长周期，较粗的终毛逐渐微小化，最终转变成细小的毳毛

是多胺生物合成中的调节酶，并在毛囊生长周期的调节中起到重要作用。人鸟氨酸脱羧酶有 2 个功能不同的等位基因[44,45]。Konig 等[46]发现 X- 连锁肾上腺脑白质营养不良突变可能是 AGA 多基因谱中的基因位点。最近的研究表明，20p11 与患 AGA 的风险有关，并且与帕

金森病相关染色体 17q21.31 上的特定基因位点（也是早发性 AGA 的易感基因位点）有关[47-49]。

雄激素受体可减弱雄激素反应。因此，雄激素受体基因的多态性可能与 AGA 的发生和发展有关。雄激素受体基因位于 X 染色体的 q12 带。头皮秃发区的雄激素受体基因的表达更高[19,24]。Ellis 等[50]认为雄激素受体或附近的功能性突变是这些基因在秃发区域高表达的原因。Hillmer 等[51]证明了雄激素受体基因的遗传变异性是早发性 AGA 发病的主要前提。

X 染色体也参与了 AGA 的发生，这强调了母系遗传的重要性。然而，一些常染色体基因位点也与 AGA 的发生有关。

激素因素

早在公元前 4 世纪，Aristotle 就观察到被阉割者不会秃发，从而首次认知到男性型秃发与雄激素之间的相关性。2000 多年后，Hamilton 证明了雄激素在毛发生长中的作用和在男性型秃发中的致病作用。他观察到，10 位成年期被阉割者、10 位青春期被阉割者和 34 名青少年时期被阉割者都没有出现秃发。给予睾酮后，易感人群会出现秃发，停用睾酮后秃发不再进展，但也无法好转[52]。

一个有趣的发现是，青春期前阉割阻止了胡须的发育，16~20 岁之间被阉割会导致部分胡须发育不全，20 岁后被阉割对胡须的发育没有影响[53]。然而，既没有发现秃发与睾酮水平之间有相关性，也没有发现性欲与睾酮水平之间有相关性[54]。澳大利亚的一项研究调查了 1390 名年龄为 40~69 岁的男性，结果显示，患有不同程度 AGA 的男性与正常男性的平均射精频率没有差异[55]。皮肤是雄激素的内分泌作用靶组织，类似于卵巢、睾丸和肾上腺[56]。外周血的硫酸脱氢表雄酮（DHEA-S）和雄烯二酮主要由肾上腺产生，睾酮和 5α- 双氢睾酮主要在性腺中合成[57]。DHEA-S 与雄烯二酮具有相对较弱的雄激素潜能，但它们可以被代谢为更强效的雄激素，如睾酮和双氢睾酮（dihydrotestosterone，DHT）。

基本上，有 6 种酶参与皮肤中的雄激素代谢：①类固醇硫酸酯酶；② 3β- 羟基类固醇脱氢酶 /Δ 5-4- 异构酶（Δ 5-3β-hydroxysteroid dehydrogenase，Δ 5-3βHSD）；③ 17β- 羟基类固醇脱氢酶（17β-hydroxysteroid dehydrogenase，17βHSD）；④ 5α- 还原酶；⑤ 3α- 羟基类固醇脱氢酶（3α-hydroxysteroid dehydrogenase，3αHSD）；⑥芳香化酶。类固醇硫酸酯酶将 DHEA-S 代谢为脱氢表雄酮（dehydroepiandrosterone，DHEA）。人皮肤中的 Δ 5-3βHSD 同工酶 1 将 DHEA 转化为雄烯二酮[58]。雄烯二酮可被 17βHSD 激活为睾酮。已知的 17βHSD 有 8 种亚型[59]。毛囊中的 17βHSD 存在于外毛根鞘细胞中。生长期毛囊主要表达高水平的同工酶 2，导致强效类固醇和中等水平的同工酶 1 的失活，促进具有生物活性的雄激素的形成[60]。

5α- 还原酶在 AGA 中似乎起关键作用。胡须和头发毛囊的毛乳头细胞中发现了 2 种 5α- 还原酶同工酶[61,62]。秃发头皮的 Ⅰ 型 5α- 还原酶比 Ⅱ 型 5α- 还原酶占优势，而在前列腺中，这 2 种酶以相同的比例存在[63]。5α- 还原酶不可逆地将睾酮转化为皮肤中最强效的天然雄激素——DHT[64]。3αHSD 有 3 种亚型，它将具有生物活性的雄激素分解为不能与雄激素受体结合的化合物[57]。最后，芳香化酶可以将睾酮和雄烯二酮转化为雌二醇和雌酮[56]。芳香化酶位于内毛根鞘和外毛根鞘以及皮脂腺中，可通过清除多余的雄激素发挥"净化"作用[59]。研究发现女性头皮的芳香化酶的浓度比男性头皮高 5 倍。这可以解释男性和女性秃发模式的不同以及前额发际线变细等差异。

所有酶均位于头皮皮肤的皮脂腺和毛囊的不同部位[65,66]。因此，毛囊皮脂腺单位可不依赖系统激素水平或睾酮、DHT 的产生，直接具有介导雄激素作用的潜力[67-69]。

雄激素的激活和失活主要是发生在细胞间。雄激素是通过与单个核受体（雄激素受体）结合发挥作用的。雄激素受体，作为包括热休克蛋白 HSP90、HSP70 和 HSP56 的聚合复合物，最初位于细胞质中[57,70]。

复合酶机制（如雄激素受体的磷酸化和巯基还原）是激活配体 - 受体复合物所必需的。雄激素 - 雄激素受体复合物被转运到细胞核中，并与雄激素调节基因的启动子 DNA 序列结合[57]。下游的信号级联可抑制或刺激信使蛋白或受体。这些信使又在细胞间调节毛发生长或微小化的过程[56,71-75]。

雄激素在女性型秃发中的作用

高雄激素血症、原位酶活性和雄激素受体在女性型秃发中的作用尚不完全清楚。女性体内的雄激素有 3 个不同的来源：①肾上腺，通常是皮质醇（束状带）生物合成的产物，这些细胞在青春期成熟，因此不是来自网状带[76]；②卵巢；③外周室。皮肤，尤其是由皮脂腺和毛囊组成的毛囊皮脂腺单位可以将胆固醇重新合成为雄激素，或者将血液循环中弱效雄激素局部转化为强效雄激素[59]。

性激素结合球蛋白（sex hormone binding globulin，SHBG）是睾酮和雌二醇的主要转运蛋白。SHBG 主要在肝细胞中产生，也可由脑、子宫、胎盘和阴道少量产生。SHBG 水平通过抑制和增强因子间的微平衡来调节。雄激素水平增高会降低 SHBG 的产生，而雌激素和甲状腺素会增加 SHBG 的产生。此外，IGF 可抑制 SHBG。只有未结合的睾酮和雌二醇具有生物活性；因此，血液中 SHBG 水平越低，雄激素的生物利用度越高。多囊卵巢综合征、糖尿病和甲状腺功能减退可导致 SHBG 水平降低。Vexiau 等[77]证明 SHBG 水平与女性型秃发患者的脱发程度呈负相关。

研究表明，高雄激素血症可导致易感性女性出现模式型脱发。雄激素过多的女性通常更容易出现女性型秃发，表现为双颞部毛发明显退后和头顶稀疏[78-80]。82%~87% 患有女性型秃发和多毛症或月经稀发的女性具有不规则激素水平和高雄激素血症[77,79]。然而，大多数患有女性型秃发的女性没有高雄激素血症的临床症状，几项研究显示女性型秃发患者具有正常的睾酮和 DHEA-S 水平[79-81]。

Vexiau 等[77]通过 β-1-24 促肾上腺皮质激素刺激试验研究发现，67% 的女性型秃发患者激素水平异常，但无高雄激素血症的临床症状，特别是 5α- 雄甾烷 -3α，17β- 二醇葡糖苷酸水平在患者组中升高。5α- 雄甾烷 -3α，17β- 二醇葡糖苷酸是一种 C19 类固醇，反映女性体内雄激素前体（主要来源于肾上腺）的转化[82]。5α- 雄甾烷 -3α，17β- 二醇葡糖苷酸水平升高表明脏器内和脏器外 5α- 还原酶活性亢进[77,83,84]。

这些发现表明雄激素分泌和酶活性在女性型秃发发展中的重要性。仅靠睾酮和 DHEA-S 水平还不足以提示轻微激素异常导致的女性型秃发。

危险因素及与其他疾病的关联

冠心病和胰岛素抵抗的风险增加与早期秃发有关。早发性秃发似乎是早发性严重冠心病的标志，尤其对于患有高血压或高胆固醇血症的年轻男性[85-87]。Matilainen 等[88] 在 2000 年的研究表明，年龄为 19~50 岁的男性若早期（小于 35 岁）患有 AGA，其高胰岛素血症以及与胰岛素抵抗相关的疾病（如肥胖症、高血压和血脂异常）的发病率增加。此外，与无 AGA 的男性相比，患有男性型秃发的男性的前列腺癌发病率更高。研究注意到早发性秃发与前列腺癌发病率相关，但前列腺癌与额部 AGA 无关[89,90]。这些发现的病理生理学机制尚不清楚。有必要进一步研究雄激素在冠心病、胰岛素抵抗和前列腺癌中的作用路径。

男性型秃发

超过 95% 的男性脱发都是 AGA[91]。男性在 49 岁前，大约 50% 会出现不同程度的 AGA，约有 80% 的 80 岁男性患有男性型秃发[92]。模式型脱发的发病率因人群而异，并以遗传背景为基础。与亚洲或非洲裔男性相比，AGA 在高加索男性中的患病率更高[93-98]。

AGA 通常起病较早、进展缓慢。毛发稀疏可发生在 12 岁或 12 岁以后的任何年龄。大多数患者起病年龄为 15~25 岁[99]。AGA 的临床发展是渐进的，休止期毛发脱落增加的急性发作期与脱发减少的时期交替发生。少数个体具有季节性脱发的特征[99]。对许多人来说，这种情况可能会持续数年[99]。尽管毛发密度随着年龄的增长而降低，但多数男性在 40 多岁时脱发会达到最严重的状态。通常 AGA 患者都有 AGA 家族史，然而，一项研究显示 12% 的 AGA 患者其家族史为阴性[100]。

临床表现

男性 AGA 的临床表现为模式型非瘢痕性脱发，毛囊开口存在。患 AGA 的成年男性的粗壮、浓密、富含色素的终毛逐渐被纤细的毳毛所取代，并出现特定模式的秃发。男性患者表现为前额发际线后移伴有冠状部位毛发稀疏、顶部毛发稀疏或秃发。但也有例外，一些患者没有出现发际线后移，只有头顶部毛发稀疏。

1951 年，Hamilton 在观察了 312 名高加索男性和 214 名高加索女性后，制订了第一个脱发严重程度分型量表。Hamilton 分型范围从 Ⅰ 型到 Ⅶ 型（图 2.2）。Ⅰ 型代表青春期前的毛发，前额和整个头部都有终毛覆盖；Ⅱ 型和 Ⅲ 型的额部发际线多呈 M 形逐渐后移；Ⅳ 型和 Ⅴ 型的头顶部区域毛发更稀疏；Ⅵ 型和 Ⅶ 型表现为秃发区域的融合，仅在枕部和头部两侧留有毛发[17]。

1975 年，Norwood 根据对 1000 名不同年龄的高加索男性脱发程度的研究，对 Hamilton

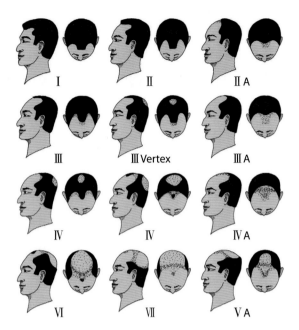

图2.2　Norwood-Hamilton 脱发严重程度分型量表

分型量表进行了修改。他在中间的等级中加入了ⅢA、ⅣA 和 VA 等亚型，这些亚型代表了更为显著的前额发际线中部的逐渐后移，Ⅲ Vertex 型的特征是顶部和前额颞部均有脱发，但发际线后移程度未超过Ⅲ型[101]（图2.3，图2.4）。这些秃发模式不受性别限制，一些男性也可以表现为女性型秃发（图2.5~2.7）。

依据 Norwood 和 Lehr[102] 的研究结果，10% 的 AGA 男性患者表现为女性 AGA 模式。Ebling 和 Rook[103] 将秃发分为 5 个等级，他们还描述了秃发在不同的种族和性别中的不同亚型。A 类代表前额发际线持续存在的高加索人 AGA 亚型；B 类描述了 AGA 的亚洲人群亚型，特征是前额发际线消失伴有额顶区的弥漫性毛发稀疏；C 类描述了地中海或拉丁人群亚型，脱发与 Hamilton 分型相对应；D 类是女性型秃发模式，特征是弥漫性毛发稀疏但发际线不变[103,104]。

诊断

男性 AGA 通常可以根据临床表现来诊断。对每个患者都必须彻底检查整个头皮。通常可以在临床上使用 10~100 倍的放大影像设备（皮肤镜或毛发镜），或借助放置在某一脱发部位的对比试纸观察微小化毛发。也应对整个头部的不同区域进行拉发试验，以排除弥漫性脱发。全头拍照有助于跟踪病情进展和记录治疗效果。

实验室检查

除非伴有弥漫性脱发，否则不应对 AGA 男性患者进行实验室检查。虽然 AGA 全基因图谱尚未完全明确，但有一种基因检验（HairDx ™）不仅可以检查基因多态性，还可预测未来患 AGA 的可能性[20,21]。对于担心脱发的年轻患者，HairDx ™有助于确立早期治疗的意义。此外，现在已有能预测非那雄胺治疗反应的检验[105]。

治疗

非那雄胺

1997 年，美国食品药品监督管理局（Food and Drug Administration，FDA）批准非那雄胺在美国用于治疗男性 AGA，剂量为 1 mg/d。非那雄胺是治疗男性 AGA 最常用的药物。它是一种合成的 4- 氮杂甾体化合物，是Ⅱ型 5α- 还原酶的特异性抑制剂。Ⅱ型 5α- 还原酶是一种细胞内酶，可将睾酮转化为双氢睾酮（DHT），导致血清和组织内的 DHT 浓度显著升高[106-112]。非那雄胺本身不具有任何激素特性[106,107]，并

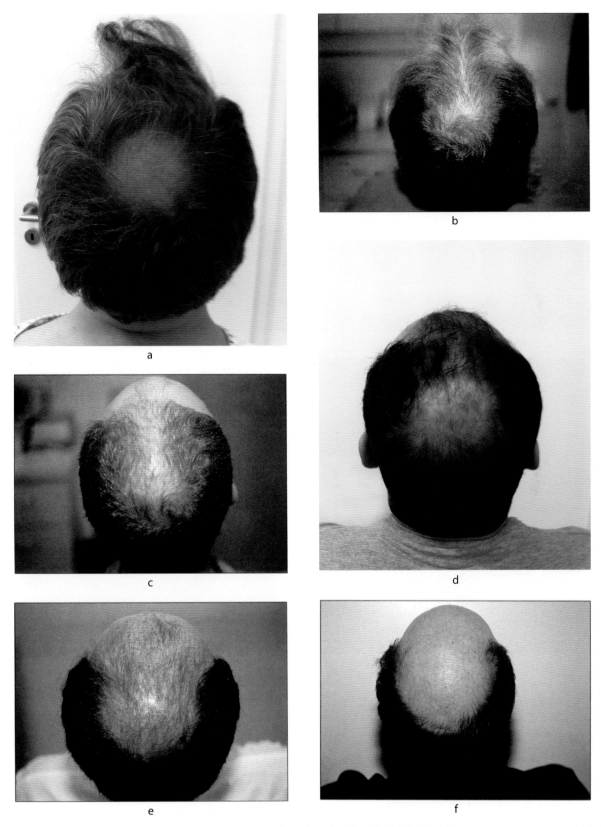

图 2.3　a. Norwood-Hamilton Ⅲ Vertex 型，表现为双颞侧毛发后缩、额顶部毛发轻微稀疏。b. Norwood-Hamilton Ⅳ型早期，头皮两侧的毛发仍有连接。c. Norwood-Hamilton Ⅳ型晚期，两侧毛发不能完整连接。d. Norwood-Hamilton Ⅴ型，两侧毛发无法连接，但头顶部仍有大量微小化毛发。e. Norwood-Hamilton Ⅵ型，头顶部的毛发极度稀少。f. Norwood-Hamilton Ⅶ型，只剩头皮两侧和枕部的马蹄形毛发

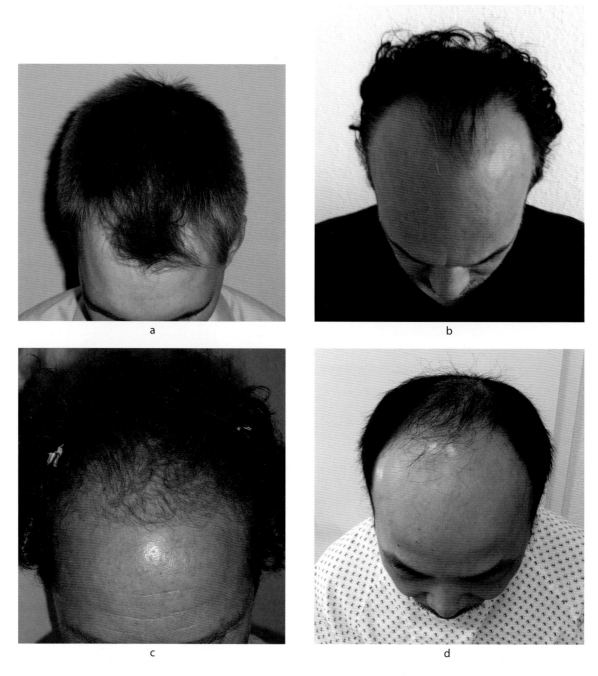

图 2.4　a. 一名 23 岁 Norwood-Hamilton Ⅲ 型患者，表现为典型的 M 形发际线伴有额颞发际线后移。b. 一名 42 岁 Norwood-Hamilton Ⅲ 型晚期患者。c. 一名 41 岁伴有额叶区域毛发后退的 Norwood-Hamilton ⅢA 型患者。d. 一名 45 岁 Norwood-Hamilton ⅣA 型患者，表现为额叶区域毛发明显后退和顶叶区域毛发稀疏

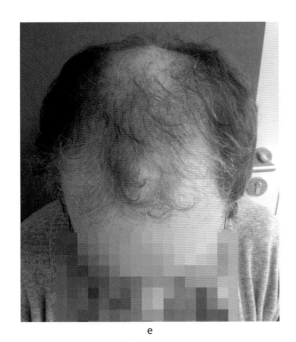

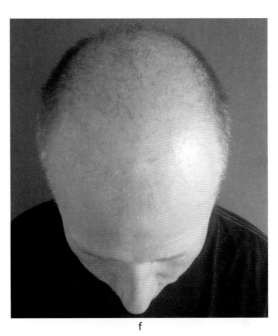

图 2.4（续）　e. 一名 51 岁 Norwood-Hamilton Ⅴ型患者。f. 一名 49 岁 Norwood-Hamilton Ⅵ型患者

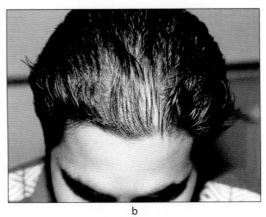

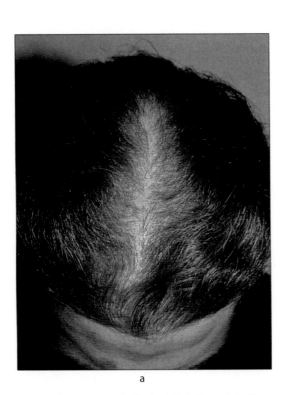

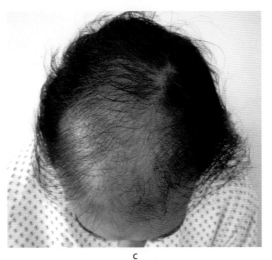

图 2.5　a. 一名 Ludwig Ⅰ级模式型脱发的 14 岁男性。b. 一名 Ludwig Ⅰ级模式型脱发的 17 岁男性。c. 一名 36 岁的 Ludwig Ⅲ级秃发患者

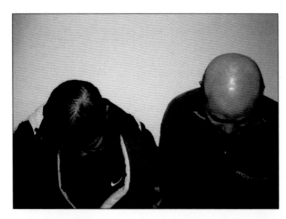

图 2.6　同一家庭和同一性别可以混合出现不同的模式型秃发。48 岁的父亲表现为 Norwood-Hamilton Ⅶ 型模式型脱发（右），他 20 岁的儿子表现为 Ludwig Ⅰ 级模式型脱发（左）

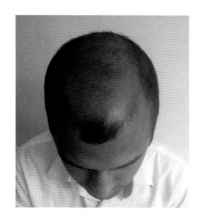

图 2.7　一名 31 岁的 Norwood-Hamilton Ⅵ 型患者，仍保有前额发际线

且不具有雌激素、抗雌激素或孕酮的作用。Roberts 等的一项研究[111]证实每日 1 mg 的非那雄胺是最佳剂量，每日 1 mg 和每日 5 mg 的疗效优于低剂量（如每日 0.2 mg）的疗效，而每日 5 mg 并不比每日 1 mg 的更有效。

非那雄胺应每日规律口服 1 mg，可与食物一起服用或不同时服用，口服后的生物利用度达 65%[113]。外周血液循环中 90% 的非那雄胺与血浆蛋白结合，可以穿过血脑屏障。非那雄胺在肝脏中代谢，因此肝功能异常的患者应谨慎服用[113]。肾功能不全患者无须调整剂量[113]。非那雄胺不影响细胞色素 P450 代谢酶系统，也没有药物相互作用的报道[113]。

非那雄胺耐受性良好，副作用发生率低于 2%[107,113]。非那雄胺的副作用包括性欲降低（发生率为 1.8%，安慰剂组为 1.3%）、勃起功能障碍（发生率为 1.3%，安慰剂组为 0.7%）、射精量减少（发生率为 0.8%，安慰剂组为 0.4%）[107,114]。与安慰剂组相比，单独统计这些副作用中的每一种都没有显著差异，但将所有副作用放在一起考虑时，则存在统计学差异（3.8% vs 2.1%）[106,107,115,116]。在决定继续治疗的患者中，58% 的患者已有的副作用可自行消退，并且副作用在停止治疗后是可逆的[117]。Overstreet 等的研究[118]证实，连续 48 周每天服用 1 mg 非那雄胺，不会影响 19~41 岁男性的精子生成或精液生成。然而，也有一些关于低剂量非那雄胺对精子 DNA 变化[119]、精子活力和精子计数[120,121]造成影响的零星病例报告，这些患者都是在接受精子稀少症和不育症检查时被发现的。值得注意的是，停药后这些异常指标可得到改善[122]。

在没有良性前列腺肥大的年轻人群中，非那雄胺对前列腺体积和血清前列腺特异性抗原（prostate specific antigen，PSA）的影响很小，并且停药后是可逆的[118]。非那雄胺可使老年男性的 PSA 水平降低 50%[123]。英属哥伦比亚大学毛发研究和治疗中心建议老年男性在开始非那雄胺治疗之前检查 PSA 基线值。我们还建议患者的家庭医生在患者服用非那雄胺期间应将 PSA 检测值结果加倍后判续。

最近，基于患者随访和调查的研究提出了关于"非那雄胺服用后综合征"的讨论[124-126]。研究显示，受试者短期服用非那雄胺与新出现的持续性功能障碍（性欲低下、勃起功能障碍和性高潮问题）有关。这些发现在互联网和非医学专业媒体上被广泛讨论。这些罕见的副作用出现在美国默克公司的患者药物信息中以及英国药品和健康管理局及瑞典医疗产品管理局的公开评估报告中[122]。然而迄今为止，大量关于 1 mg 非那雄胺治疗脱发的双盲、安慰剂对照研究均没有提供循证医学数据支持非那雄胺与持续性功能障碍之间的因果关系。

鉴于利益冲突、持续相关的数据和个案的重要性，国际植发协会成立了非那雄胺不良事件争议工作组来评估已发表的数据并做出相关建议（http://www.ishrs.org/article/update-international-society-hair-restoration-surgery-task-force-finasteride-adverse-event）[122]（图 2.8）。

米诺地尔

米诺地尔是一种哌啶子基嘧啶衍生物，最

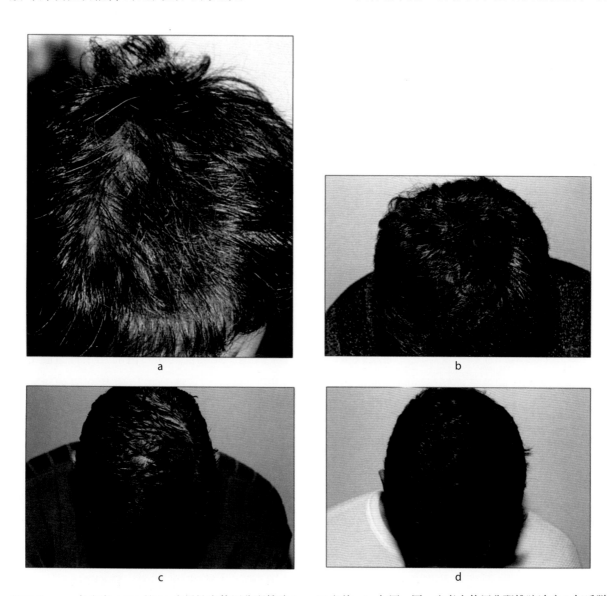

图 2.8　a. 一名患有 AGA 的 24 岁男性在使用非那雄胺 1 mg/d 之前。b. 与图 a 同一患者在使用非那雄胺治疗 1 年后脱发明显改善。c. 一名患有 AGA 的 33 岁男性在使用非那雄胺 1 mg/d 之前。d. 与图 c 同一患者在使用非那雄胺治疗 11 个月之后脱发改善

初作为口服抗高血压药和平滑肌血管扩张剂使用。其作用机制尚不完全清楚。研究表明，它对表皮细胞具有促进有丝分裂的非激素作用，可延长细胞存活时间[127,128]，并能在体外诱导毛囊增殖[128]。对短尾猕猴体外毛囊的研究显示，毛囊角质形成细胞和毛囊周围上皮的DNA合成显著增加，但表皮角质形成细胞的DNA合成没有增加[129]。通过DNA流式细胞术测量，从使用米诺地尔的男性身上拔下的生长期毛球的增殖指数显著增加[130]。

当米诺地尔转化为米诺地尔硫酸盐（这是一种钾通道激动剂），可增加钾通道通透性，导致钙进入细胞，从而改变细胞内钙稳态。这种活性代谢物被认为是刺激毛发生长的原因。能对米诺地尔产生反应与毛囊中的磺基转移酶（sulfotransferase 1A1，SULT1A1）活性有关。有一种检验可以测量这种酶的代谢物活性，并可以预测患者对治疗的反应[131]。

每日2次的5%米诺地尔溶液或泡沫剂被批准用于治疗男性AGA。米诺地尔的有效性已在多项临床研究中得到证实。研究参数包括毛发数量、宏观照片和毛发厚度。毛发数量的增加提示微小化的毳毛逆转为肉眼可见的粗终毛。最初的临床研究评估了米诺地尔对头顶毛发稀疏的疗效，随后的研究证实米诺地尔对额部毛发稀疏同样有效[132]。

米诺地尔的副作用包括接触性皮炎和使用后约2个月内存在短暂的毛发脱落期。在不含丙二醇（潜在刺激物）的市售泡沫载体中使用5%米诺地尔可降低瘙痒的发生率[132]。在美国有多种含有米诺地尔成分的产品，一些产品加入了激活剂，比如维甲酸。

度他雄胺

度他雄胺是Ⅰ型和Ⅱ型5α-还原酶的双重抑制剂，可抑制睾酮转化为DHT。它目前被批准用于治疗良性前列腺增生。FDA未批准其用于治疗AGA。最近，韩国相关部门批准了使用度他雄胺0.5 mg/d治疗男性型秃发。几项研究表明，2.5 mg/d的度他雄胺比非那雄胺起效更快并能更大程度地改善男性型秃发患者的毛发生长[115,133]。然而，其安全性仍不清楚。据报道，度他雄胺治疗前列腺增生的副作用包括乳房触痛、乳房增大、持续的精子数量减少，此外还有性欲下降、勃起功能障碍和射精量减少[134,135]。尚未有研究观察到5α-还原酶抑制剂与乳腺癌之间具有统计学意义上的相关性[136]。

前列腺素类似物

前列腺素F2α类似物拉坦前列素（latanoprost）和比马前列素（bimatoprost）原被用于治疗高眼压症和青光眼。其中一个值得注意的副作用是促进睫毛生长，这一特征已在多项研究中提到。比马前列素目前可用于促进睫毛生长[137]。最近，一项关于拉坦前列素促进头部毛发生长的潜力的研究显示，与基线和安慰剂相比，拉坦前列素能显著增加毛发密度，可能也能促进毛发颜色的加深[138]。另一项纳入轻度至中度AGA受试者的研究表明，与溶剂组对照，每日1次外用0.3%比马前列素可显著促进头部毛发生长。然而，该研究还发现，采用开放标签试验方式，每日2次外用5%米诺地尔的疗效优于任何测试剂量的比马前列素[139]。

酮康唑

酮康唑是一种咪唑类抗真菌药，可有效治疗皮炎和头皮屑，其对头皮微生物态的作用有益于 AGA 相关的毛囊炎症[140,141]。同时，酮康唑也是一种抗雄激素物质，并已被建议用于治疗雄激素依赖性的 AGA，其能促进毛发生长[141,142]。与使用非药物洗发水相比，使用含有 2% 酮康唑的洗发水的男性型秃发患者不仅生长期毛囊的大小和比例均有所增加，毛发密度也有所增加[141]。含有酮康唑的洗发水可与其他方法一起联合使用治疗 AGA[143]。在一些国家，含有 2% 酮康唑的洗发水可以在普通非处方药店买到。但在美国，含有 1% 酮康唑的洗发水是非处方药，而含有 2% 酮康唑的洗发水为处方药。

激光治疗

激光在医疗和非医疗领域的应用已经非常普遍，制造商和供应商经常宣称其可以使头发再生，并且这些设备无需处方即可获得。接受激光脱毛的患者接受低能量激光治疗后会出现反常的毛发生长[41]。这种现象的作用机制尚不清楚[144]，有一种理论认为是由于毛乳头的血流量增加。治疗方案包括每隔 1 天进行 15~30 分钟的照射治疗，持续 2~4 周，再逐渐减少到每周进行 1~2 次治疗，持续 6~12 个月，然后每隔 2 周和每月进行 1 次维持治疗。据报道，激光治疗可使患者的头发质地发生变化、头发质量得到改善[145,146]。低能量激光似乎可以被安全地用于治疗脱发，然而，这些作者认为有必要通过更多的双盲、安慰剂对照研究来评估毛发生长和毛发密度，从而评估低能量激光治疗的有效性和安全性，并且也需要更多的研究来了解其作用机制。

毛发移植

对于 Norwood-Hamilton Ⅲ ~ Ⅴ型男性 AGA 患者来说，毛发移植是一个很好的治疗选择。枕部毛囊通常不受 AGA 微小化过程的影响，因此，可以从该"安全"区域取出毛囊，并将其重新分配到前额、顶部区域。患者需要了解，毛发移植不能创造出和脱发前一样的毛发密度。但即使术后毛发密度较低，也可以实现覆盖头皮的目的和满意的美容效果（见第 7 章）。

假发帽和发片

如果脱发严重程度超过 Norwood-Hamilton Ⅴ型，并发展到Ⅵ型和Ⅶ型时，供区的供应不能满足需求，则无法通过毛发移植实现毛发完全覆盖头皮。如果想要获得满头毛发的效果，假发是一个很好的选择。现今精心设计且时尚的假发几乎无法被察觉，而且佩戴舒适，详情见第 8 章（图 2.9，图 2.10）。

女性型秃发

AGA 和休止期脱发是日常毛发门诊中最常见的女性脱发。女性型秃发在青春期后发病[147]。但也有少数男性型秃发和女性型秃发儿童病例的报道[148]。值得注意的是，25%~38% 的女性患有女性型秃发[149]。其脱发模式、发病年龄和最终脱发程度表现出很大的

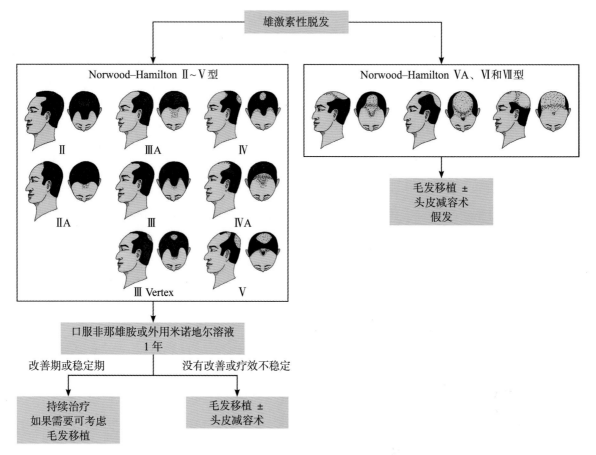

图 2.9　男性雄激素性脱发（AGA）治疗原则：UCSF-UBC 男性雄激素性脱发治疗方案（由 Jerry Shapiro、Vera H. Price 和 Harvey Lui 提供）

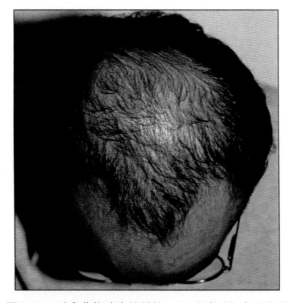

图 2.10　适合药物治疗的男性 AGA 患者（注意毛发微小化的存在）

个体差异。

临床表现

女性 AGA 的临床表现通常根据严重程度分为 3 级。1977 年，Ludwig 将女性 AGA 的临床表现分为Ⅰ～Ⅲ级（图 2.11a）。他对Ⅰ级的描述如下：头顶冠状区毛发稀疏，保留 1～3 cm 宽的前额发际线。Ⅱ级的描述如下：在Ⅰ级脱发的区域内，头顶部的毛发明显更稀疏。Ⅲ级的描述如下：在Ⅰ级和Ⅱ级所见的脱发区域内完全秃发[150]（图 2.11）。图 2.12 展示了 Ludwig Ⅰ～Ⅲ级的女性 AGA 的临床表现。

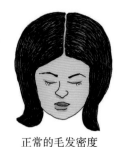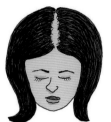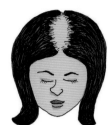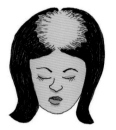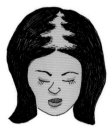

正常的毛发密度　　Ludwig Ⅰ级脱发　　Ludwig Ⅱ级脱发　　Ludwig Ⅲ级脱发　　圣诞树模式型脱发

a

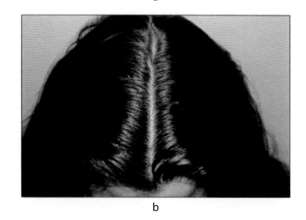

b

图 2.11　a. 女性雄激素性脱发（AGA）的 Ludwig 分级显示了 3 个具有不同脱发严重程度的阶段，以及圣诞树模式型脱发；b. 未患有 AGA 的女性的分发中缝之间露出的狭窄头皮（"分发线""发缝"）

Ludwig 强调，随着年龄的增长，尽管存在额顶区弥漫性毛发稀疏和进行性脱发，但前额边缘毛发仍然保留。然而，女性型秃发可表现为额颞叶毛发后移[151]，虽然通常颞部没有完全失去终毛，但毛发明显变细、变短。Olsen 等[152]认为"圣诞树模式型脱发"是女性型秃发最常见的脱发表现，越靠近前额部脱发越明显，伴有或不伴有前额发际线的毛发稀疏（图 2.13）。

女性型秃发的严重程度不一定与年龄有关，有些严重的女性型秃发可发生在年轻人身上。女性型秃发的其他临床表现包括毛发弥漫性变薄或头皮两侧变薄（图 2.14）。此外，女性脱发可能表现出男性模式，包括完全的额颞发际线后移和头顶毛发变薄（图 2.15）[153]。

Venning 和 Dawber[151] 对 564 名 20 岁以上伴有脱发的女性进行了研究，发现 80% 绝经前女性表现为 Ludwig 脱发模式，13% 的女性表现为 Norwood-Hamilton Ⅱ~Ⅳ型脱发模式。女性绝经后，表现出男性模式型脱发的比例增加到 37%，尽管脱发的严重程度没有超过 Norwood-Hamilton Ⅳ型，但一些患者的双侧颞部出现明显的 M 形发际线后移[151]（图 2.12b）。

诊断

依据典型的脱发模式，诊断女性型秃发通常并不困难。如果整个头皮出现弥漫性脱发，或者与其他脱发情况（如休止期脱发、弥漫性斑秃或轻度瘢痕性脱发）同时发生，则诊断会更困难。女性型秃发属于毛囊开口存在的非瘢痕性脱发，表现为模式型脱发、毛干直径异质性以及用放大镜或毛发镜才能看得到的微小化毳毛。看诊时应对整个头部进行临床检查，用简单的拉发试验排除弥漫性脱发。在女性型秃发患者中，拉发试验阳性仅出现在脱发活动期阶段，通常枕部的拉发试验为阴性。头皮皮肤镜或皮肤镜显像视频有助于识别毛囊开口的存在和毛发微小化的发生。标准化头部照相，尤其是对局部区域的拍摄，有利于定性评估脱发的进展和作为疗效的基线对照。定量诊断方法有毛发镜图像技术、毛发图像分析和头皮病理活检。

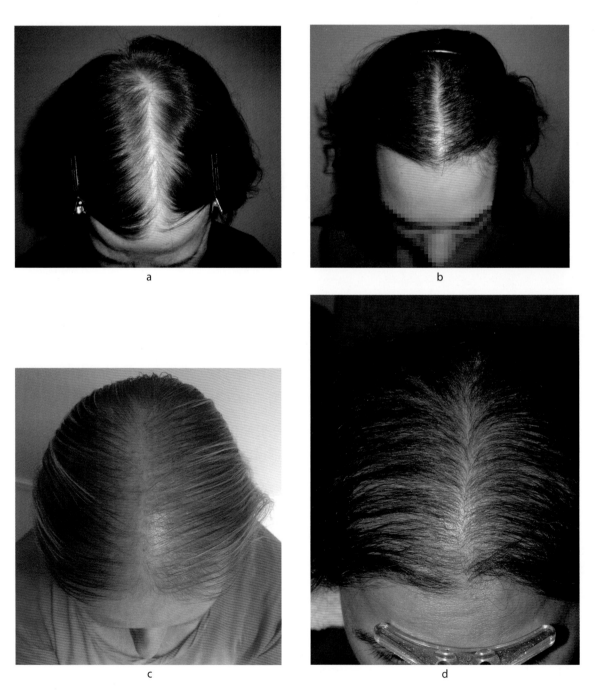

图 2.12　a 和 b. Ludwig Ⅰ级：女性患者首先会注意到分发中缝之间显露的头皮变宽（"分发线""发缝"）。还可注意到她的马尾辫直径可能会减少到原来的 1/3~1/2。平时用来扎马尾辫的松紧带现在可以在马尾辫上绕好几圈，而不是像以前那样只能绕一两圈。c 和 d. Ludwig Ⅱ级：显露的头皮宽度（分发线或发缝）比 Ludwig Ⅰ级大得多

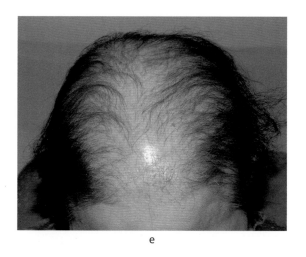

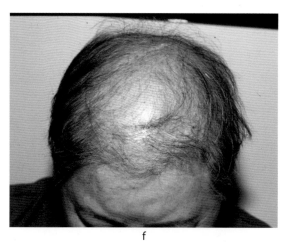

e

f

图 2.12（续） e 和 f. Ludwig Ⅲ级：大量脱发

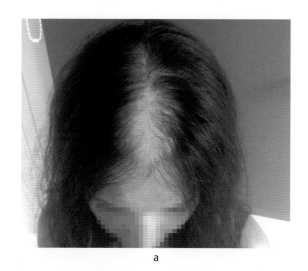

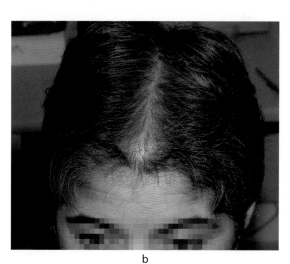

a

b

图 2.13 a 和 b. 前额脱发加重的女性型秃发（圣诞树模式型脱发）

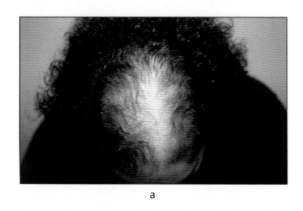

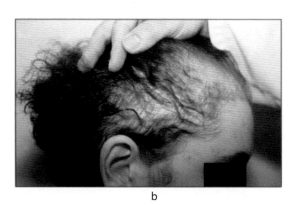

a

b

图 2.14 女性 AGA 可以完全是弥漫性的，脱发不仅累及中央顶区（a），还会累及头皮的两侧和枕部（b）

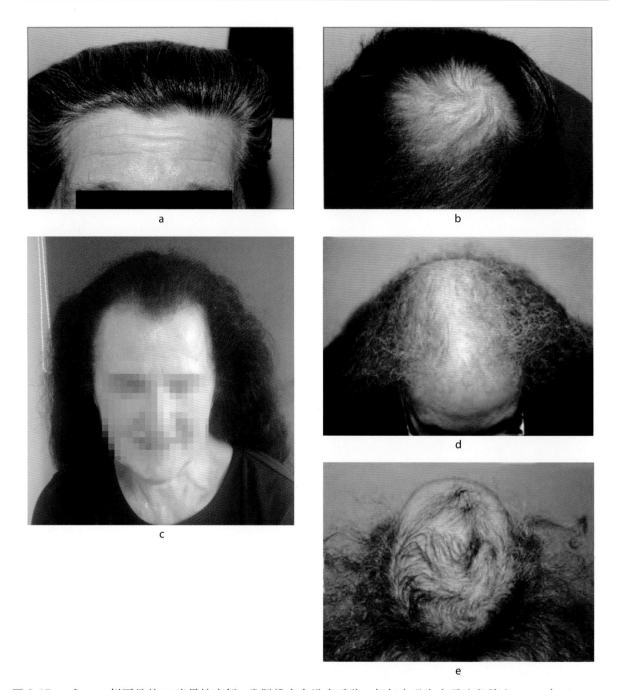

图 2.15 a 和 b. 一例罕见的 55 岁男性病例，发际线完全没有后移，仅仅表现为头顶毛发稀疏。c. 一名 Norwood-Hamilton Ⅲ 型的 69 岁女性患者。d. 一名 Norwood-Hamilton Ⅴ 型的女性 AGA 患者。e. 一名 Norwood-Hamilton Ⅵ 型的女性 AGA 患者

实验室检查

对于女性患者，建议完善促甲状腺激素的实验室检查，因为甲状腺异常的发生率很高，而且有时很难区分 AGA 和休止期脱发。低铁水平可能会诱发类似于 AGA 的休止期脱发，因此铁蛋白水平也是经期女性的常规检测指标。此外还建议对维生素 D、维生素 B$_{12}$、硒和锌的水平进行检测，以排除伴随存在的休止期脱发。常规就诊时不建议进行雄激素相关的

全面实验室检查，月经不调和（或）伴有其他高雄激素表现的女性应至少检测游离睾酮、总睾酮和 DHEA-S 的水平。如果发现雄激素水平升高，应将患者转至内分泌科和（或）妇科进行进一步检查。

治疗

米诺地尔

FDA 只批准了 2 种药物治疗女性型秃发：2% 米诺地尔溶液[154,155]和最近批准的 5% 米诺地尔泡沫剂。适用于 18 岁以上 Ludwig Ⅰ级或Ⅱ级以及轻度至中度脱发的女性，建议每天使用 2 次（每次 1 ml）米诺地尔。在一项双盲、安慰剂对照试验中，每天使用 2 次 2% 米诺地尔溶液治疗 32 周后，治疗组 50% 的女性出现了少量毛发再生，13% 的女性出现了中等程度的毛发再生；而安慰剂组 33% 的女性出现了少量毛发再生，6% 的女性出现了中等程度的毛发再生（p<0.001）[154]。在一项随机、安慰剂对照试验中，外用 2% 或 5% 米诺地尔溶液治疗女性型秃发患者 48 周后，使用 2% 或 5% 米诺地尔溶液组在毛发数量、毛发覆盖和毛发再生方面均优于安慰剂组[156]。一般在治疗 6~12 个月后评估疗效[157]。米诺地尔应直接涂在额顶和头顶脱发区域干燥的头皮上，每日 2 次，每次 25 滴（或 1 ml）。研究表明，涂药后 4 小时米诺地尔的吸收率为 75%，因此涂药后至少 4~6 小时内不应清洗头皮和头发[158]。

外用米诺地尔治疗的副作用包括由丙二醇引起的接触性皮炎，使用 2% 米诺地尔溶液的患者中约有 7% 的患者出现干燥、瘙痒和红斑，而 5% 米诺地尔溶液由于丙二醇含量增加，副作用发生率更高。颞部和前额出现对称性面部多毛症的发生率高达 7%[159,160]，这可能是由于药物的局部或系统性作用所致。多毛症在停止治疗后 4 个月内消失，通常若持续用药 1 年后，多毛症的症状能有所减轻。每 1000 名患者中只有不到 1 人会出现心动过速和血压下降，患有心脏病的患者应在家庭医生或心内科医生的批准下谨慎用药。

在治疗的前 6 周，1/3 的患者将经历脱发的加重，特别是治疗开始前已有活跃脱发的患者。对 2% 米诺地尔无反应或需要更积极的治疗的妇女，可考虑使用 5% 米诺地尔。米诺地尔须终身使用，但不建议妊娠期或哺乳期妇女使用（图 2.16~2.18）。

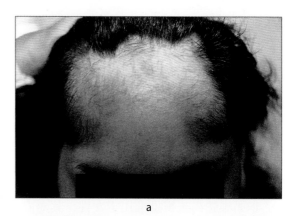

a

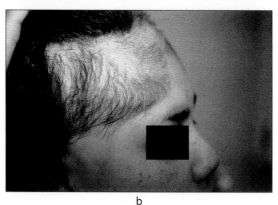

b

图 2.16　外用米诺地尔溶液的女性可发生面部多毛症。a. 正面观。b. 侧面观

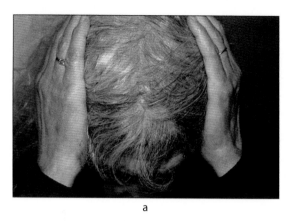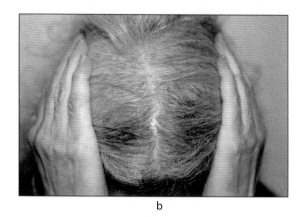

图 2.17　a. 一名患有 AGA 的 53 岁女性外用米诺地尔溶液之前。b. 该患者外用米诺地尔溶液 8 个月后，脱发明显改善

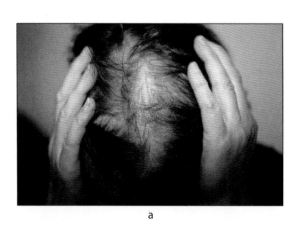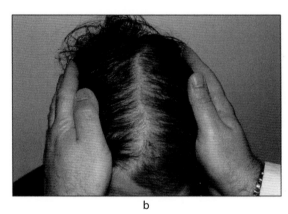

图 2.18　a. 一名患有 AGA 的 40 岁女性外用米诺地尔溶液之前。b. 该患者外用米诺地尔溶液 6 个月后，脱发明显改善，发缝变窄

非那雄胺

非那雄胺尚未被批准用于女性，其对女性型秃发的疗效仍存在争议。非那雄胺对雄激素受体没有亲和力，也没有雄激素、雌激素、抗雌激素或孕激素的作用。一项多中心、双盲、安慰剂对照的随机研究显示，非那雄胺（1 mg/d）对患有女性型秃发的绝经后妇女没有治疗效果，头皮活检显示，生长期毛囊与休止期毛囊的比例以及终毛与微小化毛发的比例没有差异[161]。然而，Camacho[162] 报道 41 名有皮脂溢出、痤疮、多毛症和脱发的女性型秃发

患者使用 2.5 mg/d 的非那雄胺后出现毛发再生。Thai 和 Sinclair[163] 给一名 67 岁不伴有高雄激素血症的绝经后女性型秃发患者每周服用 5 mg 非那雄胺，治疗 12 个月后，该患者的毛发密度明显增加[163]。

Trüeb 等[164] 报道了 4 名绝经后女性服用剂量为 2.5 mg/d 的非那雄胺和 1 名绝经后女性服用剂量为 5 mg/d 的非那雄胺治疗 6 个月后的有效性。Iorizzo 等[165] 观察了 37 名绝经前女性使用剂量为 2.5 mg/d 的非那雄胺和口服避孕药〔含有 3 mg 屈螺酮（一种螺内酯的合成孕激素类似物）和 30 μg 炔雌醇〕治疗

1 年后，62% 的女性毛发密度有所改善。非那雄胺的耐受性良好[166]，但怀孕或可能怀孕的妇女不应服用非那雄胺，也不应接触压碎或破碎的非那雄胺药片[167]。非那雄胺片剂被膜衣包覆以避免在使用过程中与活性成分接触。目前尚未对非那雄胺的致畸风险进行直接评估，但妊娠期间使用非那雄胺可能会导致发育中的男性胎儿出现尿道下裂[168]。服用非那雄胺的男性的精液不会导致男性胎儿出现危险。

度他雄胺

度他雄胺是Ⅰ型和Ⅱ型 5α- 还原酶抑制剂[169]，每日 0.5 mg 的剂量被批准用于治疗有症状的良性前列腺增生[169]。关于度他雄胺治疗女性型秃发的疗效和副作用的研究很少。一名 46 岁的女性对 5% 米诺地尔无反应，服用非那雄胺 1 mg/d 后症状改善有限，口服度他雄胺治疗 6 个月后观察到脱发明显改善，9 个月后该患者不再被诊断为 AGA，并且未发现有相关副作用[170]。Moftah 等对 86 名女性患者使用含有度他雄胺的制剂进行中胚层疗法，他们发现，62.8% 的患者照片提示其发量得到了改善，毛发平均直径也有所增加，与安慰剂组相比，治疗组患者的自我评估显示有统计学上的显著改善（$p<0.05$）[171]。

5α- 还原酶抑制剂治疗女性型秃发属于超适应证用药。非那雄胺和度他雄胺都没有被 FDA 批准用于治疗女性脱发。现已明确这些药物有致畸性，可导致男性胎儿在发育过程中出现尿道下裂，因此建议育龄期女性在服用这些药物时必须采取有效的避孕措施。需要更多的研究进一步评估这些药物治疗男性和女性 AGA 的安全性。

醋酸环丙孕酮

醋酸环丙孕酮（cyproterone acetate，CPA）是 17- 羟孕酮的合成衍生物。它是一种雄激素受体拮抗剂，具有弱效孕激素和糖皮质激素活性[172]，它还可抑制类固醇生成酶 21- 羟化酶，减少醛固酮的产生，并能使 3β- 羟基类固醇脱氢酶的产生轻度减少，这两种酶都是合成皮质醇所必需的[172]。欧洲、加拿大和南美洲通常将 CPA 作为避孕药与炔雌醇联合使用[173]。

治疗女性型秃发时，建议在月经周期的第 5~15 天每天服用 100 mg CPA 并在第 5~25 天每天服用 50 μg 炔雌醇，或在月经周期的第 1~10 天每天服用 50 mg CPA 并在第 1~21 天每天服用 35 μg 炔雌醇[174]。在一项对 66 名女性进行为期 12 个月的随机临床试验中，33 名患有女性型秃发的女性使用了 2% 米诺地尔联合复方口服避孕药进行治疗，而另外 33 名女性在月经周期的 20 天中每天使用 52 mg CPA 联合 35 μg 炔雌醇进行治疗。对于因高雄激素血症引起脱发的女性，后一种治疗方案能更显著地改善毛发密度[175]。CPA 的副作用包括月经周期不规律、体重增加、乳房触痛、性欲减退、恶心和抑郁。

螺内酯

螺内酯是一种人工合成的 17- 内酯类药物，是一种肾竞争性醛固酮拮抗剂，可阻断雄激素受体并阻止其与双氢睾酮的相互作用，具有温和的抗雄激素作用[176]。在肾上腺中，螺内酯通过消耗细胞色素 P450 从而减少主要的雄激素的合成。98% 的螺内酯与蛋白质结合，其主要代谢产物坎利酮中有至少 90% 与蛋白质结合，这有助于螺内酯的利尿活性。食物可促进药物的吸收，螺内酯在肝脏中代谢，并通过尿液和胆汁排出[176]。螺内酯服用 4~12 个月后达到抑制雄激素的最大效果，每天需要 200 mg 的剂量。

螺内酯可能对女性型秃发有预防作用，并可减轻不伴有高雄激素血症的个体的脱发症状，但尚未发现其具有显著的毛发再生作用[177]。其主要的副作用是月经不调（将剂量减少至 50~75 mg/d 并加用口服避孕药或者持续治疗 2~3 个月可纠正该副作用）、肾功能不全、高钾血症、妊娠期出血和异常子宫出血，有乳腺癌遗传倾向的妇女禁用螺内酯[177]。

17α- 雌二醇和 17β- 雌二醇

在欧洲，外用的 17α- 雌二醇和 17β- 雌二醇被批准用于治疗女性型秃发。研究表明与安慰剂治疗相比，雌二醇治疗后生长期毛发的比例增加，休止期毛发的比例降低[178,179]。17α- 雌二醇促进毛发再生的作用机制尚不清楚。Niiyama 等[180]表明，17α- 雌二醇能够减少人的毛囊中睾酮所形成的 DHT 的量并提高弱效类固醇的浓度。

最近，有研究表明与男性毛囊相比，女性型秃发患者的毛囊能表达更强的芳香化酶活性[179]。在 17α- 雌二醇的影响下，后枕部毛囊中睾酮向 17β- 雌二醇转化以及雄烯二酮向雌酮转化增加，这可能解释了雌激素可治疗女性型秃发的原因[179,181]。服用芳香化酶抑制剂的女性发生女性型秃发的速度更快[182]。另一种关于雌二醇有效性的理论是其能系统性诱导性激素结合球蛋白（sex hormone binding globulin，SHBG）产生，从而降低游离的生物可利用睾酮的水平[77]。

前列腺素类似物

近期，有研究发现拉坦前列素具有促进头皮毛发生长的潜力。与基线和安慰剂相比，拉坦前列素可显著增加毛发密度，也能促进毛发色素加深[138]。一项研究尝试将 0.03% 比马前列素头皮注射作为治疗女性型秃发的新方法，对一名 59 岁女性患者每周进行 1 次注射、持续 12 周，然后每 2 周进行 1 次注射并持续 4 周，但未成功[183]。有必要对前列腺素类似物进行进一步的前瞻性研究，以确定这种新方法的疗效[139]。

低能量激光治疗

就像应用于男性型秃发中一样，低能量激光治疗可作为一种治疗选择。该疗法安全，并且其疗效也被一项研究所证实[145]。然而，目前需要更多的研究来了解这些设备的作用机制并评估其效果。

毛发移植

毛发移植是女性型秃发患者的另一种治疗选择，可从枕部头皮取下毛囊并植入毛发稀疏的区域。适合进行毛发移植的是那些供发区毛发密度高且前额脱发较严重的患者。在对女性进行毛发移植之前，应排除潜在的诱发休止期脱发的因素。让患者了解手术的风险、益处和局限性非常重要。建议额外使用药物疗法进行治疗，以阻止原生毛发进一步脱落。通常在术后6~8个月可见到最终效果（见第7章）。

假发帽和发片

假发对于不适合进行毛发移植的患者、大面积脱发的女性和（或）使用药物治疗后没有得到满意效果的患者相当实用。假发帽和发片（尤其是定制的）具有很好的美容效果。当假发能与自然发很好地融合在一起、佩戴舒适以及可以显露原本的发际线时，则更容易使患者克服不愿佩戴假发的问题，详情见第8章（图2.19）。

病理学

男性 AGA 和女性 AGA 的组织学特征相似[184]。垂直切片在皮下组织和真皮网状层可见终毛和毛囊条索，在真皮乳头层可见终毛、毳毛和条索[184-185]。条索是残留的纤维束，标志着向上迁移的退行期毛囊、休止期毛囊或微小化的毛干和毛球（图2.20）。水平切片可以观察到真皮乳头层、网状层以及皮下组织深层的明显变化。真皮乳头层可以见到终毛、毳毛和毳毛样毛发。毳毛和毳毛样毛发的直径小于0.03 mm。原始毳毛是细小的毛发，具有较薄的外毛根鞘，起始于真皮的上半部（图2.21）。毳毛样毛发是一种微小化毛发，具有

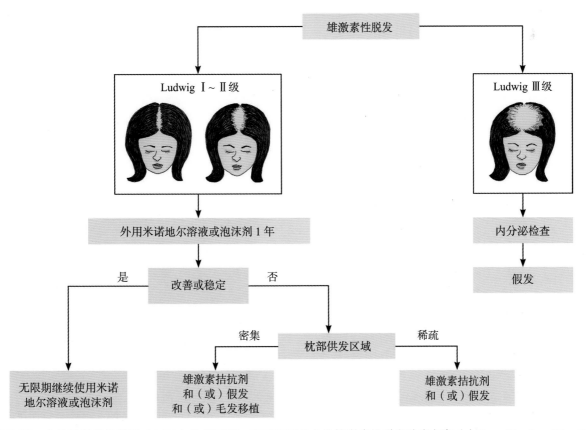

图2.19　女性雄激素性脱发（AGA）治疗原则：UCSF-UBC 女性雄激素性脱发治疗方案（由 Jerry Shapiro、Vera H. Price 和 Harvey Lui 提供）

较厚的外毛根鞘，起始于终毛的位置、真皮网状层或皮下脂肪层，可伴有条索（图2.22）。

通常，水平切面可以见到由2~4个毛囊

组成的毛囊单位，其伴有皮脂腺和立毛肌[185]（图2.23，图2.24），这是头皮毛囊的典型模式。真皮网状层没有毳毛或毳毛样毛发，主要

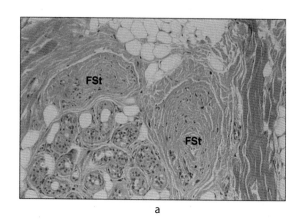
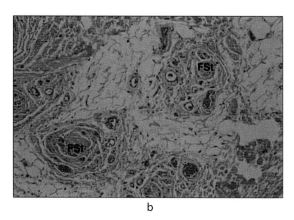

图2.20 条索（fibrous streamers，FSt）常见于 AGA（由 Dr. Magdalena Martinka 提供）

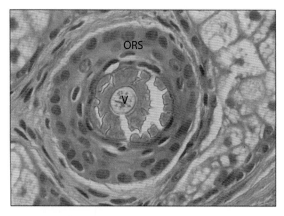

图2.21 原始毳毛（vellus hair，V）具有小的毛干和外毛根鞘（ORS）（由 Dr. Magdalena Martinka 提供）

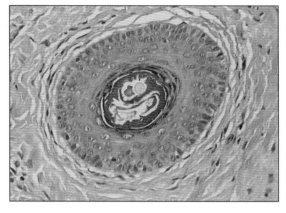

图2.23 微小化毛发（由 Dr. Magdalena Martinka 提供）

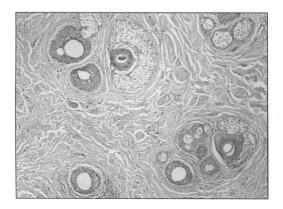

图2.22 次级毳毛（V）具有小的毛干和大的外毛根鞘（ORS），提示真性毛发微小化（由 Dr. Magdalena Martinka 提供）

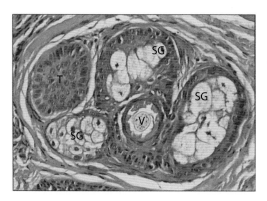

图2.24 AGA 患者的毛囊单位特写，可见毳毛（V）和休止期毛发（telogen hair，T）。当毛发微小化时，皮脂腺（sebaceous gland，SG）显得更明显（由 Dr. Magdalena Martinka 提供）

为生长期终毛毛球，但可见到退行期和休止期的终毛。皮下脂肪层中仅存在位置较深的生长期毛发（图2.25）。

毛囊数量在不同水平层面不同。正常情况下，真皮乳头层上方的毛囊数量为40~50个。真皮网状层的毛囊数量通常减少到35个，而脂肪层的毛囊数量通常约为30个。真皮乳头层的毳毛数量是导致真皮乳头层和真皮网状层中毛囊数量不同的原因。休止期终毛的数量决定了真皮网状层毛囊和脂肪层毛囊之间的数量差异。在AGA患者中，真皮乳头层中的毛囊总数通常是正常的。而Whiting[185]发现10%的AGA患者的毛囊数量减少，提示少数AGA患者的毛囊再生能力减弱。

AGA的生长期毛囊与休止期毛囊的比例以及终毛与毳毛的比例会发生变化。正常情况下，90%~94%的毛发处于生长期，6%~10%的毛发处于休止期。在AGA中少于80%的毛发处于生长期，而大于20%的毛发处于休止期。AGA的毛发微小化是由于生长期缩短但休止期没有缩短而导致休止期毛发增多。一般终毛与毳毛的比例通常为7：1，在AGA患者中该比例为2：1，表明AGA的毛发向微小化毛发转化。AGA患者的毛发在显微镜下的特征是终毛毛囊体积减小。最初，毛囊的直径仅有轻微减小，到最后呈现大小不一的毛囊，与这些微小化毛发相比，皮脂腺似乎变得明显。在毛乳头颈可以见到小束的弹性纤维——Arao-Perkins小体，它出现于退行期，并位于毛囊条索起始的最低点。在这些生长期微小化毛发的条索中可见到像梯子的梯级似的Arao-Perkins小体的堆叠。

1/3的AGA伴有轻微的炎症，1/3的正常对照也有类似的现象。40%的AGA伴有以中等量淋巴细胞浸润为主的炎症，相比之下正常对照仅有10%[184]（图2.26），炎症的作用尚有争议。可能引起炎症的原因包括脂溢性皮炎、光化学损伤以及在头皮上使用能引起粉刺、具有刺激性、能致敏或具有其他毒性的化妆品和美容剂。毛囊细菌产生并经紫外线激活的卟啉也可能引起一些炎症。这些原因所导致的炎症在缺乏防护的头皮中更为明显[184]。

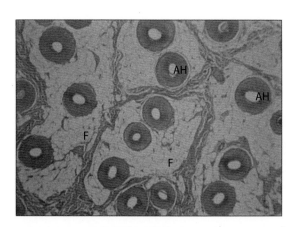

图2.25　AGA患者的皮下脂肪（subcutaneous fat，F）中含有生长期毛发（anagen hair，AH）（由Dr. Magdalena Martinka 提供）

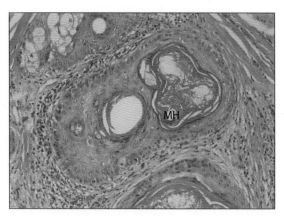

图2.26　炎性浸润在AGA中并不少见。注意毛囊单位周围的淋巴细胞浸润，毛囊单位内可见微小化毛发（miniaturized hair，MH）（由Dr. Magdalena Martinka 提供）

鉴别诊断

通常，AGA 的诊断在男性中并不困难，但在女性中的诊断会困难。以下是支持 AGA 的诊断的主要特征。

（1）局部毛发微小化的模式型脱发。

（2）脱发呈渐进式。

（3）毛发变细伴或不伴逐渐发展的秃发区。

（4）青春期之后发病。

（5）拉发试验呈阴性。

另外 2 个需要鉴别的疾病——休止期脱发和斑秃——将在第 3 章和第 5 章中详细讨论。休止期脱发通常呈弥漫性、突然发生的脱发并且经常有明确的诱发因素，其表现为毛发稀疏、无秃发区（图 2.27）、掉发明显，可发生于任何年龄，但通常不发生在儿童期。休止期脱发的拉发试验呈阳性。斑秃通常随机性出现斑片状脱发，但也可能泛发全身，脱发通常是突然发生的，可自行缓解和复发，任何年龄均可发病，超过 60% 的斑秃患者在 20 岁以前发

病。斑秃患者掉发明显，拉发试验呈阳性，可见到营养不良的生长期毛发和休止期毛发。AGA 和斑秃可同时发生，约 1.7% 的 AGA 患者曾经患有或未来将患上斑秃。如果这类 AGA 患者考虑进行毛发移植，需要予以高度重视。如果 AGA 患者在过去不久或很久以前具有斑秃病史，必须提醒他（她）术后可能会复发斑秃。

4 mm 环钻头皮病理活检是鉴别 AGA 与斑秃或休止期脱发的最佳检测手段。

（段晓涵　译，张舒　校）

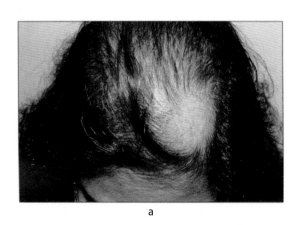

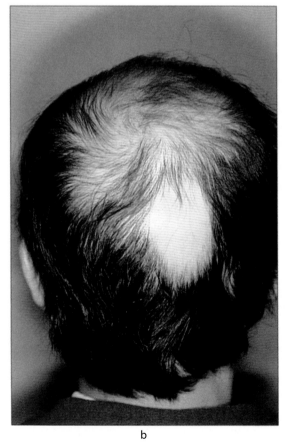

图 2.27　AGA 和斑秃可重叠发生。预估近 2% 的 AGA 患者曾经患有、现在患有或未来可能患有斑秃。如果考虑对 AGA 患者进行毛发移植，这可能需要予以重视。如果 AGA 患者在过去不久或很久以前具有斑秃病史，必须提醒他（她）术后可能会复发斑秃。a. 25 岁患有 AGA 的女性，伴有 6 个月的斑秃病史。b. 一名患有 AGA 的 35 岁男性，伴有 3 个月的斑秃病史

参考文献

1. Hanneken S et al., Androgenetic alopecia. Current aspects of a common phenotype. *Der Hautarzt*, 2003. **54**(8): 703–12.
2. Terry RL and Davis JS, Components of facial attractiveness. *Percept Motor Skills*, 1976. **42**: 918–23.
3. Franzoi SL, Anderson J, and Frommelt S, Individual differences in men's perceptions of and reactions to thinning hair. *J Soc Psychol*, 1990. **130**(2):209–18.
4. Cash TF, The psychological effect of androgenetic alopecia in men. *J Am Acad Dematol*, 1992. **26**: 926–31.
5. Cash TF, The psychosocial consequences of androgenetic alopecia: A review of the research literature. *Br J Dermatol*, 1999. **141**(3): 398–405.
6. Cash TF, Price VH, and Savin RC, Psychological effects of androgenetic alopecia on women: Comparisons with balding men and with female control subjects. *J Am Acad Dermatol*, 1993. **29**(4): 568–75.
7. Maffei C et al., Personality disorders and psychopathologic symptoms in patients with androgenetic alopecia. *Arch Dermatol*, 1994. **130**: 868–72.
8. Wells PA, Willmoth T, and Russel RJH, Does fortune favour the bald? Psychological correlates of hair loss in males. *Br J Psychol*, 1995. **86**: 337–44.
9. Girman CJ et al., Effects of self-perceived hair loss in a community sample of men. *Dermatology*, 1998. **197**: 223–9.
10. Budd D et al., The effects of hair loss in European men: A survey in four countries. *Eur J Dermatol*, 2000. **10**(2): 122–7.
11. Rushton DH, Androgenetic alopecia in men: The scale of the problem and prospects for treatment. *Int J Clin Pract*, 1999. **53**(1): 50–3.
12. Paschier J, Erdman J, and Hammiche F, Androgenetic alopecia: Stress of discovery. *Psychol Rep*, 2006. **98**(1): 226–8.
13. Trüeb RM, Von der hipokratischen Glatze zum "Gen-Shampoo." In *Haare—Praxis der Trichology*, Trüeb RM, Editor. 2003. Darmstadt: Steinkopff Verlag. p. 1–6.
14. Giacometti L, Facts, legends and myths about the scalp throughout history. *Arch Dermatol*, 1967. **95**: 629–31.
15. Montagna W, Phylogenetic significance of the skin of man. *Arch Dermatol*, 1963. **88**: 1–19.
16. Montagna W and Uno H, The phylogeny of baldness. In *Biopathology of Pattern Alopecia*, Baccareda-Boy A, Moretti G, and Fray JR, Editors. 1968. Basel: Karger. p. 9–24.
17. Hamilton JB, Patterned loss of hair in man; types and incidence. *Ann NY Acad Sci*, 1951. **53**: 708–28.
18. Randall VA, The use of dermal papilla cells in studies of normal and abnormal hair follicle biology. *Dermatol Clin*, 1996. **14**(4): 585–94.
19. Hibberts NA, Howell AE, and Randall VA, Balding hair follicle dermal papilla cells contain higher levels of androgen receptors than those from non-balding scalp. *J Endocrinol*, 1998. **156**(1): 59–65.
20. Randall VA, Hibberts NA, and Hamada K, A comparison of the culture and growth of dermal papilla cells from hair follicles from nonbalding and balding (androgenetic alopecia) scalp. *Br J Dermatol*, 1996. **134**(3): 437–44.
21. Randall VA, Androgens and human hair growth. *Clin Endocrinol*, 1994. **40**(4): 439–57.
22. Randall VA et al., Androgen action in cultured dermal papilla cells from human hair follicles. *Skin Pharmacol Physiol*, 1994. **7**(1–2): 20–6.
23. Randall VA, Role of 5 alpha-reductase in health and disease. *Baillière's Clin Endocrinol Metab*, 1994. **8**(2): 405–31.
24. Randall VA, Thornton MJ, and Messenger AG, Cultured dermal papilla cells from androgen-dependent human hair follicles (e.g. beard) contain more androgen receptors than those from non-balding areas of scalp. *J Endocrinol*, 1992. **133**(1): 141–7.
25. Randall VA et al., Mechanism of androgen action in cultured dermal papilla cells derived from human hair follicles with varying responses to androgens in vivo. *J Invest Dermatol*, 1992. **98**(6 Suppl): 86S–91S.
26. Randall VA, Thornton MJ, and Hamada K, Androgens and the hair follicle. Cultured human dermal papilla cells as a model system. *Ann N Y Acad Sci*, 1991. **642**: 355–75.
27. Thornton MJ et al., Effect of androgens on the growth of cultured human dermal papilla cells derived from beard and scalp hair follicles. *J Invest Dermatol*, 1991. **97**(2): 345–8.
28. Randall VA, Androgens: The main regulator of human hair growth. In *Hair and Its Disorders*, Camacho FM, Randall VA, and Price VH, Editors. 2000. London: Martin Dunitz Ltd. p. 69–82.
29. Kligman AG, The human hair cycle. *J Invest Dermatol*, 1959. **33**: 307–16.
30. Randall VA and Ebling FJ, Seasonal changes in human hair growth. *Br J Dermatol*, 1991. **12**(2): 146–51.
31. Ellis JA, Sinclair R, and Harrap SB, Androgenetic alopecia: Pathogenesis and potential for therapy. *Expert Rev Mol Med*, 2002. **19**(2002): 1–11.
32. Braun-Falco O and Christophers E, Hair root patterns in male pattern alopecia. In *Biopathology of Pattern Alopecia*. 1 ed. Baccareda-Boy A, Moretti G, and Fray JR, Editors. 1968. Basel: Karger. p. 141–5.
33. Rushton DH, Ramsay ID, and Norris MJ, Natural progression of male pattern baldness in young men. *Clin Exper Dermatol*, 1991. **16**: 188–92.
34. Courtois M, Loussouarn G, and Hourseau S, Hair cycle and alopecia. *Skin Pharmacol Physiol*, 1994. **7**(1–2): 84–9.
35. Chumlea WC, Rhodes T, and Girman CJ, Family history and risk of hair loss. *Dermatology*, 2004. **209**(1): 33–9.
36. Bergfeld WF, Androgenetic alopecia: An autosomal dominant disorder. *Am J Med*, 1995. **98**(1A): 95S–8S.
37. Carey AH, Chan KL, and Short F, Evidence for a single gene effect causing polycystic ovaries and male pattern baldness. *Clin Endocrinol*, 1993. **38**(6): 653–8.
38. Kuster W and Happle R, The inheritance of common baldness: Two B or not two B? *J Am Acad Dermatol*, 1984. **11**(5 Pt 1): 921–6.
39. Carey AH, Waterworth D, and Patel K, Polycystic ovaries and premature male pattern baldness are associated with one allele of the steroid metabolism gene CYP17. *Hum Mol Genet*, 1994. **3**(10): 1873–6.
40. Panchaprateep R and Asawanonda P, Insulin-like growth factor-1: Roles in androgenetic alopecia. *Exp Dermatol*, 2014. **23**(3): 216–8.
41. Morton CC et al., Human genes for insulinlike growth factors I and II and epidermal growth factor are located on 12q22—q24.1, 11p15, and 4q25—q27, respectively. *Cytogenet Cell Genet*, 1986. **41**(4): 245–9.
42. Imperato-McGinley J, 5Alpha-reductase-2 deficiency and complete androgen insensitivity: Lessons from nature. *Adv Exp Med Biol*, 2002. **511**: 121–31.
43. Ellis JA, Stebbing M, and Harrap SB, Genetic analysis of male pattern baldness and the 5alpha-reductase genes. *J Invest Dermatol*, 1998. **110**(6): 849–53.
44. Axt-Gadermann M, Schlichting M, and Kuster W, Male-pattern baldness is common in men with X-linked recessive ichthyosis. *Dermatology*, 2003. **207**(3): 308–9.
45. Garton RA et al., Association of a polymorphism in the ornithine decarboxylase gene with male androgenetic alopecia. *J Am Acad Dermatol*, 2005. **52**(3 Pt 1): 535–6.
46. Konig A et al., An X-linked gene involved in androgenetic alopecia: A lesson to be learned from adrenoleukodystrophy. *Dermatology*, 2000. **200**(3): 213–8.
47. Hillmer AM et al., Susceptibility variants for male-pattern

baldness on chromosome 20p11. *Nat Genet*, 2008. **40**(11): 1279–81.

48. Li R et al., Six novel susceptibility loci for early-onset androgenetic alopecia and their unexpected association with common diseases. *PLoS Genet*, 2012. **8**(5): e1002746.

49. Liang B et al., Genetic variants at 20p11 confer risk to androgenetic alopecia in the Chinese Han population. *PLoS One*, 2013. 26;**8**(8): e71771.

50. Ellis JA, Stebbing M, and Harrap SB, Polymorphism of the androgen receptor gene is associated with male pattern baldness. *J Invest Dermatol*, 2001. **116**(3): 452–5.

51. Hillmer AM et al., Genetic variation in the human androgen receptor gene is the major determinant of common early-onset androgenetic alopecia. *Am J Hum Genet*, 2005. **77**(1): 140–8.

52. Hamilton JB, Male hormone stimulation is a prerequisite and an incitant in common baldness. *Am J Anat*, 1942. **71**: 451.

53. Hamilton JB, The role of testosterone secretion as indicated by the effect of castration in man and by studies of pathological conditions and the short life-span associated with maleness. *Recent Prog Horm Res*, 1948. **3**: 257.

54. Simpson NB and Barth JH, Hair patterns: Hirsuties and androgenetic alopecia. In *Diseases of the Hair and Scalp*. 3 ed. Dawber R, Editor. 1997. Oxford: Blackwell Science Ltd. p. 101–21.

55. Severi G, Sinclair R, and Hopper JL, Androgenetic alopecia in men aged 40-69 years: Prevalence and risk factors. *Br J Dermatol*, 2003. **149**(6): 1207–13.

56. Sawaya ME, Androgen metabolism in androgenetic alopecia. In *Trichology. Diseases of the Pilosebaceous Follicle*. 1 ed. Camacho F and Montagna W, Editors. 1997. Madrid: Aula Medica Group. p. 317–23.

57. Zouboulis CC and Degitz K, Androgen action on human skin—From basic research to clinical significance. *Exp Dermatol*, 2004. **13**(Suppl 4): 5–10.

58. Fritsch M, Orfanos CE, and Zouboulis CC, Sebocytes are the key regulators of androgen homeostasis in human skin. *J Invest Dermatol*, 2001. **116**(5): 793–800.

59. Chen W, Thiboutot D, and Zouboulis CC, Cutaneous androgen metabolism: Basic research and clinical perspectives. *J Invest Dermatol*, 2002. **119**(5): 992–1007.

60. Courchay G, Boyera N, and Bernard BA, Messenger RNA expression of steroidogenesis enzyme subtypes in the human pilosebaceous unit. *Skin Pharmacol Physiol*, 1996. **9**(3): 169–76.

61. Itami S, Kurata S, and Takayasu S, 5Alphareductase activity in cultured human dermal papilla cells from beard compared with reticular dermal fibroblasts. *J Invest Dermatol*, 1990. **94**(1): 150–2.

62. Itami S, Kurata S, and Sonoda T, Mechanism of action of androgen in dermal papilla cells. *Ann N Y Acad Sci*, 1991. **642**: 385–95.

63. Harris G, Azzolina B, and Baginsky W, Identification and selective inhibition of an isozyme of steroid 5 alpha-reductase in human scalp. *Proc Natl Acad Sci U S A*, 1992. **89**(22): 1087–91.

64. Grino PB, Griffin JE, and Wilson JD, Testosterone at high concentrations interacts with the human androgen receptor similarly to dihydrotestosterone. *Endocrinology*, 1990. **126**(2): 1165–72.

65. Cunliffe WJ and Bottomley WW, Antiandrogens and acne. A topical approach? *Arch Dermatol*, 1992. **128**(9): 1261–4.

66. Cusan L, Dupont A, and Belanger A, Treatment of hirsutism with the pure antiandrogen flutamide. *J Am Acad Dermatol*, 1990. **23**(3 Pt 1): 462–9.

67. Vigersky RA, Mehlman I, and Glass AR, Treatment of hirsute women with cimetidine. *N Engl J Med*, 1980. **303**(18): 1042.

68. Kidwai BJ and George M, Hair loss with minoxidil withdrawal. *Lancet*, 1992. **340**(8819): 609–10.

69. Sawaya ME and Hordinsky MK, Advances in alopecia areata and androgenetic alopecia. *Adv Dermatol*, 1992. **7**: 211–26.

70. Cheung-Flynn J, Prapapanich V, and Cox MB, Physiological role for the cochaperone FKBP52 in androgen receptor signaling. *Mol Endocrinol*, 2005. **19**(6): 1654–66.

71. Hoffmann R, Male androgenetic alopecia. *Clin Exp Dermatol*, 2002. **27**(5): 373–82.

72. Hoffmann R, Androgenetische Alopezie. Der Hautarzt, 2004. **55**: 89–111.

73. Peleg S, Schrader WT, and O'Malley BW, Sulfhydryl group content of chicken progesterone receptor: Effect of oxidation on DNA binding activity. *Biochemistry*, 1988. **27**(1): 358–67.

74. Cumming DC, Yang JC, and Rebar RW, Treatment of hirsutism with spironolactone. *J Am Med Assoc*, 1982. **247**(9): 1295–8.

75. Frieden IJ and Price VH, Androgenetic alopecia. In *Pathogenesis of Skin Disease*. 1 ed. Thiers BH and Dobson RL, Editors. 1989. New York: Churchill Livingstone. p. 41–9.

76. Hatch R et al., Hirsutism: Implications, etiology, and management. *Am J Obstet Gynecol*, 1981. **140**(7): 815–30.

77. Vexiau P et al., Role of androgens in femalepattern androgenetic alopecia, either alone or associated with other symptoms of hyperandrogenism. *Arch Dermatol Res*, 2000. **292**(12): 598–604.

78. Kasick JM et al., Adrenal androgenic femalepattern alopecia: Sex hormones and the balding woman. *Cleve Clin Q*, 1983. **50**(2): 111–22.

79. Futterweit W et al., The prevalence of hyperandrogenism in 109 consecutive female patients with diffuse alopecia. *J Am Acad Dermatol*, 1988. **19**(5 Pt 1): 831–6.

80. Miller JA et al., Low sex-hormone binding globulin levels in young women with diffuse hair loss. *Br J Dermatol*, 1982. **106**(3): 331–6.

81. Montalto J et al., Plasma C19 steroid sulphate levels and indices of androgen bioavailability in female pattern androgenic alopecia. *Clin Endocrinol*, 1990. **32**(1): 1–12.

82. Giagulli VA et al., Precursors of plasma androstanediol- and androgen-glucuronides in women. *J Steroid Biochem*, 1989. **33**(5): 935–40.

83. Vermeulen A et al., Hormonal effects of an orally active 4-azasteroid inhibitor of 5 alphareductase in humans. *Prostate*, 1989. **14**(1): 45–53.

84. Gormley GJ et al., Effects of finasteride (MK-906), a 5 alpha-reductase inhibitor, on circulating androgens in male volunteers. *J Clin Endocrinol Metab*, 1990. **70**(4): 1136–41.

85. Herrera CRD et al., Baldness and coronary heart disease rates in men from the Framingham Study. *Am J Epidemiol*, 1995. **142**(8): 828–33.

86. Lotufo PA et al., Male pattern baldness and coronary heart disease: The Physicians' Health Study. *Arch Intern Med*, 2000. **160**(2): 165–71.

87. Matilainen VA, Makinen PK, and Keinanen-Kiukaanniemi SM, Early onset of androgenetic alopecia associated with early severe coronary heart disease: A population-based, case-control study. *J Cardiovasc Risk*, 2001. **8**(3): 147–51.

88. Matilainen V, Koskela P, and Keinanen-Kiukaanniemi SM, Early androgenetic alopecia as a marker of insulin resistance. *Lancet*, 2000. **356**(9236): 1165–6.

89. Hawk E, Breslow RA, and Graubard BI, Male pattern baldness and clinical prostate cancer in the epidemiologic follow-up of the First National Health and Nutrition Examination Survey. *Cancer Epidemiol Biomarkers Prev*, 2000. **9**: 523–7.

90. Giles GG et al., Androgenetic alopecia and prostate cancer: Findings from an Australian case-control study. *Cancer Epidemiol Biomarkers Prev*, 2002. **11**(6): 549–53.

91. Proctor PH, Hair-raising. The latest news on male-pattern baldness. *Adv Nurse Pract*, 1999. **7**(4): 39–42, 83.

92. Blumeyer A et al., Evidence-based (S3) guideline for the treatment of androgenetic alopecia in women and in men. *J Dtsch Dermatol Ges*, 2011. **9**(6 Suppl): S1–57.

93. Hamilton JB, Patterned loss of hair in man; types and

incidence. *P Ann NY Acad Sci*, 1951. **53**: 708–28.

94. Takashima I, Iju M, and Sudo M, Alopecia androgenetica—Its incidence in Japanese and associated conditions. In *Hair Research Status and Future Aspects*, Orfanos CE, Montagna W, and Stuttgen G, Editors. 1981. New York: Springer Verlag. p. 287–93.

95. Tang PH et al., A community study of male androgenetic alopecia in Bishan, Singapore. *Singapore Med J*, 2000. **41**(5): 202–5.

96. Paik JH et al., The prevalence and types of androgenetic alopecia in Korean men and women. *Br J Dermatol*, 2001. **145**(1): 95–9.

97. Pathomvanich D, Thienthaworn P, and Manoshai S, A random study of Asian male androgenetic alopecia in Bangkok, Thailand. *Dermatol Surg*, 2002. **28**(9): 804–7.

98. Setty LR, Hair pattern of the scalp of white and Negro males. *Am J Phys Anthropol*, 1970. **33**: 49–55.

99. Orfanos CE, Androgenetic alopecia: Clinical aspects and treatment. In *Hair and Hair Diseases*, Orfanos CE, Editor. 1990. Berlin: Springer-Verlag. p. 485–527.

100. Salamon T, Genetic factors in male pattern alopecia. In *Biopathology of Pattern Alopecia*, Baccaredda-Boy GMA and Frey JR, Editors. 1968. New York: Karger. p. 39–49.

101. Norwood OTT, Male-pattern baldness. Classification and incidence. *South Med J*, 1975. **68**: 1359–70.

102. Norwood OT and Lehr B, Female androgenetic alopecia: A separate entity. *Dermatol Surg*, 2000. **26**(7): 679–82.

103. Ebling FJ and Rook A, Male-pattern alopecia. In *Textbook of Dermatology*. 2 ed. Rook A, Wilkinson FS, and Ebling FJ, Editors. 1972. Oxford: Blackwell Science. p. 49–66.

104. Camacho F and Montagna W, Current concept and classification. Male androgenetic alopecia. In *Trichology*, Camacho F and Montagna W, Editors. 1997. Madrid: Aula Medica Group. p. 328–9.

105. Keene S and Goren A, Therapeutic hotline. Genetic variations in the androgen receptor gene and finasteride response in women with androgenetic alopecia mediated by epigenetics. *Dermatol Ther*, 2011. **24**(2): 296–300.

106. Kaufman KD, Androgen metabolism as it affects hair growth in androgenetic alopecia. *Dermatol Clin*, 1996. **14**(4): 697–711.

107. Kaufman KD, Olsen EA, and Whiting D, Finasteride in the treatment of men with androgenetic alopecia. Finasteride Male Pattern Hair Loss Study Group. *J Am Acad Dermatol*, 1998. **39**(4 Pt 1): 578–89.

108. Gormley GJ, Stoner E, and Bruskewitz RC, The effect of finasteride in men with benign prostatic hyperplasia. The Finasteride Study Group [see comments]. *New Engl J Med*, 1992. **327**(17): 1185–91.

109. Stoner E, The clinical development of a 5 alpha-reductase inhibitor, finasteride. *J Steroid Biochem Mol Biol*, 1990. **37**(3): 375–8.

110. Drake L, Hordinsky M, and Fiedler V, The effects of finasteride on scalp skin and serum androgen levels in men with androgenetic alopecia. *J Am Acad Dermatol*, 1999. **41**(4): 550–4.

111. Roberts J, Clinical dose ranging studies with finasteride, a type 2 5alpha reductase inhibitor in men with male pattern hair loss. *J Am Acad Dermatol*, 1999. **41**(4): 555–63.

112. Sawaya ME, Novel agents for the treatment of alopecia. *Semin Cutan Med Surg*, 1998. **17**(4): 276–83.

113. Monography CPA, Minoxidil and finasteride. In *Compendium of Pharmaceuticals and Specialties* (CPS). 34 ed. 1999. Ottawa.

114. Leyden J, Dunlap F, and Miller B, Finasteride in the treatment of men with frontal male pattern hair loss [see comments]. *J Am Acad Dermatol*, 1999. **40**(6 Pt 1): 930–7.

115. Gupta AK and Charrette A, The efficacy and safety of 5α-reductase inhibitors in androgenetic alopecia: A network meta-analysis and benefit-risk assessment of finasteride and dutasteride. *J Dermatolog Treat*, 2014. **25**(2): 156–61.

116. Mella JM et al., Efficacy and safety of finasteride therapy for androgenetic alopecia: A systematic review. *Arch Dermatol*, 2010. **146**: 1141–50.

117. Price VH, Treatment of hair loss. *New Engl J Med*, 1999. **341**(13): 964–73.

118. Overstreet JW, Fuh VL, and Gould J, Chronic treatment with finasteride daily does not affect spermatogenesis or semen production in young men. *J Urol*, 1999. **162**(4): 1295–300.

119. Tu HY and Zini A, Finasteride-induced secondary infertility associated with sperm DNA damage. *Fertil Steril*, 2011. **95**(2125): e13–4.

120. Chiba K et al., Finasteride-associated male infertility. *Fertil Steril*, 2011. **95**(1786): e9–11.

121. Collodel G, Scapigliati G, and Moretti E, Spermatozoa and chronic treatment with finasteride: A TEM and FISH study. *Arch Androl*, 2007. **53**: 229–33.

122. Mysore V, Finasteride and sexual side effects. *Indian Dermatol Online J*, 2012. **3**(1): 62–5.

123. Matzkin H, Barak M, and Braf Z, Effect of finasteride on free and total serum prostate-specific antigen in men with benign prostatic hyperplasia. *Br J Urol*, 1996. **78**(3): 405–8.

124. Irwig MS and Kolukula S, Persistent sexual side effects of finasteride for male pattern hair loss. *J Sex Med*, 2011. **8**: 1747–53.

125. Traish AM et al., Adverse side effects of 5α-reductase inhibitors therapy: Persistent diminished libido and erectile dysfunction and depression in a subset of patients. *J Sex Med*, 2011. **8**: 872–84.

126. Ganzer CA, Jacobs AR, and Iqbal F, Persistent sexual, emotional, and cognitive impairment post finasteride: A survey of men reporting symptoms. *Am J Mens Health*, 2014. Jun 13. pii: 1557988314538445. [Epub ahead of print].

127. Baden HP and Kubilus J, Effect of minoxidil on cultured keratinocytes. *J Invest Dermatol*, 1983. **81**(6): 558–60.

128. Cohen RL et al., Direct effects of minoxidil on epidermal cells in culture. *J Invest Dermatol*, 1984. **82**(1): 90–3.

129. Kurata S, Uno H, and Allen-Hoffmann BL, Effects of hypertrichotic agents on follicular and nonfollicular cells in vitro. *Skin Pharmacol Physiol*, 1996. **9**(1): 3–8.

130. Goren A et al., Clinical utility and validity of minoxidil response testing in androgenetic alopecia. *Dermatol Ther*, 2014. Aug 12. doi: 10.1111/dth.12164. [Epub ahead of print].

131. Goren A et al., Novel enzymatic assay predicts minoxidil response in the treatment of androgenetic alopecia. *Dermatol Ther*, 2014. **27**(3): 171–3.

132. Mirmirani P et al., Similar response patterns to 5% topical minoxidil foam in frontal and vertex scalp of men with androgenetic alopecia: A microarray analysis. *Br J Dermatol*, 2014. Sep 10. doi: 10.1111/bjd.13399. [Epub ahead of print].

133. Jung JY et al., Effect of dutasteride 0.5 mg/d in men with androgenetic alopecia recalcitrant to finasteride. *Int J Dermatol*, 2014. Jun 5. doi: 10.1111/ijd.12060. [Epub ahead of print].

134. Wu XJ et al., Dutasteride on benign prostatic hyperplasia: A meta-analysis on randomized clinical trials in 6460 patients. *Urology*, 2014. **83**(3): 539–43.

135. Amory JK et al., The effect of 5alphareductase inhibition with dutasteride and finasteride on semen parameters and serum hormones in healthy men. *J Clin Endocrinol Metab*, 2007. **92**(5): 1659–65.

136. Bird ST et al., Male breast cancer and 5α-reductase inhibitors finasteride and dutasteride. *J Urol*, 2013. **190**(5): 1811–4.

137. Beer KR et al., Treatment of eyebrow hypotrichosis using bimatoprost: A randomized, double-blind, vehicle-controlled pilot study. *Dermatol Surg*, 2013. **39**(7): 1079–87.

138. Blume-Peytavi U et al., A randomized double-blind placebo-controlled pilot study to assess the efficacy of a 24-week

topical treatment by latanoprost 0.1% on hair growth and pigmentation in healthy volunteers with androgenetic alopecia. *J Am Acad Dermatol*, 2012. **66**(5): 794–800.

139. Levy LL and Emer JJ, Female pattern alopecia: Current perspectives. *Int J Womens Health*, 2013. **5**: 541–56.

140. Piérard-Franchimont C et al., Ketoconazole shampoo: Effect of long-term use in androgenic alopecia. *Dermatology*, 1998. **196**(4): 474–7.

141. Debruyne FM and Witjes FA, Ketoconazole high dose (HD) in the management of hormonally pretreated patients with progressive metastatic prostate cancer. *Prog Clin Biol Res*, 1987. **243A**: 301–13.

142. Khandpur S, Suman M, and Reddy BS, Comparative efficacy of various treatment regimens for androgenetic alopecia in men. *J Dermatol*, 2002. **29**(8): 489–98.

143. Bernstein EF, Hair growth induced by diode laser treatment. *Dermatol Surg*, 2005. **31**(5): 584–6.

144. Rangwala S and Rashid RM, Alopecia: A review of laser and light therapies. *Dermatol Online J*, 2012. **18**(2): 3.

145. Munck A, Gavazzoni MF, and Trüeb RM, Use of low-level laser therapy as monotherapy or concomitant therapy for male and female androgenetic alopecia. *Int J Trichology*, 2014. **6**(2): 45–9.

146. Olsen EA, Pattern hair loss in men and women. In *Disorders of Hair Growth. Diagnosis and Treatment*. 2 ed. Olsen EA, Editor. 2003. Barcelona: McGraw-Hill Companies, Inc. p. 321–62.

147. Tosti A, Iorizzo M, and Piraccini BM, Androgenetic alopecia in children: Report of 20 cases. *Br J Dermatol*, 2005. **152**(3): 556–9.

148. Birch MP, Lalla SC, and Messenger AG, Female pattern hair loss. *Clin Exp Dermatol*, 2002. **27**(5): 383–8.

149. Ludwig E, Classification of the types of androgenetic alopecia (common baldness) occurring in the female sex. *Br J Dermatol*, 1977. **97**(3): 247–54.

150. Venning VA and Dawber RP, Patterned androgenic alopecia in women. *J Am Acad Dermatol*, 1988. **18**(5 Pt 1): 1073–7.

151. Olsen EA, Female pattern hair loss. *J Am Acad Dermatol*, 2001. **45**(3 Suppl): S70–80.

152. Shapiro J, Clinical practice. Hair loss in women. *N Engl J Med*, 2007. **357**(16): 1620–30.

153. DeVillez RL et al., Androgenetic alopecia in the female. Treatment with 2% topical minoxidil solution. *Arch Dermatol*, 1994. **130**(3): 303–7.

154. Whiting DA and Jacobson C, Treatment of female androgenetic alopecia with minoxidil 2%. *Int J Dermatol*, 1992. **31**(11): 800–4.

155. Blume-Peytavi U et al., A randomized, single-blind trial of 5% minoxidil foam once daily versus 2% minoxidil solution twice daily in the treatment of androgenetic alopecia in women. *J Am Acad Dermatol*, 2011. **65**(6): 1126–34.

156. Lucky AW et al., A randomized, placebo-controlled trial of 5% and 2% topical minoxidil solutions in the treatment of female pattern hair loss. *J Am Acad Dermatol*, 2004. **50**(4): 541–53.

157. Clissold SP and Heel RC, Topical minoxidil. A preliminary review of its pharmacodynamic properties and therapeutic efficacy in alopecia areata and alopecia androgenetica. *Drugs*, 1987. **33**(2): 107–22.

158. Stern RS, Topical minoxidil. A survey of use and complications. *Arch Dermatol*, 1987. **123**(1): 62–5.

159. Rietschel RL and Duncan SH, Safety and efficacy of topical minoxidil in the management of androgenetic alopecia. *J Am Acad Dermatol*, 1987. **16**(3 Pt 2): 677–85.

160. Price VH et al., Lack of efficacy of finasteride in postmenopausal women with androgenetic alopecia. *J Am Acad Dermatol*, 2000. **43**(5 Pt 1): 768–76.

161. Camacho FM, SAHA syndrome: Female androgenetic alopecia and hirsutism. *Exp Dermatol*, 1999. **8**(4): 304–5.

162. Thai KE and Sinclair RD, Finasteride for female androgenetic alopecia. *Br J Dermatol*, 2002. **147**(4): 812–3.

163. Trüeb RM, Finasteride treatment of patterned hair loss in normoandrogenic postmenopausal women. Swiss Trichology Study Group. *Dermatology*, 2004. **209**(3): 202–7.

164. Iorizzo M et al., Finasteride treatment of female pattern hair loss. *Arch Dermatol*, 2006. **142**(3): 298–302.

165. Camacho-Martinez FM, Hair loss in women. *Semin Cutan Med Surg*, 2009. **28**(1): 19–32.

166. Stout SM and Stumpf JL, Finasteride treatment of hair loss in women. *Ann Pharmacother*, 2010. **44**(6): 1090–7.

167. Shapiro J and Price VH, Hair regrowth. Therapeutic agents. *Dermatol Clin*, 1998. **16**(2): 341–56.

168. Roehrborn CG et al., Efficacy and safety of a dual inhibitor of 5-alpha-reductase types 1 and 2 (dutasteride) in men with benign prostatic hyperplasia. *Urology*, 2002. **60**(3): 434–41.

169. Olszewska M and Rudnicka L, Effective treatment of female androgenic alopecia with dutasteride. *J Drugs Dermatol*, 2005. **4**(5): 637–40.

170. Moftah N et al., Mesotherapy using dutasteride-containing preparation in treatment of female pattern hair loss: Photographic, morphometric and ultrastructural evaluation. *J Eur Acad Dermatol Venereol*, 2013. **27**(6): 686–93.

171. Carmina E and Lobo RA, Treatment of hyperandrogenic alopecia in women. *Fertil Steril*, 2003. **79**(1): 91–5.

172. Karrer-Voegeli S et al., Androgen dependence of hirsutism, acne, and alopecia in women: Retrospective analysis of 228 patients investigated for hyperandrogenism. *Medicine (Baltimore)*, 2009. **88**(1): 32–45.

173. Sinclair R, Wewerinke M, and Jolley D, Treatment of female pattern hair loss with oral antiandrogens. *Br J Dermatol*, 2005. **152**(3): 466–73.

174. Vexiau P et al., Effects of minoxidil 2% vs. cyproterone acetate treatment on female androgenetic alopecia: A controlled, 12-month randomized trial. *Br J Dermatol*, 2002. **146**(6): 992–9.

175. Rathnayake D and Sinclair R, Use of spironolactone in dermatology. *Skinmed*, 2010. **8**(6): 328–32.

176. Shapiro J and Price VH, Hair regrowth. Therapeutic agents. *Dermatol Clin*, 1998. **16**(2): 341–56.

177. Orfanos CE and Vogels L, Local therapy of androgenetic alopecia with 17 alpha-estradiol. A controlled, randomized doubleblind study (author's transl). *Dermatologica*, 1980. **161**(2): 124–32.

178. Hoffmann R et al., 17Alpha-estradiol induces aromatase activity in intact human anagen hair follicles ex vivo. *Exp Dermatol*, 2002. **11**(4): 376–80.

179. Niiyama S, Happle R, and Hoffmann R, Influence of estrogens on the androgen metabolism in different subunits of human hair follicles. *Eur J Dermatol*, 2001. **11**(3): 195–8.

180. Kim JH et al., The efficacy and safety of 17α-estradiol (Ell-Cranell® alpha 0.025%) solution on female pattern hair loss: Single center, open-label, non-comparative, phase IV study. *Ann Dermatol*, 2012. **24**(3): 295–305.

181. Rossi A et al., Aromatase inhibitors induce "male pattern hair loss" in women? *Ann Oncol*, 2013. **24**(6): 1710–1.

182. Emer JJ, Stevenson ML, and Markowitz O, Novel treatment of female-pattern androgenetic alopecia with injected bimatoprost 0.03% solution. *J Drugs Dermatol*, 2011. **10**(7): 795–8.

183. Whiting DA, Scalp biopsy as a diagnostic tool in androgenetic alopecia. *Dermatol Ther*, 1998. **8**: 24–33.

184. Whiting DA, Diagnostic and predictive value of horizontal sections of scalp biopsy specimens in male pattern androgenetic alopecia. *J Am Acad Dermatol*, 1993. **28**(5 Pt 1): 755–63.

185. Headington JT, Transverse microscopic anatomy of the human scalp. A basis for a morphometric approach to disorders of the hair follicle. *Arch Dermatol*, 1984. **120**(4): 449–56.

3 休止期脱发：发病机制、临床表现、诊断和治疗

在毛发门诊中，最常见的女性脱发诊断是休止期脱发（telogen effluvium，TE）和女性型秃发。TE 是由于毛囊（大于 20%）提前同步进入休止期而导致的头发突然脱落。正常情况下，毛囊主要处于生长期，因此有一个较长的生长周期，当出现诱发因素后，毛囊会提前进入休止期并在 2~3 个月后出现脱发。与男性相比，TE 更多见于女性。TE 可由多种诱发因素和系统性紊乱引起，如发热、分娩、激进的节食、甲状腺功能异常、铁缺乏、持续时间较久的麻醉、慢性疾病和心理压力 / 创伤。

Headington 将 TE 分为 5 种功能型[1]。

（1）即刻生长期脱出。

（2）延迟生长期脱出。

（3）生长期缩短。

（4）即刻休止期脱出。

（5）延迟休止期脱出。

即刻生长期脱出（immediate anagen release，IAR）这种 TE 在触发诱因后，毛囊生长期提前结束，通过终毛发生分化和凋亡诱导毛囊进入退行期，而毛囊的退行期和休止期依旧遵循其自然进程。在出现诱发因素 3~4 个月后，退行期和生长期完全结束，脱发才开始变得明显。这种 TE 通常由高热、激进的节食、甲状腺功能异常、手术和药物所引起。

延迟生长期脱出（delayed anagen release，DAR）指毛囊的生长期延长，随后同步向退行期和休止期转换。妊娠中期、妊娠晚期或使用生发剂（如米诺地尔等）可导致毛囊生长期延长。当诱导生长期延长的因素减弱（分娩后或停用生发剂后），大量的毛囊会先后进入退行期和休止期。与 IAR 相同，DAR 的退行期和休止期也遵循自然进程，并且在去除毛囊生长期延长的诱因后 3~4 个月开始脱发。

生长期缩短（short anagen，SA）的特征是持续地轻度脱落较短的毛发。推测可能存在 SA 综合征。已发现牙发育不良和遗传性少毛症患者可伴有 SA[2-5]。

即刻休止期脱出（immediate telogen release，ITR）可被视为提前进入空毛囊期和休止期缩短。例如在开始外用米诺地尔后会出现这种现象[6]。

延迟休止期脱出（delayed telogen release，DTR）是在哺乳动物中观察到的一种现象，在寒冷季节，它们的毛囊休止期会延长并且它们会在春季脱去冬毛。尽管人类的毛囊生长周期不同步，但气候和季节变化也可能导致休止期延长，一旦气候条件发生变化，毛发就会脱落[1]。

生长期脱发

生长期脱发是毛母质细胞失调的结果。触

发诱因后毛囊生长期中断，并在第 7~14 天毛发直接脱落而非进入退行期或休止期。生长期脱发有 2 种不同类型。

（1）营养不良性生长期脱发，可能由化疗、放疗、毒物或斑秃引起。通过拉发试验或毛发镜提取毛囊并在显微镜下观察毛球时，可以见到呈锥形的毛发末端，这是脆弱的发干在靠近毛球上方断裂所形成的（营养不良性毛发）[7]。

（2）急性生长期脱发，特征是轻拉生长期毛发时毛发很容易脱落。生长期的毛发具有扫帚状、富含色素的毛球。在生长期毛发松动综合征（一种发生于儿童期或与艾滋病相关的毛发疾病）中，拔出的生长期毛发没有内、外毛根鞘[8]。在欧洲文献中，这种表现被称为发育不良性生长期毛发。在所有不同程度的生长期脱发中均可见到具有内、外毛根鞘的外观正常的生长期毛发，尤其是在具有表皮下或表皮内水疱的头皮大疱性皮肤病中。

一旦去除诱发因素，毛发通常会在约 120 天后重新生长。已经有化疗后出现毛发不完全恢复的多个病例的报道[7]。

应建议患者使用假发和其他形式的装饰。

急性休止期脱发

发病机制

急性 TE 的致病因素有许多。

甲状腺功能异常

甲状腺功能减退的程度和持续时间与脱发的严重程度之间没有一致的相关性[9]。弥漫性脱发有时可能是甲状腺功能减退的第一个或唯一的皮肤表征[10]。询问详细病史（如体重增加情况、耐寒能力和摄入能量水平）非常重要。甲状腺素替代治疗往往有效，除非脱发病程较长且有些毛囊已经萎缩[11]。严重的甲状腺毒症也可能引起全头皮弥漫性脱发[12]。

铁缺乏

据报道，多达 72% 弥漫性脱发的女性存在铁缺乏（伴或不伴有贫血）[13]。Hard[14] 发现即使没有贫血，也会出现铁缺乏。由于雄激素性脱发（AGA）和铁缺乏都是女性常见的疾病，因此两者经常同时发生。铁缺乏导致的 TE 可能会暴露出潜在的 AGA[15]。表 3.1 列举了可能引起铁缺乏的病因。

表 3.1　引起铁缺乏的病因

铁摄入量减少	铁吸收减少	铁的需求增加
饮食中缺乏铁源 • 过度节食 • 不均衡的素食或纯素食饮食	• 胃肠道疾病 • 摄入过量抑酸剂 • 遗传性铁吸收迟缓	• 妊娠 • 失血（月经量大、频繁献血） • 胃肠道疾病 • 寄生虫感染（钩虫感染） • 生长发育过快

发热

发热可引起毛囊生长期急性停滞，8~16 周后出现大量脱发。脱发可能非常严重，但绝不会引起全头秃发；通常受 IAR 影响的毛囊比例不超过 30%，发热引起的 TE 通常完全可逆。

发热会导致对代谢的需求增加，可能使快速增殖的毛母质细胞的正常增殖能力减弱 [16]。内源性致热原如 α 干扰素和 γ 干扰素会减缓毛母质细胞增殖 [16]。α 干扰素和 γ 干扰素可减少上皮增生并直接影响毛母质细胞 [17,18]。

产后

妊娠期毛囊的生长期会延长，因此妊娠期生长期毛发的比例会从最初 3 个月的 84% 增加到最后 3 个月的 94% [19,20]。根据 Headington [1] 的描述，分娩后会出现 DAR，但不是所有毛囊都会受到影响，因此绝不会出现全头秃发。产后 1~4 个月可能出现脱发加重并持续数月之久 [21,22]。一些因素如生理性疾病、心理创伤、失血和低蛋白血症会加重脱发。除非伴有潜在的 AGA，否则产后 TE 通常会在 4~12 个月内自愈，治疗可以在哺乳期结束后进行 [9,22]（图 3.1）。

大型手术和长时间麻醉

失血和长时间麻醉可能导致 TE [23,24]（图 3.2）。Desai 和 Roaf 报告了一名接受长时间手术的患者术后出现 TE，不过脱落的毛发在 4 个月后再生 [25]。这与术中局部压迫导致的斑片状脱发明显不同 [26]。

恶性疾病、肾衰竭、肝病和营养吸收障碍

多种系统性疾病可引起 TE。霍奇金淋巴瘤可能以 TE 为首发症状 [27]，这种脱发也被称为"恶性休止期脱发" [23]。慢性肾病患者的毛发可能会变得干燥、脆弱和稀疏，一些患者可能会出现头发脱落、体毛（包括阴毛或腋毛）稀疏 [28,29]。

弥漫性脱发被认为与肝病有关。Zaun 研究了 53 名患有肝炎、肝硬化或脂肪肝的患者 [30]。他发现 34 名患者的休止期毛发数量增加，11 名患者出现明显脱发。肝脏是氨基酸相互转化的主要场所，故推论胱氨酸和蛋氨酸在肝脏中的代谢紊乱可能与脱发有关 [30]。

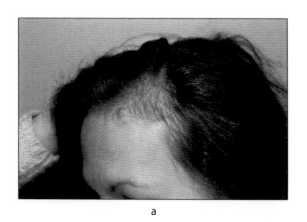
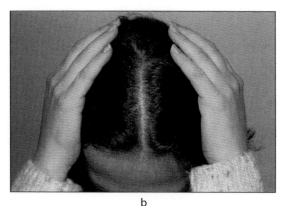

a   b

图 3.1　30 岁女性患者在生产 6 周后开始出现突发性弥漫性脱发，并持续 1 个月。a. 侧面观，额颞叶毛发变稀疏。b. 顶面观，可见中央发缝变宽

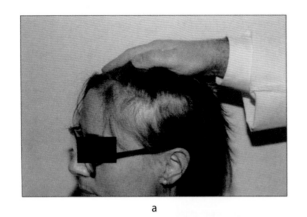
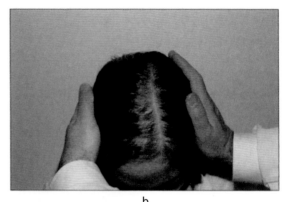

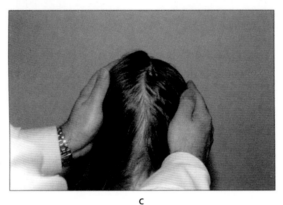

图 3.2　35 岁女性，肠道手术后 8 周突然出现为期 6 周的弥漫性脱发。a. 侧面观，毛发明显变稀疏。b. 顶面观，头皮中央毛发变稀疏。c. 枕部可见发缝明显变宽

当毛发稀疏伴有生长缓慢、慢性频繁腹泻、面色苍白和大量粪便时，应检查是否有营养吸收功能障碍[9]。脱发可能与炎性肠病有关，尤其是克罗恩病[31]。

过度节食 / 低蛋白血症

原发性蛋白质营养不良在发展中国家最为常见。2012 年，发展中国家约有 17%（即9700 万）的 5 岁以下儿童体重不足（世界卫生组织全球卫生观察站，2012）。在儿童中有2 种蛋白质营养不良的类型。恶性营养不良（Kwashiorkor 氏病）是一种严重的蛋白质 - 能量摄入营养不良，其特征为水肿、易怒、厌食、溃疡性皮肤病、毛发稀疏且色素脱失以及

伴有脂肪浸润的肝脏肿大。消瘦症是指由于全身皮下脂肪和肌肉流失而导致体重极度减轻和消瘦。蛋白质营养不良的典型皮肤和毛发变化包括鳞屑性干燥皮肤、毛发色素改变、发量减少以及脱发[8]。

由不健康节食引起的营养不良和极低能量饮食（每天摄入的能量 <4.2 kJ）引起的体重快速下降，通常会立即导致毛发生长期停滞，随后出现 TE。神经性厌食症和神经性贪食症等饮食失调并不少见，肥胖的青少年有时会强迫自己吃缺乏蛋白质的沙拉和水果，这也会导致脱发。Rooth 和 Carlstrom 发现 20 名肥胖者每天仅摄取 0.8 kJ 来节食或完全禁食后出现脱发、水肿和虚弱。这些症状可以通过添加少量

蛋白质来改善[32]。

维生素 D 缺乏

1,25- 二羟基维生素 D_3 和维生素 D 受体（vitamin D receptor，VDR）参与调节皮肤的生理功能。通过研究体外培养的角质形成细胞、人工皮肤和转基因小鼠模型，以及观察佝偻病患者均证实这个调节途径在表皮增殖和分化及毛囊生长周期中都发挥着重要作用[15, 33-35]。目前尚无循证数据支持通过补充维生素 D 来治疗各种类型的脱发，但由于维生素 D 缺乏可能导致 TE 的发生，因此应该检查每位弥漫性脱发患者的维生素 D 的血清水平，如果其低于正常则应补充维生素 D。

维生素 A 过多

维生素 A 过多指每日维生素 A 的摄入量超过 50 000 IE，这可导致弥漫性 TE。维生素 A 类药物（异维 A 酸和阿维 A 酸）的副作用也可被视为类似效应[8]。

锌缺乏

锌是许多酶系统（包括 DNA 聚合酶和 RNA 聚合酶）的必要因子[8,36]。继发性锌缺乏可引起脂溢性皮炎样的皮肤变化。重症患者可能会出现继发性肠病性肢端皮炎，其特征是口周和肢端糜烂性皮炎、脱发和腹泻[37]。

铜缺乏

遗传性铜吸收障碍将导致 Menkes 综合征（也称卷发病、毛发灰质营养不良）。获得性铜缺乏很罕见，可出现于接受肠外营养的患者中。铜缺乏可导致贫血、白细胞减少和毛干色素减退[8,38]。

硒

硒蛋白（以硒代半胱氨酸形式存在的含硒蛋白质）是皮肤中不可或缺的抗氧化剂，并对角质形成细胞的生长和活性具有重要作用。硒蛋白缺乏可导致毛囊生长周期紊乱，而硒水平过高（硒中毒）的患者也会出现脱发[39]。

必需脂肪酸（维生素 F）缺乏

必需脂肪酸缺乏见于胆道闭锁患儿。维生素 F 缺乏可能导致头皮和眉部的湿疹样皮炎以及 TE[8, 40]。

心理压力、急性焦虑和抑郁

人们普遍认为心理压力是脱发的原因之一[16]。急性焦虑、生活中的创伤性事件或抑郁可能导致 TE[23]。有文献提出精神性 TE 的概念[16, 41, 42]。

药物性脱发

将在第 4 章中详细讨论。

临床特征

TE 多见于女性。患者主诉为毛发突然脱落、毛发密度降低、马尾辫直径减小，以及毛发稀疏，尤其以颞部最明显（图 3.3）。这些女性患者通常会提着"一袋子毛发"就诊，她们会将每天或数天内收集到的脱落的毛发放入袋子中（图 3.4）。TE 的女性患者每日脱发量可超过 300 根。

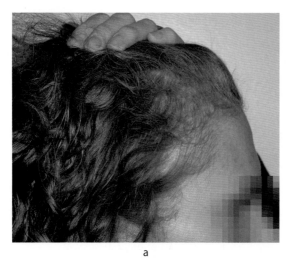

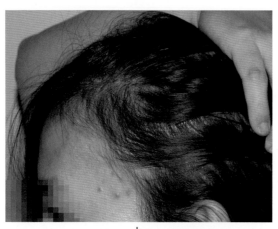

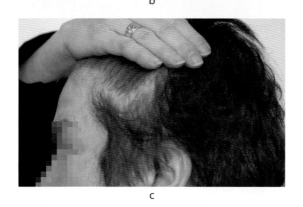

图 3.3　a. 31 岁女性患者,过度节食后 2 个月出现急性 TE。b. 23 岁女性患者,铁缺乏。c. 57 岁女性患者,手术后 3 个月出现 TE。注意这 3 个患者颞部的毛发都明显稀疏

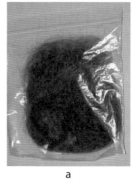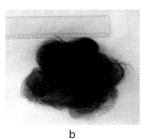

图 3.4　a. 收集了过去 14 天内脱落的"一袋子毛发"。b. 一名因大量化学清洁剂导致中毒的患者收集了 20 多天内掉落的毛发

原因可能烦琐且耗时。完整的脱发史、全身系统疾病回顾、用药史、营养补充剂和化学品的使用情况、饮食习惯、近期疾病史、脱发家族史、月经和生育史、毛发护理习惯、接触性过敏史以及心理压力的评估,对于寻找 TE 的病因至关重要[16]。

对整个头皮进行临床检查和拉发试验在诊断 TE 时至关重要。毛发检查可见到毛发密度正常、弥漫性毛发稀疏或颞部出现明显的毛发稀疏。通常整个头皮的拉发试验均呈阳性,但有时仅在枕部呈阳性。如果发现粗的、尖端呈锥形的终毛再生,并且拉发试验呈阴性,则提示 TE 可能已经好转。头皮病理活检有助于确诊并与其他伴随的毛发疾病进行鉴别。建议完善铁蛋白和促甲状腺激素的实验室检查,因为铁缺乏和甲状腺功能减退是女性 TE 最常见的代谢原因。也可以考虑检查维生素 D、维生素 B_{12}、硒和锌的水平。

诊断

根据患者的病史可做出 TE 的诊断。可能导致 TE 的诱因非常多,因此确定引起 TE 的

治疗

治疗 TE 的重点是要去除诱因。如果铁蛋白水平低于 70 ng/ml 则建议补铁[43]。交界性

甲状腺功能减退症很难辨别。出现脱发、抑郁、缺乏活力、精神疲劳、怕冷、体重增加和（或）便秘的患者可能患有甲状腺功能减退症。促甲状腺激素水平会有波动但通常会升高，并伴有甲状腺激素水平正常或降低。一旦怀疑甲状腺功能异常，则应由内分泌科医生对患者进行密切随访。

TE 女性患者最担心的通常是完全秃发。因此有必要向患者保证 TE 不会导致完全秃发，毛发再生预后通常非常好，而且在去除诱发因素后 6 个月后毛发可重新生长出来。

2% 或 5% 米诺地尔外用（每次 1 ml，每日 2 次）对 TE 是有益的，尤其适用于由于诱发因素不明而导致长期脱发的女性，或者与药物相关但无法中断药物治疗的脱发患者。

慢性休止期脱发

在皮肤科临床中经常会遇到病因不明的慢性弥漫性脱发的女性患者。Guy 等在 1959 年 [44] 首次描述了女性弥漫性周期性脱发。他们描述了一种"并不罕见的情况"，表现为没有明显原因的、持续数周的暂时性脱发。患者通常是"精力充沛、健康的女性"，其症状表现为周期性且可逆的弥漫性脱发。他们认为这是一种生理现象。Whiting 还为此提出一个新术语：慢性休止期脱发（chronic telogen effluvium，CTE）[45]。CTE 的定义是整个头皮上的毛发明显脱落超过 6 个月。患有这种类型脱发的女性常常感到苦恼，并希望为自己的问题找到一个令人满意的解释。

发病机制

CTE 是一种没有明显诱发因素却造成整个头皮弥漫性脱发的状态 [45, 46]。诱发因素包括持续暴露于不同的应激源（药物、内分泌或营养失调、慢性感染、胶原病或恶性疾病）[8]。它通常影响 30~60 岁的女性，脱发前她们通常有满头的茂密毛发。有 30% 的 CTE 找不到潜在病因 [8]。

临床特征

CTE 患者表现为持续且大量的脱发，通常发病很突然且伴或不伴有确定的诱发因素，在脱发早期通常为中度至重度的脱发。CTE 往往在多年内呈现波动趋势，表现为女性休止期脱发加重、弥漫性（通常整个头皮）毛发稀疏变薄、马尾辫直径减小、发缝呈中度增宽，有时还会出现明显的双颞部毛发后移。毛发非连续性稀疏变薄与它带来的强烈负面情绪形成鲜明对比，这可能需要与精神性假性脱发鉴别。

由于毛囊生长周期同步化，CTE 的脱发量大于 AGA 脱发量，然而毛发微小化不是本病的特征。CTE 与 AGA 和（或）精神性假性脱发重叠并不罕见。多数患者的伴随症状是头皮感觉迟钝或疼痛（头皮感觉异常），与其说与脱发有关，更多地可能是与情绪不安有关。

诊断

与急性 TE 一样，基于患者的病史、全头皮检查和拉发试验可做出诊断。皮肤镜显像视频测量毛发密度和直径通常是正常的。头皮病理活检显示休止期毛发比例增加（图3.5）。一些CTE的实验室检查常发现铁蛋白水平低于正常（男性的参考范围25~30 µg/L）[47]。大多数铁蛋白检查中男女的正常水平是不同的，通常女性的正常参考值更低，这是因为大量经期的女性被纳入正常对照组中。Van Neste和Rushton认为，将正常铁蛋白水平提高到男性水平的下限，在一定程度上可以校正这个问题[47]。这些作者还认为，要维持生长期毛囊与休止期毛囊9∶1的正常比例，血红蛋白水平应该要高于男性最低范围（大于13 g/dl）。

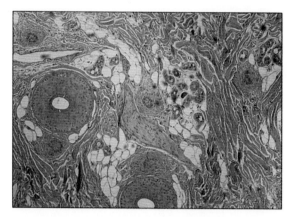

图3.5　慢性休止期脱发的组织病理横切面上可见较高比例的休止期毛发（由 Magdalena Martinka 博士提供）

治疗

患者往往被持续脱发所困扰，并且担心完全秃发。因此有必要反复保证CTE不会导致完全秃发。从长远来看CTE似乎是自限性的，且CTE通常可逆。然而对于具有AGA遗传倾向的女性，CTE可能会暴露她们的AGA问题，并且毛发不一定能恢复至以前的密度。

一般不建议使用营养补充剂（需补充铁剂时除外）。有证据表明服用过量和不必要的营养补充剂反而还会诱发TE[47]。例如，补充剂中含有大量的锌（大于25 mg/d）可能会对铁的吸收产生不利影响[47]。

我们处理CTE的方法如下：①通过4 mm环钻头皮病理活检确定诊断（见图3.5）；②确保已经排除TE的所有潜在原因；③补充铁蛋白水平至大于30 µg/L，患者应每4~6个月监测一次铁蛋白水平，直到其达到阈值水平；④每日2次外用5%米诺地尔溶液或泡沫剂。我们发现外用米诺地尔溶液或泡沫剂有利于维持毛发生长期，并促进毛发从休止期向生长期转化。

必须告知患者外用米诺地尔溶液或泡沫剂的初期脱发可能会加重，因为必须暂时脱掉更多的休止期毛发才能增加生长期毛发的比例。我们认为针对铁蛋白水平偏低的经期女性，补充铁蛋白使其达正常水平后，似乎可以最大限度地提高外用米诺地尔时毛发生长的潜力。然而，还需要更多双盲、安慰剂对照研究来进一步分析单一或联合补充铁剂和外用米诺地尔溶液或泡沫剂治疗CTE的益处。

（段晓涵　译，张舒　校）

参考文献

1. Headington JT, Telogen effluvium. New concepts and review. *Arch Dermatol*, 1993. **129**(3): 356–63.
2. Giannotti A et al., Sporadic trichodental dysplasia with microcephaly and mental retardation. *Clin Dysmorphol*, 1995. **4**(4): 334–7.
3. Montalvan E et al., Trichodental dysplasia: A rare syndrome with distinct dental findings. *Pediatr Dent*, 2006. **28**(4): 345–9.
4. Barraud-Klenovsek MM and Trüeb RM, Congenital hypotrichosis due to short anagen. *Br J Dermatol*, 2000. **143**(3): 612–7.
5. Trüeb RM, Idiopathic chronic telogen effluvium in the woman. *Hautarzt*, 2000. **51**(12): 899–905.

6. Bamford JT, A falling out following minoxidil: Telogen effluvium. *J Am Acad Dermatol*, 1987. **16**(1 Pt 1): 144–6.

7. Sinclair R, Grossman KL, and Kvedar JC, Anagen hair loss. In *Disorders of Hair Growth – Diagnosis and Treatment*, Olsen EA, Editor. 2003. Madrid: McGraw Companies. p. 275–302.

8. Trüeb RM, Krankheitsbilder – Haarausfall als störung des haarzyklus. In *Haare – Praxis der Trichologie*, Trüeb RM, Editor. 2003. Darmstadt: Steinkopff Verlag. p. 184–208.

9. Rook A, Diffuse alopecia: Endocrine, metabolic and chemical influences on the follicular cycle. In *Diseases of the Hair and Scalp*, Dawber R, Editor. 1991. Oxford: Blackwell Scientific Publications. p. 136–66.

10. Jain VK, Kataria U, and Dayal S, Study of diffuse alopecia in females. *Indian J Dermatol Venereol Leprol*, 2000. **66**(2): 65–8.

11. Freinkel RK and Freinkel N, Hair growth and alopecia in hypothyroidism. *Arch Dermatol*, 1972. **106**(3): 349–52.

12. Williams R, Thyroid and adrenal interrelations with special reference to hypotrichosis and axillairis in thyrotoxicosis. *J Clin Endocrinol Metab*, 1947. **7**: 52.

13. Rushton DH et al., Biochemical and trichological characterization of diffuse alopecia in women. *Br J Dermatol*, 1990. **123**(2): 187–97.

14. Hard S, Non-anemic iron deficiency as an etiologic factor in diffuse loss of hair of the scalp in women. *Acta Derm Venereol*, 1963. **43**: 562–9.

15. Rasheed H et al., Serum ferritin and vitamin D in female hair loss: Do they play a role? *Skin Pharmacol Physiol*, 2013. **26**(2): 101–7.

16. Fiedler VC and Gray AC, Diffuse alopecia: Telogen effluvium. In *Disorders of Hair Growth – Diagnosis and Treatment*, Olsen EA, Editor. 2003. Madrid: McGraw Companies. p. 303–21.

17. Tabibzadeh SS, Satyaswaroop PG, and Rao PN, Antiproliferative effect of interferongamma in human endometrial epithelial cells in vitro: Potential local growth modulatory role in endometrium. *J Clin Endocrinol Metab*, 1988. **67**(1): 131–8.

18. Yaar M et al., Effects of alpha and beta interferons on cultured human keratinocytes. *J Invest Dermatol*, 1985. **85**(1): 70–4.

19. Lynfield Y, Effect of pregnancy on the human hair cycle. *J Invest Dermatol*, 1960. **35**: 323–7.

20. Pecoraro V, The normal trichogram of pregnant women. In *Advances in Biology of the Skin*, Montagna W and Dobson RL, Editors. 1969. Oxford: Pergamon Press. p. 203.

21. Schiff B, Study of postpartum alopecia. *Arch Dermatol*, 1963. **87**: 609.

22. Skelton J, Postpartum alopecia. *J Obstet Gynecol*, 1966. **94**: 125.

23. Camacho F, Alopecias due to telogen effluvium. In *Trichology Diseases of the Pilosebaceous Follicle*, Camacho FM, Editor. 1997. Madrid: Aula Medica Group SA. p. 403–9.

24. Thompson JS, Alopecia after ileal pouch-anal anastomosis. *Dis Colon Rectum*, 1989. **32**(6): 457–65.

25. Desai SP and Roaf ER, Telogen effluvium after anesthesia and surgery. *Anesth Analg*, 1984. **63**(1): 83–4.

26. Abel R, Postoperative (pressure) alopecia. *Arch Dermatol*, 1960. **81**: 34.

27. Klein AW, Rudolph RI, and Leyden JJ, Telogen effluvium as a sign of Hodgkin disease. *Arch Dermatol*, 1973. **108**(5): 702–3.

28. Lubach D, Dermatological changes in patients receiving long-term hemodialysis. *Hautarzt*, 1980. **31**(2): 82–5.

29. Scoggins R, Cutaneous manifestations of hyperlipidemia and uraemia. *Postgrad Med*, 1967. **41**: 357.

30. Zaun H, Wachstumsstorungen der kopfhaare als folge von hepatopathien. *Arch Klin Exp Derm*, 1969. **235**: 386–93.

31. Schattner A and Shanon Y, Crohn's ileocolitis presenting as chronic diffuse hair loss. *J R Soc Med*, 1989. **82**(5): 303–4.

32. Rooth G and Carlstrom S, Therapeutic fasting. *Acta Med Scand*, 1970. **187**(6): 455–63.

33. Amor KT, Rashid RM, and Mirmirani P, Does D matter? The role of vitamin D in hair disorders and hair follicle cycling. *Dermatol Online J*, 2010. **16**(2): 3.

34. Bollag WB, Mediator1: An important intermediary of vitamin D receptor-regulated epidermal function and hair follicle biology. *J Invest Dermatol*, 2012. **132**(4): 1068–70.

35. Jackson AJ and Price VH, How to diagnose hair loss. *Dermatol Clin*, 2013. **31**(1): 21–8.

36. Prasad AS, Discovery of human zinc deficiency and studies in an experimental human model. *Am J Clin Nutr*, 1991. **53**(2): 403–12.

37. Weismann K and Hoyer H, Zinc deficiency dermatoses. Etiology, clinical aspects and treatment. *Hautarzt*, 1982. **33**(8): 405–10.

38. Olivares M and Uauy R, Copper as an essential nutrient. *Am J Clin Nutr*, 1996. **63**(5): 791S–6S.

39. Sengupta A et al., Selenoproteins are essential for proper keratinocyte function and skin development. *PLoS One*, 2010. **5**(8): e12249. doi: 10.1371/journal.pone.0012249.

40. Skolnik P, Eaglstein WH, and Ziboh VA, Human essential fatty acid deficiency: Treatment by topical application of linoleic acid. *Arch Dermatol*, 1977. **113**(7): 939–41.

41. Kligman A, Pathologic dynamics of human hair loss. *Arch Dermatol*, 1961. **83**: 175–98.

42. Dahlin PA, George J, and Nerette JC, Telogen effluvium: Hair loss after spinal cord injury. *Arch Phys Med Rehabil*, 1984. **65**(8): 485–6.

43. Trost LB, Bergfeld WF, and Calogeras E, The diagnosis and treatment of iron deficiency and its potential relationship to hair loss. *J Am Acad Dermatol*, 2006. **54**(5): 824–44.

44. Guy WB and Edmundson WF, Diffuse cyclic hair loss in women. *Arch Dermatol*, 1960. **81**: 205–7.

45. Whiting DA, Chronic telogen effluvium: Increased scalp hair shedding in middle-aged women. *J Am Acad Dermatol*, 1996. **35**(6): 899–906.

46. Whiting DA, Update on chronic telogen effluvium. *Exp Dermatol*, 1999. **8**(4): 305–6.

47. Van Neste DJ and Rushton DH, Hair problems in women. *Clin Dermatol*, 1997. **15**(1): 113–25.

4 药物性及放射性脱发

药物和辐射可影响细胞周期并导致脱发。本章将回顾与脱发有关的药物，并探讨药物和放疗影响毛囊生长周期和毛囊结构的机制。

导致脱发的药物

药物性脱发准确的发生率很难确定。很少有皮肤科医生会给出药物性脱发的诊断，他们确实也很少遇到这类患者——接受化疗的患者。药物可导致各种各样的脱发，从完全秃发到轻微的、不易察觉的脱发。轻度的脱发很难被发现，许多患者甚至都没有察觉到脱落了少量的毛发。即使他们注意到有脱发，也可能认为这是微不足道的，从而不会提及或只是简要提及。

对于任何脱发患者都必须询问详细的用药史。由于患者会健忘或忽视，医生有必要反复询问。

药物通常只引起头发的脱落，眉毛、腋毛、耻骨区域的毛发和体毛偶有受累。其脱发模式几乎都是弥漫性脱发。女性雄激素性脱发（AGA）非常常见且可与弥漫性脱发共存，因此给药物性脱发的诊断带来了困难。药物性脱发可以暴露出正在发展的 AGA，也可以加速 AGA 的毛囊微小化进程。药物性脱发通常不伴有头皮的改变，除了一些罕见的情况。有些药物可引起严重的药物性头皮苔藓样皮疹。

头皮病理活检和血液检查等实验室检查有助于排除其他的脱发原因。横切片的头皮病理活检可以测得生长期毛发与休止期毛发的比例和终毛与毳毛的比例，还可以对炎症进行观察。这有助于排除 AGA 和斑秃，并确定是生长期脱发还是休止期脱发。

要了解药物性脱发首先应了解毛发生长和毛囊生长周期的基本机制。这在第 1 章中有详细的叙述。人类头皮的每个毛囊的毛囊生长周期和生长都是独立于邻近毛囊的。头皮毛囊生长、新陈代谢活跃的阶段被称为生长期，持续 2~6 年。生长期后，经过 2~3 周短暂过渡的退行期，就是代谢不活跃、静止的休止期。为期 3 个月的休止期后杵状毛囊脱落，毛囊开始进入下一个新的生长周期。

药物性脱发的作用机制分为直接作用和间接作用 2 种。直接作用包括导致生长期中断、退行期沉淀以及引起毛干损伤的角化紊乱。间接作用包括引起全身性疾病（甲状腺功能减退或锌缺乏）或以脱发为特征的严重的皮肤病（苔藓样皮损或中毒性表皮坏死）。

处于不同毛囊生长周期的毛囊随机分布在头皮上，其中约 90% 的毛囊处于生长期，约 10% 的毛囊处于休止期，约 1% 的毛囊处于退行期。毛囊在生长活跃的时期易受有害物质的影响。生长期初期的毛母质的有丝分裂非常活跃，几乎与人体最活跃的组织即骨髓和黏膜相当。因此，生长期的毛母质对有害物质非常敏感，而退行期和休止期的毛囊则相对安全。生长期和休止期的持续时间、生长期毛发与休止期毛发的比例、毛囊的密度有助于判断不同有毛部位的脱发程度。相对于生长期比例最低的部位（如眉毛和睫毛），生长期比例最高的有毛部位（如头发和胡须）更容易受到药物的影响。

药物性脱发通常涉及药物对毛囊生长周期的干扰。服药后数天出现脱发说明药物影响了毛母质。服药后数周至数月出现脱发可能是由于影响了毛母质，也可能是影响了角蛋白的产生或导致毛囊生长周期发生了变化。除了抗有丝分裂药，目前药物性脱发最常见的作用机制是加速毛囊退行期。由于许多使用药物治疗的疾病本身也可加速毛囊退行期，这可能在临床中引起混淆。Reeves 和 Maibach [1] 就报道了这种有争议的病例。Ahmad[2] 报道了 1 例西咪替丁引起脱发的病例，但他忽略了十二指肠溃疡也可能导致脱发这一事实。

生长期脱发

细胞抑制药

化疗引起的脱发会让患者极度焦虑。相对于基础疾病或治疗，患者有时更害怕脱发对容貌的损坏。约 8% 的癌症患者因为害怕脱发而拒绝化疗 [3]。预防或治疗化疗引起的脱发的手段非常有限。头皮冷却装置可有效治疗单用紫杉烷导致的脱发 [4-6]。

任何影响细胞分裂的药物都会改变毛发的生长。细胞抑制药，几乎 100% 会抑制毛母质细胞的有丝分裂，阻碍毛皮质形成，最终导致生长期脱发 [7,8]。化疗引起的脱发主要影响生长期毛囊毛球部位高增殖的基质角质形成细胞，最终导致毛囊单位长度内细胞减少、变细、易断。

细胞抑制药只影响分裂活跃的毛母质细胞。毛皮质损伤的程度与给药剂量和时间有关。单次少量的剂量会使毛干缩窄。单次大剂量用药可显著抑制有丝分裂，从而使毛干产生点状缩窄环。毛干在缩窄处断裂，7~14 天后开始脱落（图 4.1）。继续小剂量持续给药，毛干直径会呈锥形缓慢减小。使用 2 种或 2 种以上抗有丝分裂药联合治疗对毛发的影响大于大剂量单一用药。毛发将出现一系列变化，其主要影响取决于给药剂量和时间。有的时候，尤其是接受多周期化疗的患者，毛囊干细胞可能受损，从而产生永久性脱发。

脱发最常见于使用多柔比星（阿霉素）、环磷酰胺、氯甲胺磷、甲氨蝶呤、氟尿嘧啶、长春新碱、柔红霉素、博来霉素和羟基脲的患者。联合化疗中可能导致脱发加重的药物包括氯霉素、塞替派、阿糖胞苷、长春碱和放线菌素 D。

某些药物只影响分裂活跃的毛母质细胞有丝分裂过程中的特定阶段。S 期特异性的药物包括阿糖胞嘧啶、羟基脲、6- 巯基嘌呤和甲氨蝶呤。有丝分裂 M 期受长春新碱和长春碱的影响较大。大多数细胞毒性药物都不具有时相特异性，包括烷基化剂（环磷酰胺、异环磷

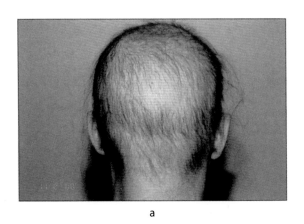 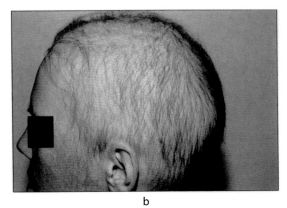

图 4.1 生长期脱发。33 岁女性淋巴瘤患者接受达卡巴嗪、博来霉素、多柔比星和长春碱治疗。注意全头皮的显著脱发。a. 背面观。b. 侧面观

酰胺、美法仑、塞替派、白消安、卡莫司汀、达卡巴嗪）、亚硝基脲、抗肿瘤抗生素、甲苄肼和顺铂。

秋水仙碱

秋水仙碱通过干扰纺锤体形成抑制有丝分裂，被用于治疗痛风。分裂率最高的细胞受影响最早[5]。1%~10% 使用秋水仙碱的患者可出现弥漫性脱发。秋水仙碱是通过阻滞分裂中期发挥作用的[6]。有研究者报道了 1 例秋水仙碱治疗后 2 月出现弥漫性脱发的病例[7]。秋水仙碱导致的脱发表现为毛发营养不良，在头皮上方 1~2 cm 处脱落。脱发是剂量依赖性的，可持续 1~3 个月，即使继续用药也是可逆的[9]。

抗利尿激素

已有报道称抗利尿激素（一种血管收缩剂和抗利尿垂体激素）可引起梗死区域皮肤出现生长期脱发。停药后，所有出现生长期脱发的区域的毛发都能恢复正常生长[10]。

表 4.1 列出了诱导生长期脱发[11]的药物。

表 4.1 诱导生长期脱发的药物

天冬酰胺酶	多西他赛	甲氨蝶呤
博来霉素	多柔比星	丝裂霉素
白消安	依托泊苷	米托坦
卡铂	氟尿嘧啶	紫杉醇
卡莫司汀	吉西他滨	喷司他丁
氯霉素	羟基脲	甲苄肼
顺铂	柔红霉素	塞替派
秋水仙碱	异环磷酰胺	硫鸟嘌呤
环磷酰胺	洛莫司汀	拓扑替康
阿糖胞苷	氮芥	抗利尿激素
达卡巴嗪	甲羟孕酮	长春碱
放线菌素 D	美法仑	长春新碱
柔红霉素	巯嘌呤	长春瑞滨

休止期脱发

目前已知多种药物可导致弥漫性脱发和 TE。然而药物和脱发之间的因果关系很难确定。药物可能或多或少影响了毛囊生长周期。许多患者会同时服用 1 种以上的药物，这种联合用药可能进一步影响毛发生长。采集病史应询问脱发前 3 个月开始使用的药物。如果停药后脱发缓解就可以确定该药物引起了脱发。除非是潜在患有 AGA 的患者，否则药物性 TE

的预后通常较好。

表 4.2~4.5 列出了可引起 TE[11] 的药物。

表 4.2 诱导休止期脱发的药物（发生率不到 1%）

阿苯达唑	氟卡尼	那拉曲坦
阿地白细胞介素	氟西汀	奈法唑酮
六甲蜜胺	氟比洛芬	尼索地平
阿米洛利	氟伏沙明	去甲替林
胺碘酮	膦甲酸钠	奥曲肽
阿米替林	更昔洛韦	奥氮平
氨氯地平	格帕沙星	奥美拉唑
阿莫沙平	氟哌啶醇	帕罗西汀
硫唑嘌呤	布洛芬	哌唑嗪
溴芬酸	丙咪嗪	普罗帕酮
安非他酮	吲哚美辛	丙硫氧嘧啶
卡维地洛	异丙托溴铵	普罗替林
氯贝丁酯	酮洛芬	利培酮
氯米芬	兰索拉唑	舍曲林
氯米帕明	左甲状腺素	司帕沙星
地昔帕明	碘塞罗宁	舒林酸
己烯雌酚	赖诺普利	他克林
二氟尼柳	氯沙坦	睾酮
多巴胺	甲氯芬那酸	噻加宾
肾上腺素	甲氟喹	替扎尼定
艾司洛尔	美沙拉嗪	妥卡尼
雌莫司汀	甲巯咪唑	三甲丙咪嗪
乙硫异烟胺	美西律	文拉法辛
芬氟拉明	米氮平	维拉帕米
非诺洛芬	萘普生	扎来普隆

表 4.3 诱导休止期脱发的药物（发生率为 1%~5%）

阿昔洛韦	环孢素	拉莫三嗪
别嘌醇	阿糖胞苷	来曲唑
金刚烷胺	达卡巴嗪	亮丙瑞林
阿托伐他汀	放线菌素 D	氯雷他定
倍他洛尔	地拉夫定	洛伐他汀
比卡鲁胺	右芬氟拉明	硝苯地平
丁螺环酮	双氯芬酸钠	戊聚糖
卡托普利	依法韦仑	利鲁唑
卡马西平	氟达拉滨	罗非昔布
塞来昔布	金	托吡酯
西替利嗪	格拉司琼	

表 4.4 诱导休止期脱发的药物（发生率大于 5%）

阿维 A 酸	α 干扰素	雷米普利
西多福韦	异维 A 酸	特比萘芬
达那唑	来氟米特	噻吗洛尔
粒细胞集落刺激因子	左旋布诺洛尔	丙戊酸钠
肝素	锂盐	
莫昔普利	华法林	

表 4.5 诱导休止期脱发的药物（确切发生率不明）[46]

醋丁洛尔	美索达嗪	普伐他汀
对乙酰氨基酚	比索洛尔	普拉西泮
乙酰苯磺酰环己脲	溴隐亭	地达诺新
氨茶碱	氢氯噻嗪	己烯雌酚
对氨基水杨酸钠	氯烯雌醚	雌激素
两性霉素 B	氯磺丙脲	乙胺丁醇
天冬酰胺酶	氯噻酮	乙琥胺
阿司匹林	西咪替丁	羟乙膦酸钠
阿司咪唑	氯硝西泮	依托度酸
阿替洛尔	环磷酰胺	黄体酮
苄氟噻嗪	氯甲苯噻嗪	普萘洛尔
法莫替丁	双香豆素	乙嘧啶
非尔氨酯	甲琥胺	夸西泮
非诺贝特	甲基多巴	奎尼丁
氟康唑	哌醋甲酯	丙磺舒
氟甲睾酮	甲睾酮	雷尼替丁
氟伐他汀	二甲麦角新碱	罗匹尼罗
加巴喷丁	二甲双胍	沙奎那韦
二甲苯氧庚酸	美托洛尔	司来吉兰
庆大霉素	米诺地尔	辛伐他汀
胍乙啶	米索前列醇	索他洛尔
胍法辛	米托坦	螺内酯
氟烷	霉酚酸	司坦唑醇
氢吗啡酮	纳多洛尔	柳氮磺吡啶
羟氯喹	萘啶酸	磺胺异噁唑
茚地那韦	新霉素	沙利度胺
异烟肼	尼莫地平	硫鸟嘌呤
伊曲康唑	呋喃妥因	硫利达嗪
酮康唑	口服避孕药	氨砜噻吨
拉贝洛尔	奥沙普秦	硫普罗宁
拉米夫定	甲乙双酮	曲唑酮
左旋多巴	喷布洛尔	三唑仑
洛派丁胺	青霉胺	三甲双酮

（续表）

劳拉西泮	青霉素	熊去氧胆酸
洛沙平	培高利特	维生素 A
马普替林	苯妥英钠	扎西他滨
甲苯咪唑	纳多洛尔	齐多夫定
美芬妥英	吡罗昔康	

抗凝血药

所有抗凝血药都可能导致脱发，其中包括肝素和香豆素。超过 10% 使用抗凝血药的患者发生 TE，脱发与药物剂量具有相关性，并且更常见于女性（图 4.2）。

抗甲状腺药

治疗甲状腺功能亢进可能导致医源性甲状腺功能减退，这种情况往往会出现脱发。TE 常伴有毛发干燥和脆弱。可能导致 TE 的抗甲状腺药包括碘剂、甲硫氧嘧啶、丙硫氧嘧啶和卡比马唑。

精神药物

锂盐

脱发是碳酸锂的副作用之一，出现于治疗开始后的几周或几年。Headington 认为锂盐可

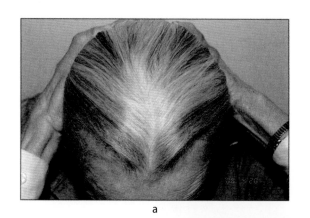

a

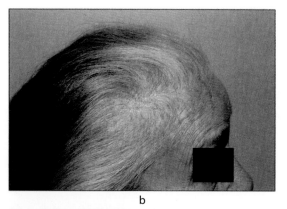

b

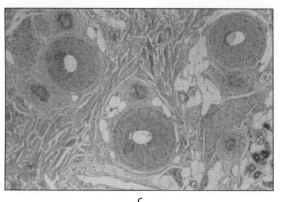

c

图 4.2 休止期脱发。一名 63 岁、服用华法林的女性患者出现广泛的脱发，但脱发程度没有生长期脱发显著。a.头顶观，可见发缝略有增宽。b.侧面观，可见颞区毛发明显变薄。c.休止期脱发的病理，可见休止期毛囊数量异常增加

导致生长期毛发脱落，但有些患者治疗数年后才会开始脱发的现象不支持这一机制假说。尽管有人怀疑脱发与血液中锂含量和（或）锂盐剂量具有相关性，但并未得到证实。大多数病例的锂盐剂量范围为 0.4~1.5 g/d，血清锂含量为 0.5~1.4 Meq/L[12-17]。

一篇综述描述了 101 例锂盐治疗超过 25 年的脱发病例。一项为期 3 年的研究认为服用锂盐导致的脱发的发生率为 12%。在具有高血锂浓度的长期服用锂盐的患者中，约 20% 的患者出现毛发稀疏，23% 的患者的毛发变得更直[19]。

由于锂盐可影响甲状腺的功能，出现锂盐导致的脱发的患者需检查甲状腺功能。有锂盐治疗的患者出现甲状腺功能减退（通常）和甲状腺功能亢进（很少）的报道，这两种情况都可能出现毛发改变[20,21]。有 1 例在锂盐治疗过程中发生斑秃的病例报告，但这可能只是巧合。

丙戊酸钠

摄入的丙戊酸（valproic acid，VPA）会在胃肠道中分解成盐或离子形式的丙戊酸钠。VPA 和双丙戊酸（丙戊酸钠和丙戊酸的稳定组合）会导致毛发发生变化。一篇文献综述提到了 643 例由丙戊酸钠诱导的脱发[18]，其发生率为 0.5%~12.0%[23,24]。服用 VPA 而脱发的患者往往有较高的血清丙戊酸钠浓度[25]。目前尚不能完全确定脱发与剂量是否有关，但出现丙戊酸盐相关脱发的患者减少用药剂量后可出现毛发再生[26]。

卡马西平

卡马西平诱导的脱发有文献记载的有 177 例[18]，文献报道的发生率为 1.6% 和 6%[27,28]。1 名女性患者将用药剂量缩减至原剂量（200 mg/d）的 1/3 后，脱发得到改善[29]。尽管卡马西平和 VPA 这 2 种药物都可使血清锌和血清铜的水平下降，但卡马西平和 VPA 导致脱发的机制不同[30]。一些个体可能有药物性脱发的遗传易感性[30]。

三环 / 四环类抗抑郁药

一些弥漫性脱发已被证实与三环类抗抑郁药（tricyclic antidepressant，TCA）相关。所有三环类抗抑郁药都与脱发有关：阿米替林、阿莫沙平、地昔帕明、多塞平、丙咪嗪、去甲替林和普罗替林。四环类抗抑郁药（马普替林和曲唑酮）也可能导致脱发。然而，尚未发现单胺氧化物抑制剂会导致脱发。

5- 羟色胺再摄取抑制剂

一些 5- 羟色胺再摄取抑制剂偶尔可导致脱发。氟西汀是最常用的抗抑郁药，服用氟西汀的患者出现脱发的病例有 725 例，服用舍曲林导致脱发的病例有 46 例[31,32]，服用帕罗西汀导致脱发的病例有 30 例[18]。这些病例大多为典型的可逆性弥漫性脱发，潜伏期 2~6 个月。有时患者会在服用氟西汀 1.5 年后出现脱发[33,34]。个别患者停用氟西汀 1.5 年后脱发依然明显[35]。

其他抗精神病药 / 抗焦虑药

氟哌啶醇、奥氮平和利培酮已被证明可导致脱发。巴比妥类和苯二氮䓬类的抗焦虑药以及唑吡坦，通常不会导致脱发。氯硝西泮是个例外。丁螺环酮偶尔也与脱发有关。

口服避孕药

停止服用口服避孕药 2~3 个月后可出现休止期脱发。其发病机制可能类似于产后脱发[36]。Headington 认为这是生长期集中结束的现象[37]。在雌激素的作用下生长期延长。低剂量雌激素避孕药只是偶尔产生这种作用。

降压药

目前已知几种降压药可导致脱发。β- 受体阻滞剂对毛囊有直接的毒性作用。停药后这种副作用是可逆的。

卡托普利也会导致脱发。卡托普利（特别是在肾病患者中）可与锌形成复合物，降低锌的水平[38-41]。锌缺乏会导致脱发。

β – 受体阻滞剂眼药

β- 受体阻滞剂眼药水可导致头发、睫毛和眉毛脱落。女性更易患病。脱发一般发生在用药后 1~24 个月。停药 4~8 个月后可恢复。

干扰素

20%~30% 使用干扰素的患者会发生 TE。脱发的起病时间或严重程度与药物剂量没有显著关系。有时尽管持续用药，休止期脱发却会减轻[42]。

铊

铊已不再作为药物使用，但可能通过误食中毒的啮齿类动物或被污染的食物而被摄取。铊被摄入后可引起毛母质细胞变化，继而引起角化异常。铊引起的脱发表现为毛囊变小、毛干内出现气泡蓄积、毛干断裂、毛囊进入休止期。研究发现铊可抑制合成角蛋白所需的胱氨酸。急性铊中毒 10 天内出现脱发并伴有共济失调、疲劳、关节疼痛和乏力。据报道，慢性硫磷中毒导致的脱发可持续数月至数年，并伴有肌肉疼痛。

维生素 A 类药物

阿维 A 酸和维甲酸可导致毛干变脆、干燥、不易打理、蓬松缠绕。维生素 A 类药物诱导的脱发发病较晚且大多可逆。不同于其他药物导致生长期集中结束的作用，维生素 A 导致脱发的机制是缩短生长期。然而，和其他 TE 一样，维生素 A 导致的脱发也可以掩盖 AGA 的发病。维甲酸的药物说明书中提到了脱发。阿维 A 酸通常会导致弥漫性脱发，约 20% 的用药者出现明显的脱发。

降脂药

通过各种机制阻断胆固醇合成的药物均可以破坏毛囊角化。胆固醇是细胞脂质的组成部分，其合成和代谢是正常表皮结构的关键。三苯乙醇因诱发白内障而退出了市场，三苯乙醇能引起明显的脱发、白发、鱼鳞病等。安妥明偶尔可导致脱发。

如何应对药物性脱发

如果 1 种有效的药物会导致脱发，但没有其他的替代药物，医生应该将这些情况告知患者，并与患者讨论治疗计划（继续用药、停药或改变剂量）以及用药的风险和好处。必须仔细审视继续用药的利弊，有时尽管出现了脱发的副作用，但药物治疗的有效性会让选择变得很困难。同样，还需要考虑到停药或改变治疗方案带来的负面影响。是否有替代药物、脱发的严重程度及其对情绪的影响综合影响最终的决定。因此，需要更多的研究进一步揭示药物性脱发的机制，并提供新的治疗建议。

在英属哥伦比亚大学的毛发门诊，如果遇到不能停药或换药的情况，我们将选择 5% 米诺地尔局部外用来治疗药物引起的 TE。给患者使用米诺地尔是因为它能延长毛发生长期，并能加快休止期向生长期转化。休止期向生长期转化的早期会遭遇"休止期脱发"激增。患者可能会经历暂时的（使用米诺地尔的第 1 个月）头发狂脱期，休止期毛发脱落之后会被随后长出的、更健康的生长期毛发取代。医生应将这种暂时的脱发提前告知患者。

据报道外用 5% 米诺地尔可有效缓解药物引起的生长期脱发[43]。但是由于脱发通常是可逆的，我们很少使用米诺地尔。头皮降温装置是否有用仍有争议[44,45]。

放疗后脱发

20 世纪 50 年代首次报道了 X 线对毛囊的生物学效应。休止期脱发与放疗存在剂量依赖性，导致休止期脱发的剂量通常为 300~400 cGy（或 rad）[47]。这个剂量相对较低，毛囊通常能迅速恢复。单剂量 >1200 cGy 可对毛母质细胞产生永久性抑制，导致继发性瘢痕性脱发。放疗后永久性脱发可以只发生于辐射区域，也可以发生在一些毛发密度和厚度较低、毛囊生长周期较短的区域（图 4.3，图 4.4）[48]。辐射 72 小时后，生长期毛发转变为营养不良性毛发，继而暴发休止期脱发并迅速恶化。根据生长期比例，照射区域约 80% 的毛发会脱落[46,47]。如果对毛母质的损伤是非永久性的，毛发通常会在 2~3 个月后完全长回来。

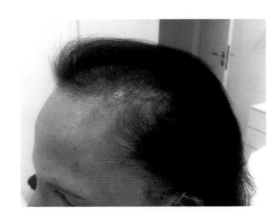

图 4.3　放疗后 5 年的永久性弥漫性脱发

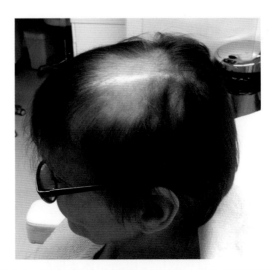

图 4.4　乳腺癌颅骨转移放疗后 3 年，斑片状的瘢痕性脱发

医生应该告知每一个接受放疗的患者放疗的总剂量，以及短暂或永久性脱发的可能性。

（张舒 译，段晓涵 校）

参考文献

1. Reeves J and Maibach HI, *Drug- and Chemical-Induced Hair Loss*. 1983. Washington, DC: Horizon Books.
2. Ahmad S, Cimetidine and alopecia [letter]. *Ann Intern Med*, 1979. **91**(6): 930.
3. Hesketh PJ et al., Chemotherapy-induced alopecia: Psychosocial impact and therapeutic approaches. *Support Care Cancer*, 2004. **12**(8): 543–9.
4. Shin H et al., Efficacy of interventions for prevention of chemotherapy-induced alopecia: A systematic review and meta-analysis. *Int J Cancer*, 2014 Aug 1. doi: 10.1002/ijc.29115.
5. van den Hurk CJ et al., Scalp cooling to prevent alopecia after chemotherapy can be considered safe in patients with breast cancer. *Breast*, 2013. **22**(5): 1001–4.
6. Betticher DC et al., Efficacy and tolerability of two scalp cooling systems for the prevention of alopecia associated with docetaxel treatment. *Support Care Cancer*, 2013. **21**(9): 2565–73.
7. Delaunay M, Cutaneous side effects of antitumor chemotherapy. *Ann Dermatol Venereol*, 1989. **116**(4): 347–61.
8. Dunagin WG, Clinical toxicity of chemotherapeutic agents: Dermatologic toxicity. *Semin Oncol*, 1982. **9**(1): 14–22.
9. Blankenship ML, Drugs and alopecia. *Australas J Dermatol*, 1983. **24**(3): 100–4.
10. Maceyko RF, Vidimos AT, and Steck WD, Vasopressin-associated cutaneous infarcts, alopecia, and neuropathy. *J Am Acad Dermatol*, 1994. **31**(1): 111–13.
11. Litt J, *Drug Eruption Reference Manual. Millennium Edition*. 2000. New York: The Parthenon Publishing Group.
12. Dawber R and Mortimer P, Hair loss during lithium treatment [letter]. *Br J Dermatol*, 1982. **107**(1): 124–5.
13. Eustace DP, Lithium-induced reaction [letter]. *Br J Psychiatr*, 1986. **148**: 752.
14. Jefferson J, Lithium and hair loss. *Int Drug Ther News*, 1979. **14**: 23.
15. Kusumi Y, A cutaneous side effect of lithium: Report of two cases. *Dis Nerv Syst*, 1971. **32**(12): 853–4.
16. Orwin A, Hair loss following lithium therapy [letter]. *Br J Dermatol*, 1983. **108**(4): 503–4.
17. Yassa R and Ananth J, Hair loss in the course of lithium treatment: A report of two cases. *Can J Psychiatr*, 1983. **28**(2): 132–3.
18. Pillans PI and Woods DJ, Drug-associated alopecia. *Int J Dermatol*, 1995. **34**(3): 149–58.
19. McCreadie RG and Morrison DP, The impact of lithium in South-west Scotland. I. Demographic and clinical findings. *Br J Psychiatr*, 1985. **146**: 70–4.
20. Freinkel RK and Freinkel N, Hair growth and alopecia in hypothyroidism. *Arch Dermatol*, 1972. **106**(3): 349–52.
21. Kirov G, Thyroid disorders in lithium-treated patients. *J Affect Disord*, 1998. **50**(1): 33–40.
22. Silvestri A, Santonastaso P, and Paggiarin D, Alopecia areata during lithium therapy. A case report. *Gen Hosp Psychiatr*, 1988. **10**(1): 46–8.
23. Davis R, Peters DH, and McTavish D, Valproic acid. A reappraisal of its pharmacological properties and clinical efficacy in epilepsy. *Drugs*, 1994. **47**(2): 332–72.
24. McKinney PA, Finkenbine RD, and DeVane CL, Alopecia and mood stabilizer therapy. *Ann Clin Psychiatr*, 1996. **8**(3): 183–5.
25. Klotz U and Schweizer C, Valproic acid in childhood epilepsy: Anticonvulsive efficacy in relation to its plasma levels. *Int J Clin Pharmacol Ther Toxicol*, 1980. **18**(10): 461–5.
26. Henriksen O and Johannessen SI, Clinical and pharmacokinetic observations on sodium valproate: A 5-year follow-up study in 100 children with epilepsy. *Acta Neurol Scand*, 1982. **65**(5): 504–23.
27. Mattson RH, Cramer JA, and Collins JF, A comparison of valproate with carbamazepine for the treatment of complex partial seizures and secondarily generalized tonic-clonic seizures in adults. The Department of Veterans Affairs Epilepsy Cooperative Study No. 264 Group. *New Engl J Med*, 1992. **327**(11): 765–71.
28. Verity CM, Hosking G, and Easter DJ, A multicentre comparative trial of sodium valproate and carbamazepine in paediatric epilepsy. The Paediatric EPITEG Collaborative Group. *Dev Med Child Neurol*, 1995. **37**(2): 97–108.
29. Ikeda T, Produced alopecia areata based on the focal infection theory and mental motive theory. *Dermatologica*, 1967. **134**(1): 1–11.
30. Suzuki T, Koizumi J, and Moroji T, Effects of long-term anticonvulsant therapy on copper, zinc, and magnesium in hair and serum of epileptics. *Biol Psychiatr*, 1992. **31**(6): 571–81.
31. Bourgeois J, Two cases of hair loss after sertraline use. *J Clin Psychopharmacol*, 1996. **16**(1): 91–2.
32. McDougle CJ, Brodkin ES, and Naylor ST, Sertraline in adults with pervasive developmental disorders: A prospective open-label investigation. *J Clin Psychopharmacol*, 1998. **18**(1): 62–6.
33. Jenike MA, Severe hair loss associated with fluoxetine use [letter]. *Am J Psychiatry*, 1991. **148**(3): 392.
34. Ogilvie AD, Hair loss during fluoxetine treatment [letter]. *Lancet*, 1993. **342**(8884): 1423.
35. Gupta S and Major LF, Hair loss associated with fluoxetine [letter]. *Br J Psychiatry*, 1991. **159**: 737–8.
36. Wong RC and Ellis CN, Physiologic skin changes in pregnancy. *J Am Acad Dermatol*, 1984. **10**(6): 929–40.
37. Headington JT, Telogen effluvium. New concepts and review [see comments]. *Arch Dermatol*, 1993. **129**(3): 356–63.
38. Brodin MB, Drug-related alopecia. *Dermatol Clin*, 1987. **5**(3): 571–9.
39. Fraunfelder FT, Meyer SM, and Menacker SJ, Alopecia possibly secondary to topical ophthalmic beta-blockers [letter]. *JAMA*, 1990. **263**(11): 1493–4.
40. Leaker B and Whitworth JA, Alopecia associated with captopril treatment [letter]. *Aust NZ J Med*, 1984. **14**(6): 866.
41. Smit AJ, Hoorntje SJ, and Donker AJ, Zinc deficiency during captopril treatment. *Nephron*, 1983. **34**(3): 196–7.
42. Tosti A, Misciali C, and Bardazzi F, Telogen effluvium due to recombinant interferon alpha-2b. *Dermatology*, 1992. **184**(2): 124–5.
43. Duvic M, Lemak NA, and Valero V, A randomized trial of minoxidil in chemotherapyinduced alopecia. *J Am Acad Dermatol*, 1996. **35**(1): 74–8.
44. Goldhirsch A, Kiser J, and Ross R, Prevention of cytostatic-related hair loss by hypothermia of a hairy scalp using a cooling cap. *Schweiz Med Wochenschr*, 1982. **112**(16): 568–71.
45. Katsimbri P, Bamias A, and Pavlidis N, Prevention of chemotherapy-induced alopecia using an effective scalp cooling system. *Eur J Cancer*, 2000. **36**(6): 766–71.
46. Ellinger F, Effects of ionizing radiation on growth and replacement of hair. *Ann N Y Acad Sci*, 1951. **53**(3): 682–7.
47. Lawenda BD et al., Permanent alopecia after cranial irradiation: Dose-response relationship. *Int J Radiat Oncol Biol Phys*, 2004. **60**(3): 879–87.
48. Severs GA, Griffin T, and Werner-Wasik M, Cicatricial alopecia secondary to radiation therapy: Case report and review of the literature. *Cutis*, 2008. **81**(2): 147–53.

5 斑秃：病理生理、临床表现、诊断和治疗

斑秃（alopecia areata，AA）是一种常见的累及体表毛发的片状非瘢痕性脱发。在美国，AA 的终身风险约为 1.7%[1,2]。男性人群和女性人群中患 AA 的比例相等。AA 是儿童最常见的脱发问题，约 20% 的 AA 患者为儿童且多达 60% 的患者首次出现脱发斑的年龄小于 20 岁[3,4]（图 5.1）。Colombe 等提出了 AA 的双峰模式，早发型与病情重、病程长和家族史相关，而晚发型则具有病情较轻、病程短和家族发病率低的特征[5]（图 5.2）。

AA 的病因尚不明确，但很有可能与遗传、环境、精神等因素有关。许多因素被认为与 AA 的发展有关，包括压力、感染、疫苗接种、激素和遗传[6-13]。多种因素可能导致疾病的发生和加重。最近的文献大多支持自身免疫是 AA 的主要致病过程[6-16]。一些观察性研究支持这一假设。可以将 AA 看作一种器官特异性自身免疫性疾病，其特征是 T 细胞介导的对毛囊的攻击[6,14-16]。尚不清楚激发抗原的刺激是什么。毛球周围密集的淋巴细胞浸润和反复的免疫异常是该病的标志性特征。

遗传因素

遗传因素对于 AA 的致病发挥着重要的作用。AA 患者中具有阳性家族史的概率很高，从 10% 到 42% 不等[17,18]。早期发病的 AA 患者具有阳性家族史的概率明显更高[19]。据报道，30 岁前出现脱发斑的患者中，家族发病率为 37%，30 岁后第一次出现脱发斑的患者的家族发病率则为 7.1%[5,19-21]。同样有关于同卵双胞胎的报道[22-26]，同卵双胞胎中 AA 的一致性高达 55%[25]。Scerri[26] 报道了一对同时发生匐行性斑秃的 11 岁同卵双胞胎男孩。

近来美国国立卫生研究院资助的 AA 注册中心的全基因组关联研究（genomewide association study，GWAS）已经确定了基因组中至少有 8 个区域[12] 与 AA、类风湿关节炎和克罗恩病有关，而与银屑病无关。这些遗传学研究发现了几个免疫相关和靶器官特异性的基因与 AA 有关，包括 *CTLA4*、*ULBP3/6*、*IL2/21* 和 *IL2RA*。这些基因有望成为治疗的新靶点。关于 CTLA4-Ig 的临床前研究表明，在 C3H/HeJ 小鼠模型中，CTLA4-Ig 可以有效地预防脱发。该药物已经被用于关于类风湿关节炎的研究[27]。

紧邻的基因人类白细胞抗原（human leukocyte antigen，HLA）基因位于 6 号染色体短臂上，生成主要组织相容性复合体（major histo compatibility complex，MHC）[19,28]。由于 HLA 抗原的增强与其他一些自身免疫性疾病有关，因此 HLA 也出现在关于 AA

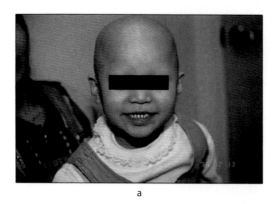
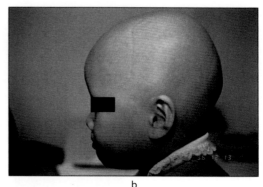

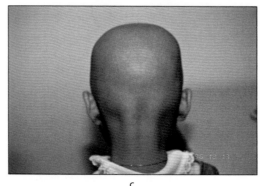

图 5.1　患 AA 1 年的一位 3 岁女孩。a. 正面观，显示头发、眉毛和睫毛脱落。b. 侧面观。c. 背面观。这种早期发病的 AA 与病情重、病程长和阳性家族史有关。人类白细胞抗原研究表明，这一早期发病的严重 AA 患者属于一个有着独特遗传基因的群体，他们在预后和治疗上与普通 AA 患者群体不同

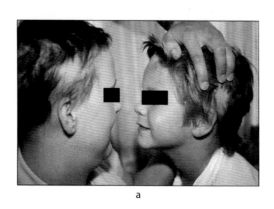
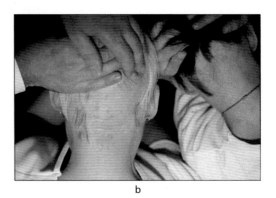

图 5.2　a. 同时出现局限性脱发的母子。b. 同时患有匍行性脱发的母子

的研究中[28,29]，包括研究 AA 与 HLA Ⅰ 类（HLA-A、HLA-B、HLA-C）以及 HLA Ⅱ 类（HLA-DR、HLA-DQ、HLA-DP）的相关性。早期的研究发现 AA 与数个Ⅰ类抗原有关，如 HLA-A9、HLA-B7、HLA-B8[29]、HLA-B12[30]、HLA-B18[31]、HLA-B13 和 HLA-B27[32]。然而，一些研究则认为 AA 与 HLA Ⅰ 类抗原之间没有相关性[33,34]。越来越多的证据一致认为 AA 和 HLA Ⅱ 类抗原具有相关性。

研究显示 HLA-DR11 和 HLA-DQ3 与 AA 显著相关[5,20,21,33,35-40]。HLA 等位基因 *DQB1*03*

（DQ3）和 *HLA-DRB1*1104*（DR11）似乎是各类型 AA 的普遍易感性标记物[5,20,21,33,35-40]。HLA 等位基因 *DRB1*0401*（DR4）和 *DQB1*0301*（DQ7）是更严重的长期性全秃（alopecia totalis，AT）和普秃（alopecia universalis, AU）的标记物[5,20,21]。一些研究者提议[20]对这些 HLA 抗原的抗原结合位点的氨基酸序列进行分析，以揭示 AA 靶抗原的结构和特性。另有学者认为 *DRB3*52a* 可能导致 AA 耐药性[35]。

AA 毛囊出现炎症免疫反应的关键因素是 T 细胞识别位点，通过辨别 HLA 基因相关性有助于我们进一步了解这些位点的结构。确定 AA 抗原将是理解 AA 的发病机制和设计防治方法的重要步骤。但是必须牢记的是，易感 HLA 的存在只是导致自身免疫性疾病的一系列因素中的一部分。

AA 是一种由多种基因表达的复杂疾病，因此 AA 受多种基因的影响。21- 三体综合征患者发生 AA 的概率比健康人群发生 AA 的概率高出 8.8%，提示 21 号染色体上的某个基因决定了 AA 的易感性（图 5.3）[41,42]。30% 的自身免疫综合征患者患有 AA。该综合征中的缺陷基因位于 21 号染色体，再次印证了该染色体与 AA 有关[43]。白细胞介素 -1（interleukin-1，IL-1）受体拮抗基因的内含子 2 包含 5 个等位基因，Tarlow 等发现 AA 的严重程度与其中的等位基因 2 的遗传有关[44]。2 号染色体上的 IL-1 基因簇包括促炎 IL-1 蛋白基因、其细胞膜受体基因和抗炎 IL-1 受体拮抗基因。IL-1 基因簇的多态性可调节 IL-1 的

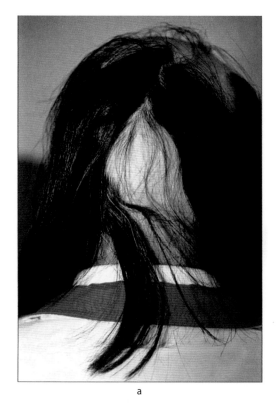
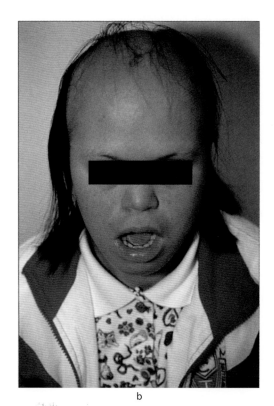

a　　　　　　　　　　　　　　　　　b

图 5.3　AA 合并 21- 三体综合征。21- 三体综合征患者发生 AA 的概率比健康人群发生 AA 的概率高出 8.8%，提示位于 21 号染色体的基因可决定 AA 的易感性

反应。IL-1 对毛发生长有直接影响。在毛囊器官培养中，IL-1 可抑制毛干的生长[45]，并诱导出类似 AA 的形态变化[46]。

综上所述，许多研究表明 AA 是一种多基因疾病，一些基因与易感性相关，另一些基因则与严重程度相关。极有可能是基因和环境因素之间的相互作用引发了这种疾病，但尚未发现确切的致病基因。随着 AA 动物模型的发现，以及 2003 年完成的人类基因组计划的最终数据，我们对这一复杂疾病的理解有望进一步深入。基因研究最终将解释为什么、如何以及谁将发生 AA。

免疫因素

自身免疫的间接证据

有报道称 AA 与经典的自身免疫性疾病有关，主要是与甲状腺疾病和白癜风有关。研究发现 AA 患者发生甲状腺疾病的概率为 8.0%~11.8%，而健康人群仅为 2%[47,48]。AA 患者中抗甲状腺抗体[49] 和甲状腺微粒体抗体[49] 的增加进一步证实了这一推测。然而，Puavilai 等人发现与正常对照组相比，AA 患者甲状腺微粒体抗体并没有增加[50]。

AA 与白癜风有显著的相关性，AA 患者的白癜风发病率比健康人群的白癜风发病率高出 4 倍[17,51,52]。另一些研究发现 AA 患者血清中胃壁细胞抗体和抗平滑肌抗体增加[53,54]。此外已知的与 AA 相关的自身免疫性疾病还包括恶性贫血[53]、糖尿病[53]、红斑狼疮[55]、重症肌无力[56-60]、风湿性多肌痛[61]、溃疡性结肠炎[60,62,63]、乳糜泻[64]、扁平苔藓[65-69]，

以及自身免疫性多内分泌病 - 念珠菌病 - 外胚层营养不良［也被称为自身免疫性多内分泌腺病综合征 I 型（autoimmune polyglandular syndrome-1，APS-1）］[43,70-72]。30% 的 APS-1 患者合并有 AA。

口服环孢素[73,74] 和系统使用类固醇[75] 等免疫抑制剂可有效治疗 AA，也支持 AA 的发病是由免疫介导的观点。

自身免疫的直接证据

体液免疫

过去的研究使用的直接免疫荧光无法显示 AA 在表皮细胞或毛囊中的特殊抗体[76]。将 AA 患者的血清注射到移植了人头皮的裸鼠体内后，未能抑制头发生长[77]。然而，Tobin 等人通过蛋白质印迹法（Western blotting）检测发现，100% 的 AA 患者血清中可检测到针对有色毛囊的抗体，而在正常对照组中只有 44% 的人检测出了抗体[78]。在他们的另一项研究中[79]，与使用间接免疫荧光的对照组相比，AA 患者生长期毛囊多个部位的自身抗体水平更高。AA 毛囊的抗体反应具有异质性，不同的患者对不同的毛囊部位会产生不同的抗体模式。最常见的靶部位是外毛根鞘，其次是毛母质、内毛根鞘和毛干[79]。

细胞免疫

AA 可被视为一种毛囊免疫豁免功能崩溃的自身免疫性疾病[80]。AA 的免疫发病机制以及相关的抗原尚不清楚。

关于细胞免疫介导 AA 的研究得出了相互

矛盾的结果。AA 患者的循环性 T 细胞总数减少[53,81] 或正常[82]。Friedmann[53] 提出 AA 中循环性 T 细胞数量减少的程度与疾病的严重程度有关。此外，他认为辅助性 T 细胞功能的受损和抑制性 T 细胞数量的变化也可能反映了疾病的活动性。辅助性 T 细胞（CD4+T 细胞）数量轻微增加，抑制性 T 细胞（CD8+T 细胞）数量减少，导致辅助性 T 细胞相对抑制性 T 细胞的比例增高，这可能与脱发量有关[81]。

生长期毛囊毛球周围密集的淋巴细胞浸润是 AA 中最持续和可重复的免疫异常之一。AA 的毛囊浸润主要由 CD4+T 细胞和 CD8+T 细胞组成[14,16]。毛球血管周围，特别是在毛乳头 / 毛细血管网络中，最先出现明显的细胞浸润，主要由 T 淋巴细胞和少量的巨噬细胞和朗格汉斯细胞组成。活动期的浸润最明显，非活动期浸润消退，在再生阶段浸润消失。通过 DR 抗原和 IL-2 受体的表达可以看到大多数的 T 细胞是被激活的。辅助性 T 细胞与抑制性 T 细胞的比例为 2:1~4:1。这些结果表明，在毛囊下部或毛球周围血管中可能存在对抗原的免疫反应。未受累的毛囊周围存在细胞浸润的现象表明，这一过程发生先于毛囊损伤，而不是由毛囊损伤造成的。

CD8+T 细胞在 AA 的发展中起着尤为关键的作用。在 C3H/HeJ 小鼠模型中，单纯的 CD8+T 细胞转移可诱导局部 AA 样脱发[83,84]，而 CD8+T 细胞的缺失具有一定的保护作用[85]。Gilhar[86] 和 Tsuboi[87] 发现，将 AA 患者的头皮移植到严重联合免疫缺陷（severe combined immunodeficiency，SCID）小鼠身上后，T 细胞浸润消失、毛发再生。Tsuboi 发

现，毛囊所有部位的 CD8+T 细胞完全消失，而毛囊的上部仍留有 CD4+T 细胞。这可能意味着 CD8+T 细胞对于 AA 的发病更重要。

此外，Gilhar 等[86] 发现把从 AA 头皮中分离的自体 T 淋巴细胞输入 SCID 小鼠体内后，可诱导小鼠身上移植的 AA 患者的头皮发生 AA 改变。该研究使用毛囊匀浆培养的 T 淋巴细胞联合抗原呈递细胞以及黑色素细胞来源的蛋白诱导出 AA 样改变，这些改变包括脱发、毛囊周围 T 细胞浸润、毛囊上皮细胞表达 HLA-DR 和细胞间黏附分子 -1（intercelluar adhesion molecule 1，ICAM-1）。未使用毛囊匀浆培养的 T 细胞则无法诱导 AA。毛囊匀浆诱导 AA 的必要性表明 T 细胞可以识别毛囊自身抗原。此外，毛囊匀浆培养的 CD8+T 细胞注射后可诱导 AA，而注射 CD4+T 细胞则未出现 AA。故该研究还证明 AA 是由 T 细胞，特别是 CD8+T 细胞介导的[86]。

Gilhar 等近来发现 IL-2 刺激的 NKG2D+/CD56+ 免疫细胞也能诱导 AA，而 NKG2D+/CD56+ 免疫细胞也多为 CD8+T 细胞[88]。Bertolini 等发现肥大细胞和 CD8+T 细胞之间的异常相互作用在 AA 发病机制中发挥着重要的功能性作用[80]。

医学上诊断自身免疫性疾病应符合以下标准。

（1）受累器官的特异性抗原。

（2）对抗原的自身免疫反应。

（3）与疾病相关的自身免疫反应。

（4）自身免疫反应是致病因素而不是伴随症状。

（5）疾病通过自身抗体或 T 细胞被动

转移。

　　AA 确实满足了上面的许多标准。毛发特异性抗体和色素毛囊抗体的升高，针对生长期毛囊多种结构的自身抗体水平升高，辅助细胞相对于抑制细胞的比例增加，以及毛囊匀浆培养的 T 淋巴细胞可诱导 SCID 小鼠产生 AA，这些均支持 AA 是一种针对毛囊的自身免疫性疾病的观点。图 5.4 显示了发生于 AA 的一些免疫级联事件。

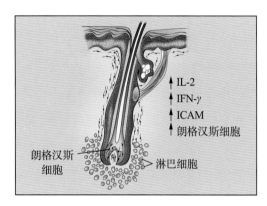

图 5.4　AA 的发病机制。受累毛囊的毛球中出现抗原呈递细胞（如朗格汉斯细胞）的增多。它们向毛球周围淋巴细胞提供抗原决定基。这导致白细胞介素 -2（interleukin-2，IL-2）、γ 干扰素（interferon-gamma，IFN-γ）和细胞间黏附分子（intercellular adhesion molecule，ICAM）增加的级联免疫事件。这一系列事件可诱发脱发。这属于 1 型辅助性 T 细胞反应

　　毛囊具有与其周围皮肤不同的独特免疫系统[89]。毛囊免疫系统的细胞成分由位于外毛根鞘远端的毛囊内 T 淋巴细胞和朗格汉斯细胞，以及毛囊周围的肥大细胞和巨噬细胞组成[89]。毛囊特异性表达 MHC Ia/Ib 和 ICAM-1[89]。人类毛囊甚至可以被视为朗格汉斯细胞库。由于内毛根鞘和毛母质不表达 MHC Ⅰ 类分子，生长期毛囊的上皮部分具有免疫豁免。AA 的这种免疫豁免被瓦解。Paus 等[90] 提出一个 AA 的新理论认为 MHC 抗原上调和（或）局部免疫抑制的下调（促黑素、促肾上腺皮质激素和转化生长因子）使免疫系统识别免疫豁免毛囊抗原，从而导致 AA 的发生。

细胞因子

　　细胞因子在 AA 的致病中发挥重要的作用。细胞因子是介导炎症和调节细胞增殖的免疫调节剂。根据细胞因子产生的方式不同，辅助性 T 细胞产生的细胞因子被分为 2 个亚群。

　　1 型辅助性 T 细胞（Type 1 helper T cell，Th1）产生 γ 干扰素（IFN-γ）和 IL-2。2 型辅助性 T 细胞（Type 2 helper T cell，Th2）产生 IL-4 和 IL-5[91]。受累的 AA 头皮可检测到 Th1 型细胞因子和 IL-1β 的异常表达[92]。通过局部免疫疗法使毛发重新生长时，这些细胞因子也会发生变化。

　　AA 中 CD4+ Th1- 介导反应表达的主要细胞因子是 IFN-γ。IFN-γ 由毛囊周围或毛囊抗原呈递细胞产生，可通过影响毛乳头细胞从而抑制生长期毛发生长[93]。AT 和 AU 患者的血清中 IFN-γ 水平显著升高，这可能反映了疾病活动和炎症程度[94,95]。此外，AA 中还发现 IFN-γ 诱导的单核因子（monokine induced by IFN-γ，MIG）升高，且其水平与疾病活动程度相关[96]。MIG mRNA 主要存在于毛球周围和内部浸润的单核细胞与毛囊乳头中[97]。

　　表皮角质细胞、白细胞介素 IL-1α、IL-1β 和肿瘤坏死因子 -α（tumor necrosis factor-α，TNF-α）产生的细胞因子可有效抑制毛囊生长，并在体外使毛囊产生与 AA 类似的形态变化[46,92]。白细胞介素 1（interleukin-1，IL-1）可诱导脱发，在体外可显著抑制人类毛发生

长[98]。表皮过度表达 IL-1α 的转基因小鼠可产生类似 AA 的斑片状脱发[99]。

在疾病的早期，受累的 AA 头皮中可检测到 IL-1β 的过度表达。受基因多态性影响，IL-1 受体拮抗剂不足的 AA 患者病情更重、进展更快。重度 AA 患者 IL-1β 1，2 基因型的频率更高[100]，IL-1β + 3953 多态性等位基因 2 与 IL-1β 的增加有很强的相关性[101]。Philpott 等发现培养毛囊中 IL-1α 和 IL-1β 的作用可被 IL-1 受体拮抗剂阻断[46]。

血清 IL-2 和 IFN-γ 的水平升高主要出现于大面积 AA，这意味着 Th1 细胞因子可能参与病情进展，但 IL-1α 和 IL-4 在局限性 AA 中显著升高[97,102]。也有人认为相对于抗炎细胞因子，如 IL-4 和 IL-10，促炎细胞因子和 Th1 型细胞因子相对过多，这种细胞因子的产生失衡与 AA 的发展有关[97,103]。最后，研究表明，二苯基环丙烯酮（diphenylcyclopropenone，DPCP）的有效治疗可使 IL-10 mRNA 水平更稳定，提示 IL-10 是重要的 Th1 细胞因子抑制剂[97,98,104]。

IL-1α、IL-1β 与 TNF-α 均在 AA 发病中起主要作用[105,106]。IL-1α、IL-1β 和 TNF-α 可导致毛母质缩小，毛囊黑色素细胞紊乱，皮质前细胞和内毛根鞘分化和角化异常[46]。反复应激下血浆促肾上腺皮质激素（adrenocorticotropic hormone，ACTH）以及皮肤 ACTH 受体表达水平与皮肤中的 TNF-α 水平呈正相关[107]。AA 血清中 B 细胞活化因子（B cell-activating factor，BAFF）升高，BAFF 属于 TNF 家族[108,109]。BAFF 可激活 T 细胞并促进 Th1 应答，从而产生 IFN-γ 并使疾病延续[97,110]。

感染

有研究认为 AA 脱发斑中可能存在巨细胞病毒（cytomegalovirus，CMV）感染。尽管该初步研究显示 AA 与 CMV 存在显著的正相关性[111]，但这一结论尚未得到证实，因为也有阴性结果的报道[112-114]。毛囊与病毒的分子模拟概念很有趣，但 AA 的病毒病因学证据尚不充分。

精神压力

多项研究证实压力可能是 AA 的诱发因素。这些压力包括 AA 发病前的急性精神创伤[112-116]、脱发前 6 个月的应激事件[116]、AA 患者更高的精神疾病患病率[117]，以及 AA 患者的身心因素[118]。然而有报道认为情绪应激在 AA 发病中没有发挥任何作用[119]。

黑色素细胞或角质形成细胞异常

活动期 AA 毛囊的形态学分析显示，生长期毛囊的毛球出现退行性改变[119-122]。其中黑色素和黑色素细胞异常是常见的改变，同时考虑到 AA 中的抗体针对有色毛发的特性，可以解释急性 AA 具有色素异常和亲有色毛发特性的临床现象。此外，活动期 AA 的毛囊还可出现皮质前角质形成细胞变性[120]。在临床表现正常的 AA 非脱发区内的所有毛囊的外毛根鞘均可见异常黑素体，并伴有空泡化等退行性改变[120]，这符合 AA 临床表现正常的区域处于亚临床状态的假设。

神经因素

周围神经系统可以传递神经肽，调节炎症和增殖过程，因此研究认为周围神经系统在毛乳头或隆突水平的局部变化可能在 AA 的发展中发挥作用[123]。Hordinsky 等的研究进一步支持这一理论，他们发现 AA 头皮中降钙素基因相关肽（calcitonin gene-related peptide，CGRP）和 P 物质（substance P，SP）表达降低[124]。神经肽 CGRP 具有强大的抗炎作用[124,125]，而神经肽 SP 能够诱导小鼠毛发生长[124,126]。此外，辣椒素具有产生神经源性炎症并释放 SP 的作用，对 2 名 AA 患者全头皮涂抹辣椒素后发现，AA 的毛囊周围神经中 SP 增强并诱导了毳毛生长[127]。

斑秃动物模型

动物模型有助于了解 AA 的发病机制。自发 AA 动物模型有 C3H/HeJ 小鼠[128]、Dundee 实验性脱发大鼠（Dundee experimental bald rat, DEBR）[129]和史密斯鸡[130]。史密斯鸡模型还合并有白癜风，提示白癜风、黑色素生成和 AA 的发展之间可能存在关联。

将患病 C3H/HeJ 小鼠的全厚皮肤移植到正常 C3H/HeJ 小鼠后，可诱导正常 C3H/HeJ 小鼠产生 AA[131]。AA 通常出现于移植后 8~10 周。尽管模型动物在遗传上具有 AA 易感性，但模型需要依靠诱导才能产生 AA 的情况表明仅靠易感基因还不足以产生 AA。可通过 AA 诱导生产大量的实验小鼠用于测试药物。

研究新的和改进的治疗方法时都会使用

到动物模型。Liu 等发现 IL-2 抑制剂来氟米特对 DEBR 有一定疗效[132]。Shapiro 等[133]证实二苯基环丙烯酮对 C3H/HeJ 小鼠有效。Freyschmidt-Paul 证实了方正酸二丁酯（squaric acid dibutyl ester，SADBE）对 C3H/HeJ AA 小鼠的疗效[134]。

AA 脱发动物模型在很大程度上帮助了研究者了解 AA 的发病机制、疾病行为、疗效以及现有或未来治疗的副作用。

非斑秃动物模型

无毛小鼠 14 号常染色体有等位基因的隐性突变[128,135]。这些老鼠约在出生后 14 天长出正常的毛发，再过 1 周后毛发脱落。研究中这种小鼠的无毛基因对应的是人类的先天性无毛症。

Hox 基因，特别是同源序列 C13（*homobox C13, Hoxc13*）在毛囊的增殖和分化中发挥重要作用[136]。*Hoxc13* 基因缺陷小鼠由于无法合成毛发角蛋白而导致毛发稀疏、脆化[136]。进一步了解表皮附属器中 *Hoxc13* 的表达将有助于了解正常毛囊的功能，从而使我们更好地了解毛囊的结构紊乱[137]。

非 AA 动物模型的毛发突变可以帮助我们解开毛囊生长周期的奥秘，使我们进一步认识类似于 AA 这样的毛囊病变。

病理学

早期的活动期 AA 毛囊生长周期出现异常，病变区域的毛囊提前进入休止期或退行期末期[138]。AA的组织病理包括不同的阶段：①急性脱发期；②持续性脱发期；③恢复期[139,140]。图5.5显示了从急性期到慢性期的过程，伴有微小化的生长期毛发或休止期毛发[139]。非瘢痕化的毛球周围淋巴细胞浸润（"蜂拥样"）是AA的诊断性特征（图5.4，图5.6a~c）。炎症细胞浸润主要由活化的T淋巴细胞、巨噬细胞和朗格汉斯细胞组成[141,142]。此外，还可见到伴有色素失禁的纤维条索伴随的微小化毛发（图5.6d）。

在脱发的急性期，可见到毛母质细胞和黑色素细胞缺乏，以及发育不良的毛干。毛囊在毛母质完全退化后进入休止期末期。头皮病理活检的水平切片可以观察到生长期毛囊与退行期毛囊的比例降低，休止期和退行期毛发的数量显著增加[142,143]（图5.6e）。终毛与毳毛的比例降低，毳毛数量逆转性增加。除非毳毛受累，否则真皮中上部的炎症一般不明显。

慢性AA患者的受累毛囊停滞于休止期终末阶段。这时毛球周围的炎症浸润可能伴有朗格汉斯细胞数量的增加[144]、毛囊密度的降低和毛囊微小化。完全康复的患者，正常毛囊的毛球周围没有或只有少量的淋巴细胞浸润，毛发密度没有降低。

AA各阶段均可有毛球周围淋巴细胞浸润和在纤维条索中检测到嗜酸性粒细胞。在一些没有毛球周围淋巴细胞浸润的活检标本中，除了联系临床表现，这一特征也有助于AA的诊断[145]。此外在一小部分AA切片中还可见到肥大细胞[146]。

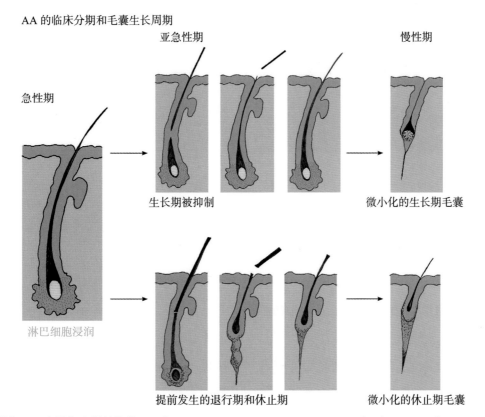

图5.5　急性期、亚急性期和慢性期的AA［Whiting DA. Arch Dermatol, 2003. 139（12）：1555-9.］

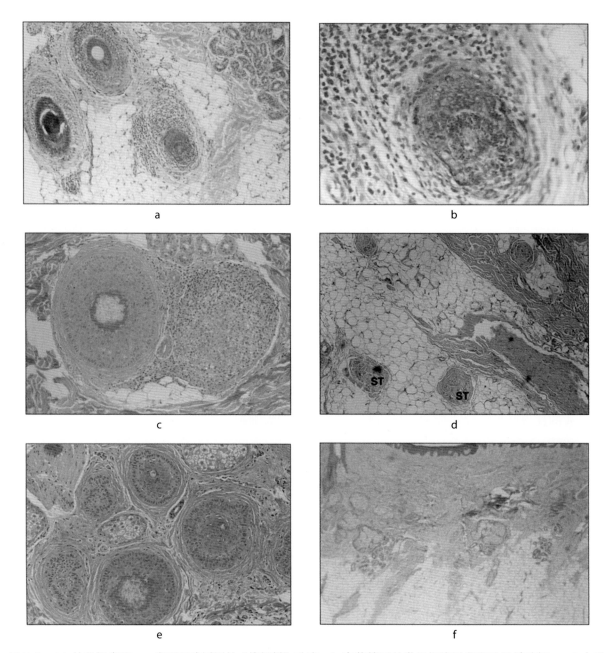

图 5.6　AA 的组织病理。a. 皮下毛球周围的"蜂拥样"改变。b. 高倍镜下的淋巴细胞浸润和毛母质破坏。c. 2 个毛囊，一个有明显的淋巴细胞浸润，另一个没有。这说明 AA 是高度异质性的，它的异质性不仅体现在同一头皮上，还体现在同一毛囊内。d. AA 中的毛囊条索（follicular stellae，ST）。e. AA 中大量的休止期毛发，这个视野内几乎所有毛囊都处于休止期。f. 慢性 AA 中毛囊减少（图片由 Dr. Magda Martinka、Dr. David Shum 和 Dr. Martin Trotter 提供）

　　AA 头皮的毛囊显微分离后用电子显微镜检查发现，无论是受累的还是临床正常的毛囊，毛囊的毛乳头均存在超微结构异常[147]。这表明，包括片状脱发在内的 AA 的发生过程都不是局限性的。临床表现正常的 AA 毛囊的免疫组化检查显示，ICAM-1 在毛乳头、毛母

质和外毛根鞘的角质形成细胞中显著表达[148]。

　　AA 在病理上应与雄激素性脱发、休止期脱发、拔毛症和梅毒性脱发相鉴别。雄激素性脱发可见毛发微小化，无明显的毛球水平淋巴细胞浸润，无明显的纤维条索内色素失禁。休止期脱发无明显的毛发微小化。生长期空毛

囊、退行性毛囊增多、毛发软化现象、毛囊漏斗部的色素管型都是拔毛症的特征。梅毒性脱发与 AA 很难鉴别。梅毒性脱发在毛囊峡部可见浆细胞，而在毛球周围无嗜酸性粒细胞和大量淋巴细胞。若毛球周围出现嗜酸性粒细胞和淋巴细胞则强烈提示 AA[149]。

临床特征

AA 可呈现不同的临床特征。患者通常主诉突发明显的脱发。AA 的特征性皮损为累及头皮或身体任何有毛发的区域的圆形或椭圆形、无毛、光滑的脱发斑（图 5.7a，图 5.7d）。

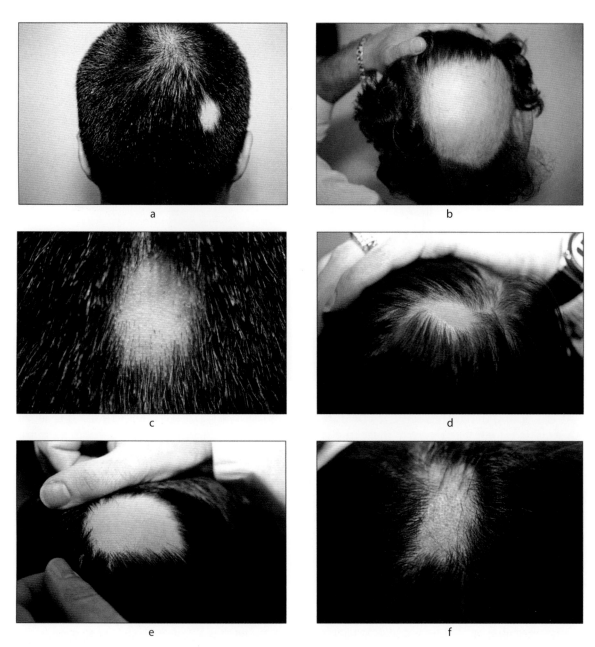

图 5.7 局限性 AA。反复出现单个脱发斑的患者。a. 单发的、小的圆形脱发斑。b. 单发的、"像婴儿的屁股一样光秃秃"的大圆形脱发斑。c. 含有断发的皮肤颜色的脱发斑。d. 桃红色的 AA 脱发斑。e. 另一个桃红色的 AA 脱发斑。f. 红色的 AA 脱发斑，这个患者在脱发期该部位有灼烧感

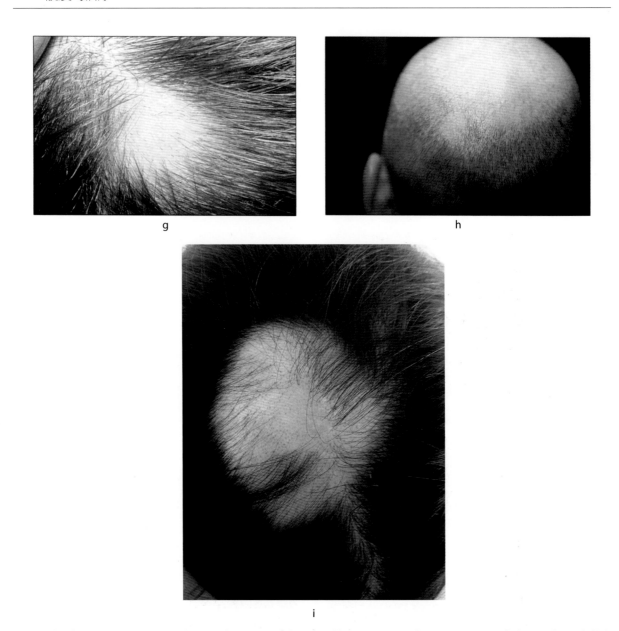

图 5.7（续） g. 活动期可以出现惊叹号毛发（Dr. Harvey Lui 提供）。h. 局限性脱发斑可以长时间存在，这位 40 岁的患者同一部位同样大小的脱发斑持续存在了 10 年，且十多年来没有出现其他部位的脱发。i. 残留完整毛发的 AA 脱发斑

脱发斑可为淡桃红色或淡粉红色（图 5.7b，图 5.7e~f）。脱落的毛发包括完整的毛发和断裂的毛发（图 5.7c，图 5.7i）。脱落的完整毛发是生长期或休止期的营养不良毛发。断发是由于皮质和髓质的损伤导致毛干远端断裂[150]，形成远端粗近端细的外观，因此这类毛发被描述为"惊叹号毛发"（图 5.7g）。脱发斑边缘拉发试验阳性提示疾病活跃。虽然大多数脱发是无症状

的，但一些患者在脱发斑出现前会有轻至中度的瘙痒、压痛、烧灼感或疼痛。

AA 的临床症状根据脱发的模式或严重程度进行分类。根据脱发模式 AA 可分为：斑片型 AA，表现为圆形或椭圆形的脱发斑（最常见）；网状 AA，表现为片状脱发的网状模式；带状匍行性 AA，表现为颞枕部头皮的脱发；反匍行性 AA（sisapho）[151]，一种罕见的额顶

头皮的带状脱发（与匍行性 AA 正好相反）[152]；弥漫性 AA，即整个头皮的毛发密度弥漫性降低（图 5.8）。

　　按病情严重程度 AA 可分为：头皮局限性脱发；AT，表现为头皮毛发 100% 脱落；AU，表现为头皮毛发和体毛 100% 脱落（图 5.9）。任何有毛发的部位都可能受累。凡是有毛发的地方就可能发生 AA！胡须 AA 很常见，四肢或胸部的躯体 AA 也很常见（图 5.10，图 5.11）。

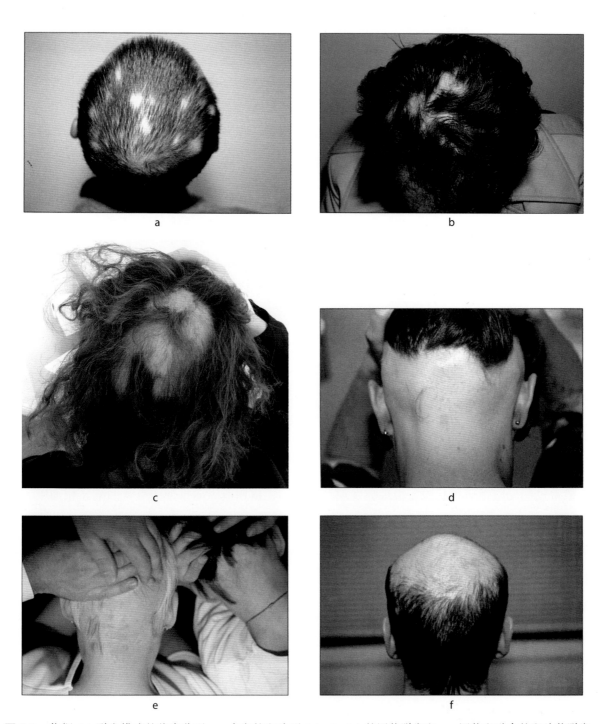

图 5.8　依据 AA 脱发模式的临床分型。a. 多发的斑片型 AA。b. AA 的网状脱发斑。c. 网状和融合的斑片状脱发。d. 匍行性 AA。e. 母亲和女儿同时患有匍行性 AA

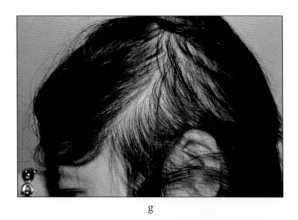

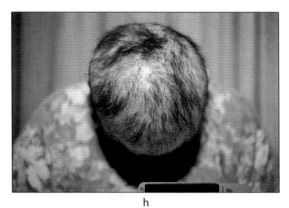

g

h

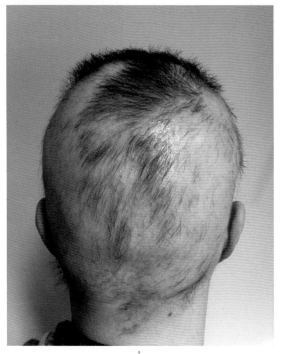

i

图 5.8（续）　g. 不伴有局限性脱发斑的早期弥漫性 AA。h 和 i. 重度弥漫性 AA

最常见的局限性斑片状脱发很难被发现。AA 首先再生的毛发通常是白色的，随后才出现有色毛发。而有色毛发通常首先脱落，只留下白色毛发（图 5.12）。在同一患者中毛发再生和脱发斑可以并存。

AA 与甲营养不良有关。AA 中甲营养不良的发生率为 10%~66%[153]，这取决于甲营养不良的诊断水平。甲改变可累及一个、多个或所有指甲，其发病也可先于、伴随或跟随 AA 的发生。AA 相关的甲改变包括不规则形状的、横向或纵向排列的点状凹陷，粗面甲（纵脊形成砂纸样外观），Beau 氏线（与甲等宽、与甲半月边缘一致的横沟），脆甲症，脱甲症（甲分离伴甲脱落），凹面甲（甲板背侧呈凹面），点状或横向白甲[154-158]（图 5.13）。

诊断

通常 AA 依据临床表现即可确诊。有必要仔细检查患者的每一处头皮和躯体以确定所有

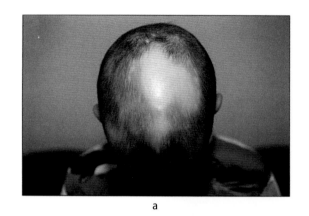

a

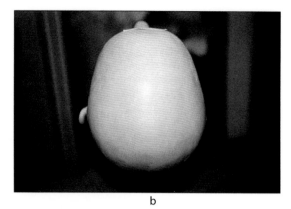

b

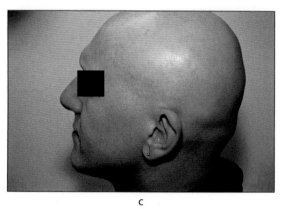

c

图 5.9　依据 AA 病情严重程度分类的临床类型。a. 典型的圆形斑片状脱发的 AA 患者。b. 100% 全头皮受累的 AT 患者。c. 一位包括睫毛、眉毛在内的全身毛发脱落的成年 AU 患者

的 AA 病灶。用 10~100 倍放大镜（皮肤镜或毛发镜）检查毛囊开口以排除瘢痕性脱发。毛发镜还可用于识别惊叹号毛发、黄点征和黑点征[159-161]。拉发试验可用于评估病灶边缘和头皮不同区域的疾病活动度程度。测量单个皮损的尺寸和拍照记录有助于追踪病情进展和记录治疗效果。毛发镜下查见营养不良毛发数量增多将有助于弥漫性 AA 的诊断。对于诊断不明的病例，建议在病灶边缘用 4 mm 环钻进行病理活检[162]。

实验室检查

由于 AA 常与包括桥本甲状腺炎在内的甲状腺疾病相关，故应检查促甲状腺激素和甲状腺自身抗体水平[50,163-167]。微量元素缺乏也可能影响毛发生长，故还应检查铁蛋白、维生素 D、维生素 B_{12}、硒、锌和铜的水平[168]。

预后

AA 的进程是不可预测的。AA 患者的病情通常是反反复复的。脱落的毛发可能会完全再生、部分再生或无法再生。大多数患者在没有接受治疗的情况下脱发也能在 1 年内完全再生。然而，7%~10% 的患者呈现严重的慢性脱发。不良预后的指标包括特应性体质、合并其他免疫疾病、有 AA 家族史、发病年龄小、伴随甲营养不良、重度脱发和匐行性 AA[118,162,169]。

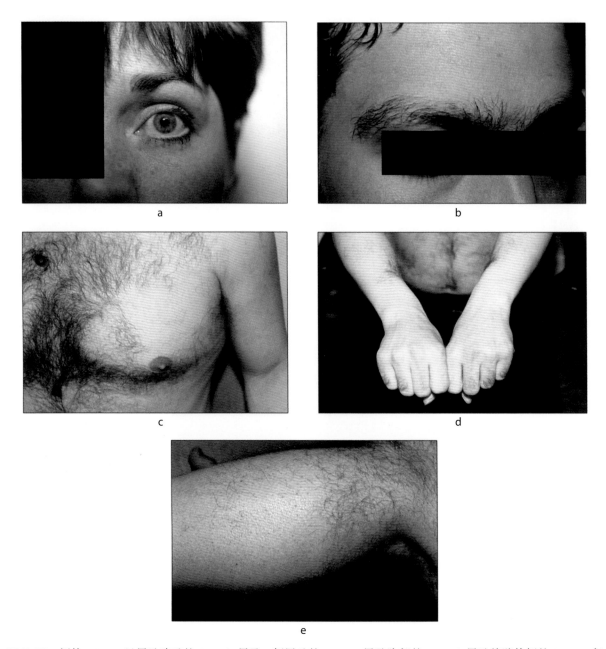

图 5.10 颅外 AA。a. 只累及睫毛的 AA。b. 累及一侧眉毛的 AA。c. 累及胸部的 AA。d. 累及前臂伸侧的 AA。e. 仅累及小腿外侧的 AA

鉴别诊断

临床上，AA 需要与瘢痕性脱发、休止期脱发、雄激素性脱发（AGA）、拔毛症、牵拉性脱发、颞部三角形秃发（temporal triangular alopecia，TTA）、压力性脱发（pressure-induced alopecia，PIA）和头癣进行鉴别（图 5.14）。休止期脱发一般累及整个头皮，而 AA 的脱发通常是斑片状的。AA 脱落的毛发可以是休止期毛发或营养不良的生长期毛发，而休止期脱发则只脱落休止期的毛发。AGA 通常具有典型的脱发模式，却没有明显的脱发。AGA 拉

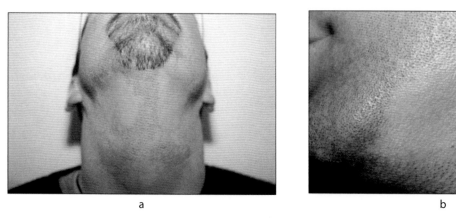

a

b

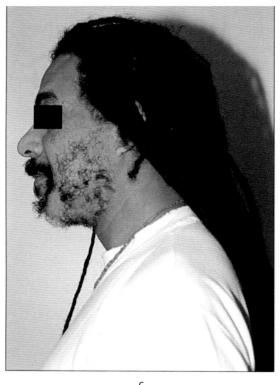

c

图 5.11　胡须 AA 是很常见的。a. 胡须区域的不规则的斑块。b. 胡须 AA 特征性的桃红色。c. 胡须区域严重的 AA，但长发绺的头部却完全不受影响

发试验通常为阴性。拔毛症和牵拉性脱发可以见到明显的扭曲发和断发。头癣通常可见到炎症性改变。但是最容易与 AA 混淆的是非炎症性头癣。需要仔细寻找头癣的特征性鳞屑。必要时可给予氢氧化钾制剂和真菌培养以区分非炎症性头癣与 AA。如果患者的伍德灯检查表现出明显的癣荧光则有助于诊断。在加拿大不列颠哥伦比亚省和德国，最常见的头癣——犬小孢子菌所致的头癣就是荧光阳性。

颞部三角形秃发（TTA）与 AA 很相似。TTA 的终身发病率为 0.11%[170]，比 AA 小 10 倍。TTA 表现为额颞缝部位的三角形、椭圆形或刺片状非瘢痕性脱发。TTA 是先天性的还是后天获得性的一直存在争议。必要时需要

通过活检来鉴别 TTA 和 AA。组织学上 TTA 没有明显的毛球周围淋巴细胞浸润。压力性脱发[170-174]（PIA）有时与 AA 很相似，患者通常有昏迷史或手术史。临床上，PIA 通常会伴有瘢痕形成。AA 的皮损偶尔会非常有光泽和光滑，以致很难看到毛囊开口，这时斑片型 AA 就很难与假性斑秃鉴别。

治疗

要了解 AA 的现代治疗最好先了解其历史。19 世纪，Bateman[175] 撰写的关于 AA 的文章中提到使用腐蚀性物质使脱发处产生大疱可治疗 AA。他主张使用一种由狼牙油、松节油、芥末油和黑胡椒配制的药膏。虽然这药膏

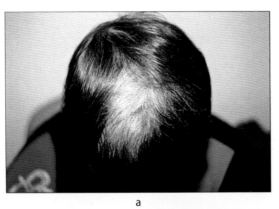

a

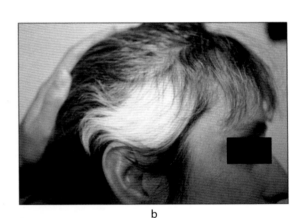

b

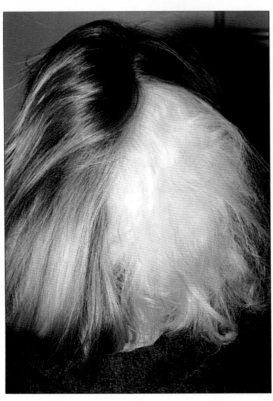

c

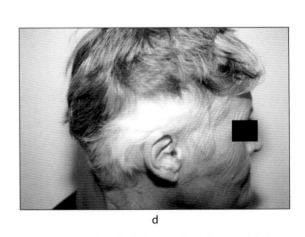

d

图 5.12　白发、白癜风和 AA。a. 一名曾被误诊为拔毛症的儿童重新长出来的白色头发，这证明其诊断应为 AA。b 和 c. 头皮单侧的新生白发。d. 匍行性 AA 的区域重新长出白发

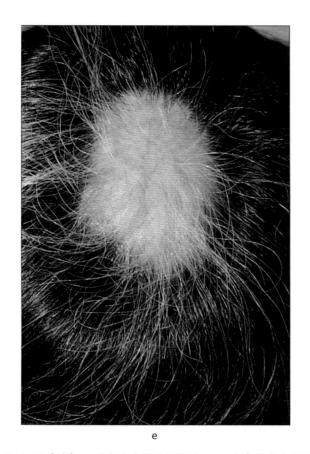

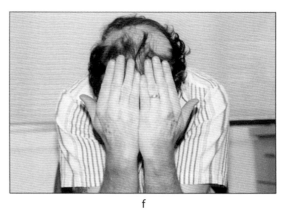

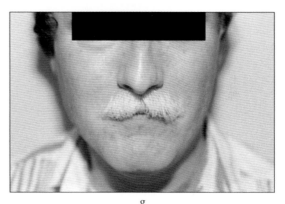

图 5.12（续） e. 遗留有白发的局限性 AA。f. 合并有白癜风的 AA。g. 白癜风患者的白胡子

看起来很粗糙，但它与现代治疗的观点是类似的，即通过引起水疱、红斑和自身免疫反应来改变毛囊周围的免疫环境。尽管在这 200 年里医学一直在发展，但治疗 AA 的一些基本原则仍然没有改变。

评估有关 AA 治疗的文献是很困难的，无论是患者基线还是"成功"或"显效"等术语之间的差异太大了。大多数研究的分组为 AT/AU 组与斑片型 AA 组。AT/AU 组是治疗更难、病情更重的一组，无疑会具有不同的预后和治疗反应，研究结果因此会发生偏移。但很少有研究将 AT/AU 与斑片型 AA 区分开来。研究分组的不足会对疗效评估产生深远的影响。遗憾的是，AA 的治疗非常困难，没有特效的

治疗方法。尽管 FDA 从未批准任何药物用于 AA，但并不意味着没有有效的治疗方法。

由于 AA 不可预估且可自行缓解，因此对于 AA 疗效的评估，特别是斑片型 AA，是最困难的。为了获得充分的和有统计学意义的疗效证据就需要很大的样本量。但大多数已发表的关于 AA 的研究都是小规模的。半头部自身对照研究的证据是强有力的，但已经发表的该类型研究是针对以 AT/AU 为主的患者群。1999 年，Olsen 等发表了斑秃调查评估指南。该指南有助于建立 AA 临床研究的纳入和评估标准，且对于促进协作、数据对比和受累头皮范围的测量也是非常有帮助的 [176]。指南强调，AT 和 AU 与 AA 是不同的疾病状态，必

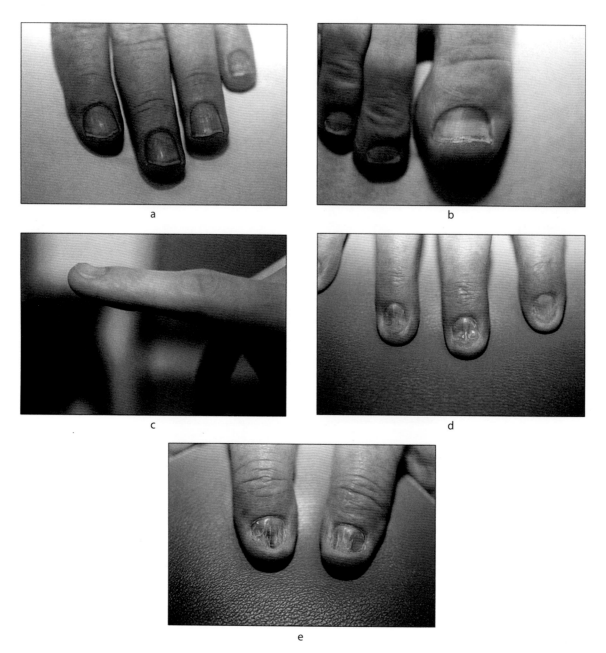

图 5.13　甲改变与斑秃。a. 手指甲粗面甲和红色半月弧。b. 趾甲红色半月弧。c. 在 AA 中可见匙状甲。d 和 e. 伴有严重甲营养不良的 AA

须分开讨论这些疾病的治疗有效性。皮肤科医生在评估治疗 AA 的疗效时，务必要了解并意识到这种区分的重要性。"显效"和"成功再生"这 2 个术语在不同研究中的使用也是不同的。指南已帮助我们定义"成功再生"。大多数皮肤科医生认为，成功再生指达到美学上可

以接受的再生，即意味着能够不戴假发或帽子。因此，确定对照研究中"显效"的定义就尤为重要了。

目前，所有 AA 的治疗都是治标不治本。局部治疗仅针对局部有效，并不能防止疾病的进展。此外，由于 AA 具有慢性病的特征，治

疗可能是长期的。局部／病灶内／全身使用皮质类固醇、局部免疫疗法、地蒽酚、米诺地尔和光化学疗法都目前可用于 AA 的治疗。美国皮肤病学会已出版了 AA 的治疗指南[177]。3 大主要因素决定了 AA 的治疗方案：头皮受累程度、患者年龄和患者预期。

皮质类固醇

皮质类固醇主要的作用机制是免疫抑制。然而，Sawaya 和 Hordinsky 观察到 AA 患者有一些与类固醇相关的生化异常[178]。他们在 AA 患者中发现结合的 2 型糖皮质激素受体

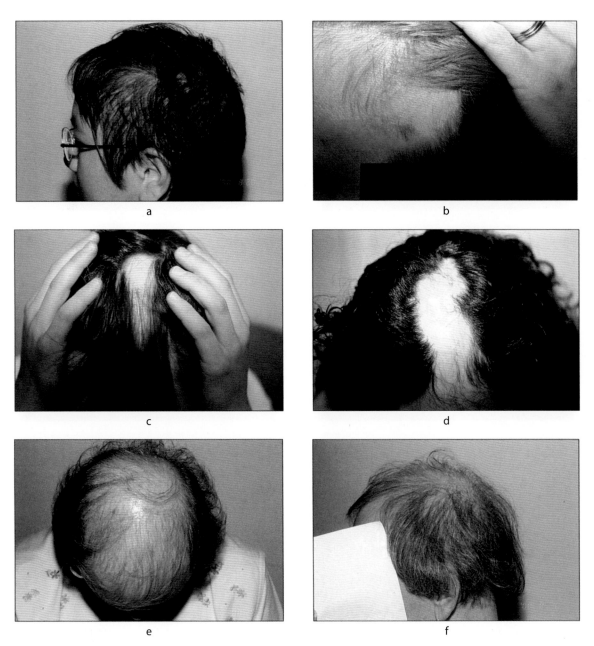

图 5.14　AA 的鉴别诊断。a. 这是 1 例活检证实的、容易与休止期脱发相混淆的早期弥漫性 AA。b. 颞部三角形秃发与 AA 很相似。c. AA 可能是线性的，与局限性硬皮病相似。d. AA 样的局限性硬皮病，关键是检查毛囊开口是否存在，但是在有光泽、光滑的头皮上可能很难发现毛囊开口。e 和 f. 症状表现类似 AGA 的女性 AA 患者

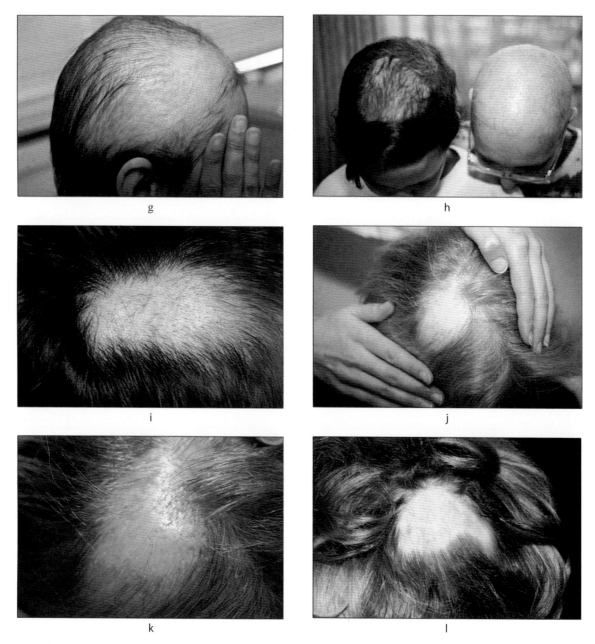

图 5.14（续） g. 很容易与 AA 患者混淆的拔毛症患者。h. 同时患有拔毛症的母女。i. 拔毛症患者的断发。j 和 k. 类似 AA 的假性斑秃，注意毛囊开口的消失。l. 症状表现类似 AA 的术后压力性脱发，但通常压力性脱发有明显的瘢痕

（glucocorticoid receptor，GCR）出现异常。该受体可影响长期、缓慢生长的细胞的细胞周期。对 15 例未经治疗的 AA 患者进行头皮活检发现未结合的 GCR 增加了 2 倍，从而导致抑制细胞转录。研究还发现，低浓度的钙调蛋白可刺激细胞激酶，促进激素与 GCR 结合。这提示钙调蛋白代谢异常导致 AA 患者 2 型 GCR 激活异常。这解释了为什么 AA 患者在使用糖皮质激素进行治疗时毛发生长的反应不同 [178]。

皮损内注射糖皮质激素

皮损内注射糖皮质激素是头皮受累范围小于 50% 的 AA 患者的一线治疗方法 [179]，也是局限性 AA 的标准治疗方法 [180]。Porter 和

Burton[181]认为曲安奈德治疗的有效率为64%，而溶解性较差、更易导致皮肤萎缩的己内酯曲安奈德的治疗有效率为97%。Price[179]、Shapiro[182]、Mitchell和Krull[169]、Whiting[183]、Bergfeld[184]以及Thiers[185]更推荐使用曲安奈德治疗。曲安奈德可用利多卡因或无菌生理盐水稀释，其治疗浓度为2.5~10.0 mg/ml。关于治疗浓度，Price[179]推荐10 mg/ml，Whiting[183]推荐5~10 mg/ml，Shapiro[182]推荐5 mg/ml，Bergfeld推荐2.5~5 mg/ml[184]，Thiers[185]推荐3.3 mg/ml。

在我们的毛发门诊，曲安奈德治疗头皮AA的浓度为5mg/ml，最大剂量为3 ml。2.5 mg/ml的低浓度曲安奈德用于胡须和眉毛区域的治疗。用长0.5英寸（约1.3 cm）的30号针进行多点皮内注射，每个点注射0.1 ml，间隔约1 cm。毛发再生通常出现在4~8周内。每4~6周注射1次。

主要的副作用是轻度的暂时性皮肤萎缩。为预防该副作用应避免每个点的注射量过大、注射过于频繁或太浅（表皮内）。注射前1小时可用表面麻醉软膏（含2.5%利多卡因和2.5%丙胺卡因）厚层封包。但在富含毛发的头皮上涂抹这种软膏比较困难。由于注射产生疼痛，小于10岁的儿童通常不给予皮损内注射皮质类固醇治疗。如果治疗6个月后没有反应，这些患者的头皮可能缺乏充足的皮质类固醇受体，应停止继续给予皮损内注射皮质类固醇治疗[178]（图5.15）。

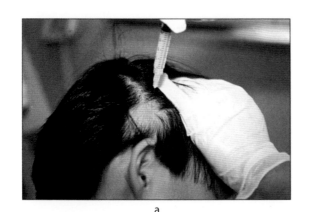

a

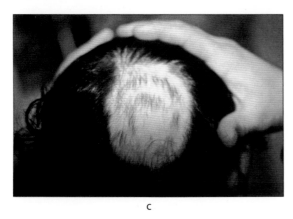

c

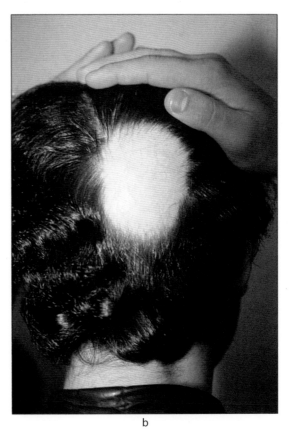

b

图5.15　皮损内注射皮质类固醇治疗AA。a.用3 ml注射器和30号针头注射5 mg/ml曲安奈德。b.注射前的脱发斑。c.同一块脱发斑在注射治疗2个月后

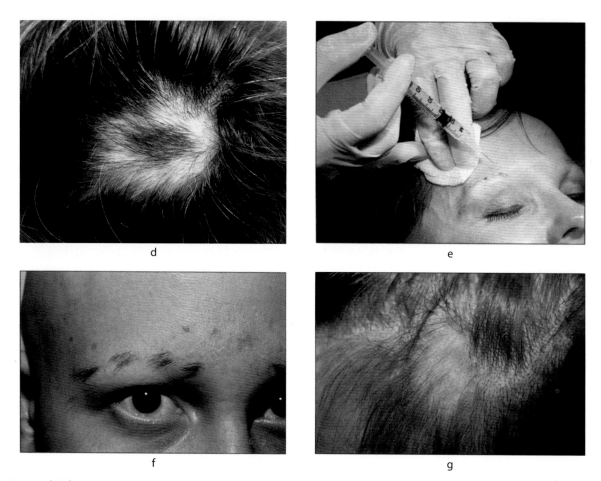

图 5.15（续） d. 注射后 2 个月脱发斑中央出现毛发再生，同时向秃发面积四周扩展。e. 使用 2.5 mg/ml 曲安奈德注射眉毛，每侧眉毛注射 0.5 ml。f. 4 周后眉毛再生，注射治疗每 4 周进行 1 次，下一次在再生眉毛之间注射。g. 注射40 mg/ml 曲安奈德后继发皮肤萎缩，该剂量是推荐剂量的 4~8 倍

局部外用皮质类固醇

外用皮质类固醇常被用于治疗 AA。然而关于其有效性的证据很少。文献中提到丙酸氯倍他索[186,187]、戊酸倍他米松[188]、丙酮氟喹诺酮[189,190]、哈西奈德[191]和地塞米松[192]具有一些疗效。[193]

Pascher 等进行的一项半头部对照研究中，将 0.2% 氟喹诺酮醋酸霜外用（一天 2次）与安慰剂进行比较。治疗组 54% 的患者出现单侧毛发再生，而对照组为 0%[190]。针对脱发面积小于 26% 的患者进行的一项多中心、前瞻性、随机、对照的盲试验显示，61%使用 0.1% 戊酸倍他米松泡沫剂的患者的毛发再生率大于 75%，使用 0.05% 二丙酸倍他米松洗剂的患者的毛发再生率为 27%[188]。Tosti等人对 AT/AU 患者采用 0.05% 丙酸氯倍他索软膏进行单侧封包治疗，17.8% 患者的治疗侧获得了长期的疗效[186]。Fiedler[194] 认为 0.05%二丙酸倍他米松乳膏和米诺地尔联合使用优于单独用药。其研究提到重度难治性 AA 经过16 周治疗后效果良好的病例中，使用安慰剂的占 13%，使用 0.05% 二丙酸倍他米松的占22%，使用 5% 米诺地尔的占 27%，使用 5%

米诺地尔和 0.05% 二丙酸倍他米松联合治疗的占 56%，这表明联合用药具有协同效应。

外用皮质类固醇的副作用包括毛囊炎（软膏比泡沫剂的副作用更多）和极少发生的皮肤萎缩和毛细血管扩张[186,190]。血液中皮质醇和促肾上腺皮质激素的水平未观察到显著变化[187]。

米诺地尔

米诺地尔是一种促进毛发生长的生物反应调节剂。米诺地尔可刺激毛囊 DNA 的合成，可直接影响毛囊角质细胞在体外的增殖分化，还可非血流作用依赖地、直接调节毛发的生理[195,196]。米诺地尔并不具有免疫调节作用[197]。

与低浓度相比，5% 的米诺地尔溶液是最有效的浓度[198-202]。显然其中存在剂量 - 反应效应[198-202]。对于 1 年内头皮受累面积达到 20%~99% 的 AA 患者，约 40% 的患者局部使用 5% 米诺地尔溶液后毛发再生达到美观要求[201]。病情越轻治疗效果越好。不能期望米

诺地尔治疗 AT/AU 有效[201]。局部外用 5% 米诺地尔溶液治疗斑片型 AA，每天使用 2 次。毛发再生通常出现在 12 周后，治疗 1 年后疗效达到最大，必须持续治疗直到病情缓解。米诺地尔可以用于头皮和眉毛区域以及男性的胡须区域。

尽管有研究报道外用米诺地尔无效[203-205]，但这些研究都没有使用 5% 的浓度。更重要的是，这些研究纳入的大多是 AT/AU 患者，不应期望外用 5% 米诺地尔溶液能有效治疗这一类难治性 AA。

地蒽酚或二丙酸倍他米松可增强米诺地尔的疗效[194]。当联合用药时，应在第 2 次使用米诺地尔 2 小时后使用地蒽酚。或使用米诺地尔 30 分钟后使用倍他米松乳膏，每日 2 次（图 5.16）。虽然联合治疗比单独用药治疗更有效，但这种治疗仍对 AT/AU 无效。米诺地尔的副作用很少见，其副作用包括局部刺激、过敏性接触性皮炎和面部毛发生长（图 5.17），这些症状在继续治疗后趋于减少。米诺地尔全身吸收极少[179]。

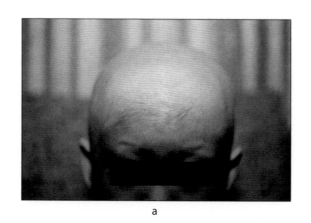
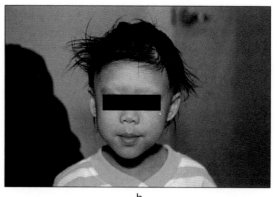

图 5.16　米诺地尔和二丙酸倍他米松的联合治疗。a. 有 2 年病史的 4 岁 AA 患者。b. 经过 8 个月的治疗，毛发再生达到满意的外观，但很难知道这到底是治疗作用还是自然的再生

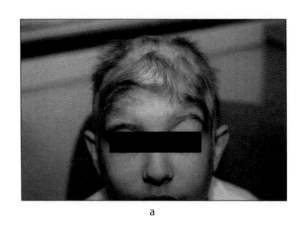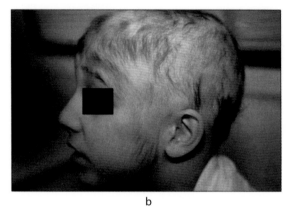

图 5.17　外用米诺地尔引起的多毛症。一名 5 岁男孩外用 5% 米诺地尔 6 个多月，前额和脸颊出现明显的对称性多毛症

地蒽酚

地蒽酚在治疗银屑病等疾病中具有非特异性免疫调节作用（抗朗格汉斯细胞）[206]。就像银屑病一样，刺激不是治疗有效性的必要条件。有文献认为皮肤刺激对治疗 AA 不起作用[207,208]。

斑片型 AA 通过地蒽酚治疗达到美观要求的毛发再生率为 20%~25%[209]。Schmoeckel 等[210] 在半头对照研究中通过照片证实了地蒽酚的优势，即对斑片型 AA 有效。

0.5%~1.0% 地蒽酚霜每日使用 1 次[179,182,209,211]，最好让药物在皮肤上短时间停留。每天停留 20~30 分钟，持续 2 周，然后每天停留 45 分钟，持续 2 周，最多每天停留 1 小时。地蒽酚不能用于眉毛或胡须区域。部分患者可耐受过夜停留[179]。当治疗有效时，新生毛发通常在 3 个月内出现。可能需要 24 周或更长的时间才能达到美观要求。由于地蒽酚具有良好的安全性，故可用于儿童。如前所述，地蒽酚与米诺地尔联合治疗具有协同作用[212]。

Nelson 和 Spielvogel 针对地蒽酚的研究则得出了阴性的结论[213]。在这个纳入 10 人的小型研究中，AT/AU 患者被归入斑片型 AA 患者中，且没有说明其中 AT/AU 患者的人数。地蒽酚对 AT/AU 的疗效与对斑片型 AA 的疗效应该不太一样。

地蒽酚的副作用包括刺激作用、鳞屑、毛囊炎和局部淋巴结病。应告诫患者避免地蒽酚进入眼睛，治疗处皮肤应加强防晒，并注意避免治疗处皮肤、衣服被药物染色（图 5.18）。

局部免疫治疗

局部免疫治疗是治疗慢性重度 AA 最有效、最安全的方法。系统性皮质类固醇治疗可能最有效，但大多数皮肤科医生都不能接受其副作用。3 种接触性增敏剂被广泛应用于 AA 的治疗：二苯基环丙烯酮（DPCP）、二硝基氯苯（dinitrochlorobenzene，DNCB）和方正酸二丁酯（SADBE）。

局部免疫治疗的作用机制尚不清楚。局部增敏剂的免疫调节作用包括降低毛球周围 CD4+/CD8+T 淋巴细胞比值[214]，以及促进 T 淋巴细胞从毛囊周围转移到毛囊和真皮内。

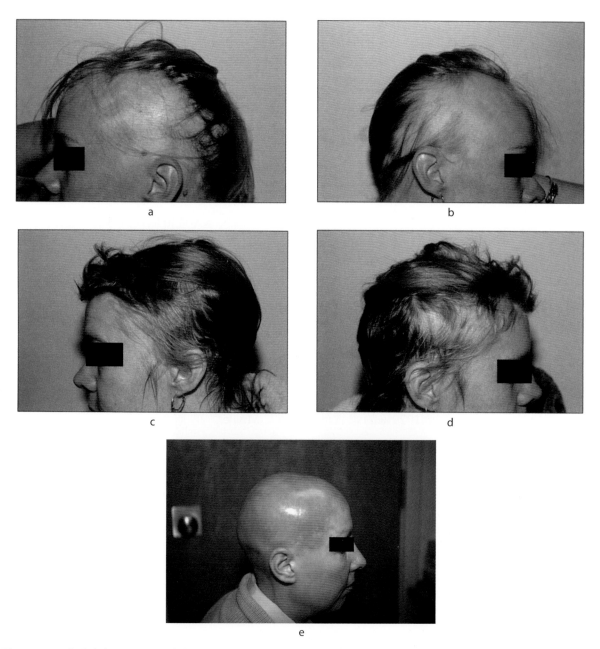

图 5.18 地蒽酚治疗 AA。a. 27 岁女性患 AA 8 个月，治疗前左侧 AA。b. 治疗前右侧 AA。c. 左侧使用 1% 地蒽酚乳膏每日 1 小时，治疗 4 个月后毛发再生。d. 右侧未给予任何治疗，4 个月后毛发再生，但毛发数量少于治疗侧，可见治疗侧的效果明显更好。e. 地蒽酚导致的皮肤显著红斑

研究发现免疫原可吸引新的 T 细胞群进入治疗区域的头皮，以消除 AA 的抗原刺激。Happle 提出了抗原竞争的理论[214,215]。该理论认为，抑制性 T 细胞将对其所在区域内的毛发相关抗原的自身免疫反应产生非特异性的抑制作用，从而促进毛发重新生长。免疫原可干扰毛囊角质形成细胞产生或持续产生促炎细胞因子。仔细剖析接触性皮炎治疗 AA 的作用机制是重要的，因为未来有可能通过特定的细胞因子或细胞因子抑制剂来模拟皮炎的功效。

二苯基环丙烯酮（DPCP）

DPCP 不仅可用于治疗 AA，还可作为免疫调节剂用于治疗黑色素瘤[216]和疣[217]。关于 DPCP 对 AA 的疗效的研究得出的结论各不相同。Van der Steen 等[218]的研究中纳入 139 例患者，病情缓解率为 50.4%，包括极好的疗效或令人满意的疗效。在 107 名单侧有效患者中，30 人复发并对后续治疗产生了耐药性。107 人中有 8 人产生了耐药性，耐药的标准为持续增加 DPCP 浓度直到 2.0% 仍未产生治疗所需要的皮炎，以至于所有再生毛发脱落。107 人中有 3 人在未治疗侧的头皮上出现异常的毛发再生，这种现象被称为易位。

Hull 和 Norris[219]的研究中 29% 的患者的治疗效果达到美观要求。MacDonald-Hull[220]观察了治疗后 6 个月内的复发率。他们发现，19 人中有 7 人（37%）在停止治疗 6 个月后没有出现脱发。尽管 53% 的患者出现斑片状脱发，10% 的患者再生毛发全部脱落，但有 68% 的患者治疗 6 个月后头皮仍可满足美观要求。MacDonald-Hull 和 Hull 等[220,221]针对 DPCP 进行了更大规模的研究，78 名患者中，25 人（32%）毛发完全恢复，作者认为毛发再生的关键是诱发过敏反应。

在迄今为止规模最大的纳入 148 例 AA 患者的研究中，Wiseman 等[222]通过 Kaplan-Meier 生存分析计算出治疗达到美观要求所需的时间，并利用 Cox 回归模型确定了毛发再生的预测因素。生存分析模型显示 32 个月累计缓解率为 77.9%。治疗效果达到美观要求的比例为：脱发面积达 100% 者为 17.4%，脱发面积达 75%~99% 者为 60.3%，脱发面积达 50%~74% 者为 88.1%，脱发面积达 25%~49% 者为 100%。临床效果在治疗开始后 3 个月开始出现。显著影响疗效的因素包括病情严重程度和发病年龄。发病年龄早的患者治疗效果差。因此，AT/AU 和早期发病应归为一个独立的预后组。这与 Colombe 等[5]认为该群体是一个独特的 AA 亚群的观点吻合。症状持续时间、特应性反应和甲改变与疗效没有关联。

Gordon 等[223]的研究显示 48 名患者中有 38% 的患者通过 DPCP 治疗达到美观要求。Perini 等[116]的研究显示 68 例患者中 70.6% 的患者的症状缓解，30.9% 的患者的毛发完全再生，唯一与疗效有关的预后指标是病情严重程度。Monk[224]的研究中 33%（6/18 例）的患者治疗后达到美观要求。Hatzis 等[225]的研究中毛发再生率为 24%（11/45 例）。Ashworth 等人的研究中疗效仅为 1/26[226]。Orecchia 和 Rabbiosi[227]的研究中成功率为 1/26。Berth-Jones 和 Hutchinson[228]的研究中 6 个月的 DPCP 治疗显效率只有 18%，与异丙肌苷（inosiplex）的疗效无显著差异。Shapiro 等[229]的研究显示 5% 米诺地尔与 DPCP 联合治疗的疗效并不优于单独使用 DPCP。

对于儿童的治疗，Hull 等[230]治疗了 12 名 5~15 岁的儿童，其中 33% 的儿童的毛发完全再生。停止治疗 6 个月后，毛发完全再生的 4 名儿童中 3 人未复发。

在 Ames 试验中 DPCP 不具有致突变性，在鸡胚试验和小鼠致畸试验中均未检测到 DPCP 具有致畸性和器官毒性[231]。对 18 名接受 0.5 ml 的 1% DPCP 头皮治疗的 AA 患者的血清和尿液样本进行分析，血清和尿液中均未检测到 DPCP。这些结果证明 DPCP 并不会经皮肤吸收[232]。商用 DPCP 含有一种 Ames 试验阳性的二溴丁酮前体[233,234]。因此，建议将 DPCP 按照 van der Steen 等[231] 的方法进行纯化，或由药学家对 DPCP 样品进行高压液相色谱法分析以确保药物内检测不到二溴丁酮。DPCP 在光照下可降解，因此必须储存在琥珀色的瓶子里。在我们诊所，DPCP 用丙酮溶解并用特殊的容器存放在远离工作人员的冰箱中。

DPCP 局部免疫疗法适用于脱发面积超过 50% 头皮的成年患者。对于脱发面积小于 50% 的患者，只有在其他所有方法（如病灶内使用皮质类固醇、5% 米诺地尔联合皮质类固醇外用、外用地蒽酚）无效的情况下，我们才使用 DPCP。正如 Perret 等[235,236] 建议的，应充分告知患者该治疗的实验性质、治疗缺乏足够的毒理学证据、毛发再生的概率、可能出现的副作用和治疗无效的可能性。必须提醒患者，治疗需要诱发过敏性接触性皮炎，这是治疗有效的必要条件。还应该征求当地伦理委员会的同意。

我们使用 DPCP 的方法如下：治疗前需要仔细地评估每个患者的风险和收益，并签署知情同意书。鼓励患者接触并观察其他正在接受治疗的患者。

治疗后的要求包括以下几点。

（1）治疗后 48 小时内不应清洗头皮或头发。

（2）头皮必须严格避光。可以戴上假发或围巾。

（3）患者须保证每周治疗 1 次并连续治疗至少 24 周。

（4）为缓解治疗后的轻度炎症反应可外用低效皮质类固醇。如发生严重过敏反应，患者须立即就医。

DPCP 是在丙酮基中合成，并储存在不透明的瓶中以防止光降解。由于药物开封后的保质期大约是 6 个月，所有的瓶子都须注明开封日期。我们定期用高压液相色谱法检测 DPCP 的纯度。所有带螺旋盖的 DPCP 瓶都存放在一个带盖的大塑料箱中，以防止药品外溢和引起工作人员过敏。治疗 AA 的标准 DPCP 浓度梯度有：0.0001%、0.001%、0.01%、0.1%、0.5%、1.0% 和 2%。中间浓度是必要的。从 0.1% 到 1.0% 最好用 0.5% 的 DPCP 过度（图 5.19）。虽然 0.05% 和 0.25% 的浓度不是常规使用，但偶尔也会用于敏感的患者。

由于 DPCP 治疗可能引起工作人员过敏，因此在使用 DPCP 时有必要采取防护措施。工作人员必须戴手套并小心使用，防止皮肤接触 DPCP。如果使用 DPCP 的人出现湿疹，最好使用屏障霜并戴双层手套。治疗时应穿一件覆盖手臂的长袍，治疗后将其清洗干净。溅出的药剂应立即先用干毛巾、再用湿毛巾擦干净，以清除所有残留的 DPCP。曾有文献报道，有门诊由于 DPCP 导致大量工作人员过敏，从而不得不停止 DPCP 治疗项目[237]。

将厚棉签浸入瓶中蘸取 DPCP 溶液后涂抹在头皮上。如果需要再次浸湿棉签，可以使用眼药水滴管以防止污染药剂。这种棉签由长木棒和棉球构成。将棉花缠绕在棉棒周围形成一个结实的棉签，其厚度约为普通棉签的 3 倍（图 5.19）。普通棉签不能吸取足够的水分去

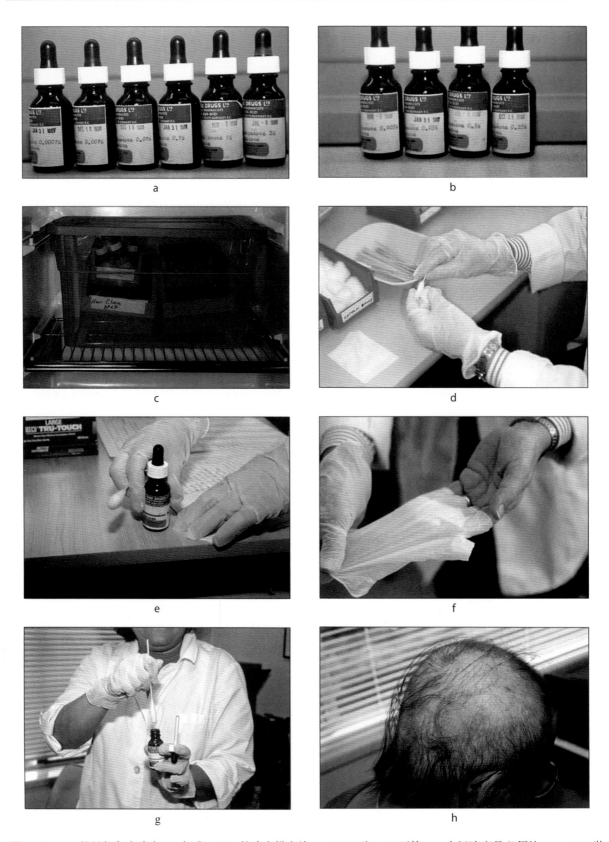

图 5.19 AA 的局部免疫治疗。a. 标准 DPCP 的浓度梯度从 0.0001% 到 2.0% 不等。b. 中间浓度是必须的。c. DPCP 装在一个塑料容器内，并储存在远离诊所的冰箱内。d. 将棉花绕在棉棒周围使其成为一个加强版棉签，其厚度约为普通棉签的 3 倍。e. 医生或护士在拿药剂瓶时必须戴手套。f. 治疗后，必须将手套内外翻转、小心地取下。g. 将棉签直接浸入瓶中，如果需要再次浸湿棉签可使用眼药水滴管将棉签浸透。h. 1 周前用 2% 浓度的 DPCP 溶液致敏的区域

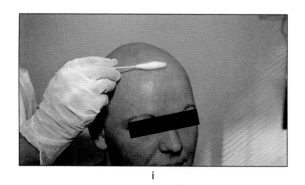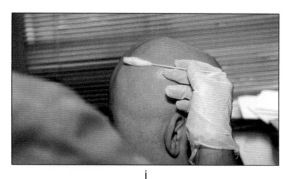

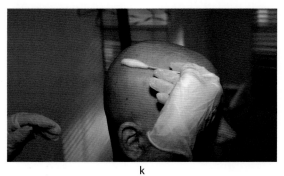

图 5.19（续）　i 和 j. 第一层为自前向后涂抹。k. 另一层为横向涂抹。先单侧涂药，直到出现毛发再生再治疗另一侧

充分涂抹头皮。

　　首次 DPCP 治疗是在患者枕部 4 cm×4 cm 的圆形区域涂抹 2% DPCP 的初始致敏剂量。长出毛发前患者每周都要复诊。1 周后，如果没有观察到反应或仅有轻至中度反应，则在单侧头皮上涂抹 0.0001% 的 DPCP 溶液。DPCP 涂 2 层，第一层自前向后涂抹，第二层横向涂抹。应避免涂抹在颈项部和假发胶带接触的区域，否则一旦该部位受到激惹，患者就无法继续戴假发。颈项部是一个非常敏感的区域，当头皮的其他部位还没有反应时，颈项部可能已经有反应了，这可能会干扰使用滴定法摸索正确的剂量。滴定的过程必须非常小心，严重的反应会使患者气馁、抗拒治疗。如果发现有明显的反应，这一周应暂停 DPCP 溶液治疗。

　　DPCP 在头皮上滞留 48 小时后洗掉。由于 DPCP 在光照下易降解，因此患者必须在涂药期间使用帽子、假发或围巾对头皮进行避光保护。1 周后再次使用 DPCP 涂抹治疗侧头皮，使治疗侧头皮的红斑、瘙痒或可耐受的轻度湿疹可以维持 36~48 小时。溶液浓度根据前一次的反应程度进行个体化调整。浓度各不相同（0.0001%、0.001%、0.01%、0.05%、0.1%、0.5%、1.0%、2.0%）。一旦治疗侧长出毛发，则开始治疗另一侧（图 5.20）。每周患者复诊时应对患者的反应严重程度和毛发生长情况进行评估。对湿疹的耐受性因人而异。医生最好认真倾听患者的意见。谨小慎微总比过于激进、引发严重反应要好。一旦患者由于无法忍受而停止治疗，就很难让他们恢复治疗。当患者熟悉治疗方法后，他们对治疗的耐受程度也会增强。

脱发完全再生后（图 5.20，图 5.21），应遵循 4 项原则逐渐减少治疗频率：每 2 周治疗 1 次、连续治疗 4 周，然后每 3 周治疗 1 次、连续治疗 4 周，依此类推。就诊次数将逐渐减少，直到患者再次出现脱发，这样来确定维持治疗的频率。维持治疗的频率因人而异，从 2 周到 2 个月不等。某患者曾停止治疗 4 年后才再次脱发。需要维持治疗说明 DPCP 治疗是治标不治本。

毛发再生至少需要 12 周，也有患者治疗了 41 周才出现单侧毛发再生。如果治疗 52 周都没有出现反应，则该患者可能不会对治疗有反应，我们会放弃局部免疫治疗，转而采用其他的治疗方式。对治疗有确切反应的患者，除

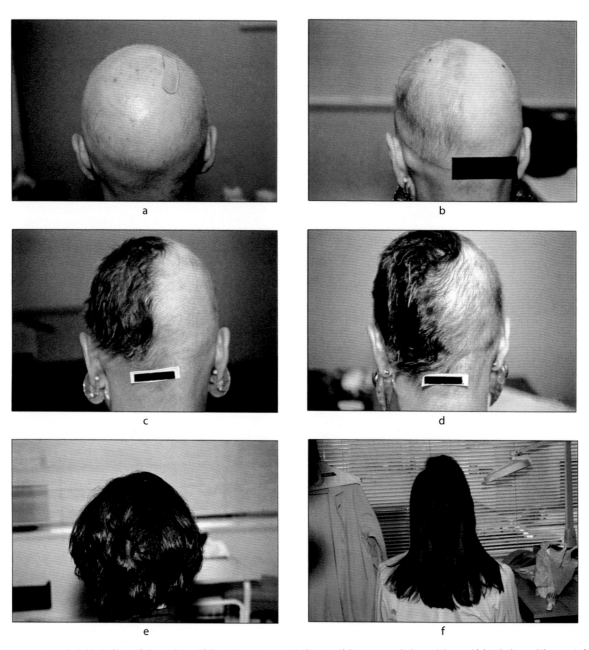

图 5.20　40 岁女性患者，脱发 18 年，脱发面积 99%。a. 基线。b. 单侧 DPCP 治疗 12 周。c. 单侧治疗 24 周。d. 左侧治疗 30 周，对侧治疗 6 周。e. 治疗 1 年。f. 维持治疗 5 年

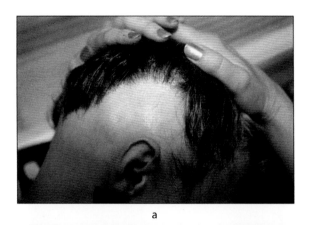

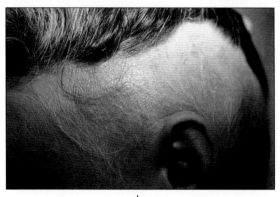

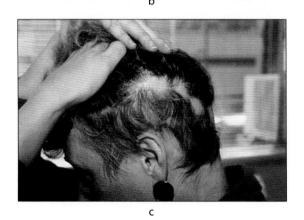

图 5.21 43 岁女性患者，患匍行性 AA2 年。a. 基线。b. DPCP 治疗 12 周后出现白色再生发。c. DPCP 治疗 24 周

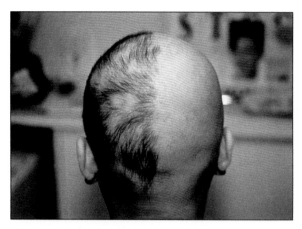

图 5.22 DPCP 单侧治疗，其中圆形脱发区域对治疗抵抗。这些难治部位可每月给予 1 次注射治疗。DPCP 治疗为每周 1 次，每月治疗 3 周。皮损内注射皮质类固醇为每月 1 次

了少数 DPCP 难治的小区域外，大部分区域都能重新长出毛发。对那些小部分耐药的部位，每月给予 1 次 5 mg/ml 曲安奈德病灶内注射通常有效（图 5.22）。

我们称一些患者为"毛发缓慢生长者"。他们会在更多的部位持续有新的毛发长出，而且似乎不脱落。他们的毛发分部位逐渐长出，

但完全再生的过程非常漫长。我们还观察到一些"初始无应答者"。这些患者最初对 DPCP 没有反应并停止了治疗，一小部分患者在停止治疗后的 2 年内原治疗侧出现了毛发生长，当重新治疗可看到毛发生长（图 5.23）。

DPCP 也可用于治疗眉毛 AA，但必须非常小心。患者应平躺，用纱布遮盖眼睛，棉签应尽量浸湿。最好在治疗结束时，即头皮治疗完毕后再治疗眉毛（图 5.24）。

DPCP 的副作用包括湿疹（图 5.25）、自体敏感性皮炎[238]、严重的水疱、耳后颈部淋巴结肿大（图 5.26）。还有 DPCP 导致配偶/伴侣出现接触性皮炎的报道[238]，Shah 等[237]发现医护人员也会面对这种风险。还有发生色素变化的报道（图 5.27），如色素沉着、色素减退[239]，合并"皮肤异色"[240]和白癜风[241-244]。白癜风在 AA 患者中更常见，由于白癜风患者的发炎的皮肤上易出现同形反应，所以对于合并有白癜风的 AA 患者，应警惕其白癜风迅速扩展。白癜风是局部免疫治疗

的相对禁忌证。此外在治疗有色素沉着的患者时也应格外小心对待。也有报道称 DPCP 能诱发接触性荨麻疹[245,246]、严重皮肤划痕症[247]和多形红斑[248]。由于这些潜在的副作用，我们从不让患者自行使用 DPCP。

尽管 DPCP 的致畸性尚未被证实，但妊娠期仍禁用 DPCP，且建议所有女性患者在使用 DPCP 期间采取可靠的避孕措施。尽管知情同意书上有警告，我们诊所仍有 6 名妇女在接受 DPCP 治疗期间怀孕了，我们得知后立即停止了 DPCP 治疗。这 6 名妇女所生的都是健康的孩子。

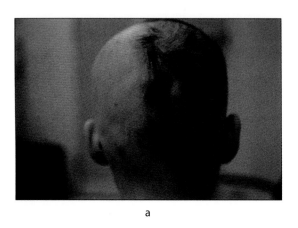
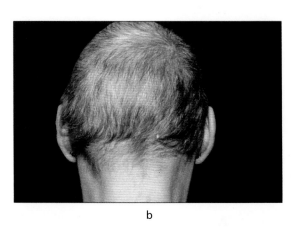

a　　　　　　　　　　　　　　　　　　b

图 5.23　DPCP 的延迟响应。该患者单侧治疗 6 个月未出现反应。a. 患者停止治疗 6 个月后复诊，治疗侧出现单侧反应。b. 双侧治疗后头发完全再生

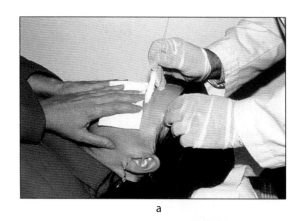
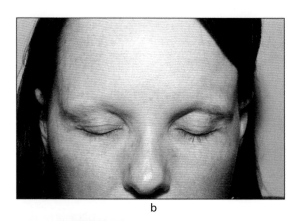

a　　　　　　　　　　　　　　　　　　b

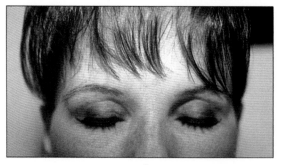

c

图 5.24　DPCP 治疗眉毛。a. DPCP 治疗眉毛的体位，对眼睛进行很好的遮盖保护。b. 40 岁女性患者，眉毛缺失 18 年，治疗前基线。c. 该患者治疗后眉毛完全再生

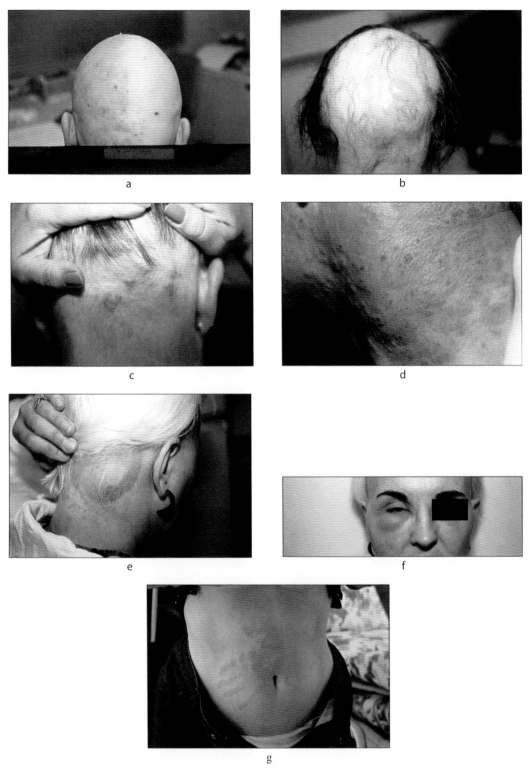

图 5.25 DPCP 诱发的湿疹样皮损。a. 治疗 1 周后出现严重的单侧湿疹，故 1 周后未给予治疗，直到再下一周给予较低浓度的治疗。b. 可能会形成明显的大疱。c~e. 颈部往往治疗效果欠佳。f. 前额单侧出现水肿和湿疹。g. 变应性接触性皮炎

二硝基氯苯（DNCB）

Daman 等[249] 首次报道了 2 名患者在使用 DNCB 后毛发再生。研究报道 DNCB 治疗 AA 的总体疗效从 25% 到 89% 不等[250,251]。DNCB 的安全性是个问题。DNCB 可通过局部外用被迅速吸收，尿液中可回收 53%。DNCB 主要通过肾脏排泄，血清半衰期为 4 小时。Kratka 等[252]、Strobel 和 Rohrborn[253]、Summer 和 Goggelmann[254] 通过细菌平板掺入法（Ames 法）发现，DNCB 对鼠伤寒沙门菌具有诱变效应，故使用 DNCB 时必须非常小心。但 DNCB 的安全性问题尚存在争议。Weisburger

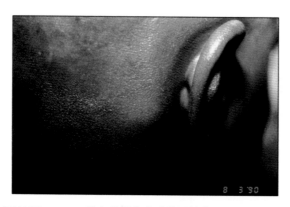

图 5.26 100% 的患者都会出现淋巴结病

等[255] 发现大剂量 DNCB 喂食小鼠和大鼠长达 4 个月并无致癌作用。此外，DNCB 样品的纯度也是一个因素。诱变剂氯硝苯可能是 DNCB 制剂中的污染物[256]。

DNCB 的副作用包括引发严重的水疱、自体敏感性皮炎、腺病、荨麻疹，其也可引发耐药性。可通过西咪替丁 300 mg 每日 3 次、连续 3~4 周口服逆转耐药性[169]。

方正酸二丁酯（SADBE）

Happle 使用 70% SADBE 外用治疗 AA 患者取得了良好的疗效[215]。Flowers 等[257] 报道 4/8 例患者采用 SADBE 治疗有效。Case 等[258] 证实 52%（11/26 例）的病例取得了非常好的疗效。Caserio[259] 使用 SADBE 的成功率为 28%（4/14 例）。Giannetti 和 Orecchia[260] 报道 5/26 例患者治疗反应良好。Micali 等[261] 对 73 例头皮受累超过 50% 的患者进行治疗，成功率为 49%。Chua 等[262] 的半头研究中 SADBE 治疗的成功率为 68%（13/19 例）。Orecchia[263] 使用 SADBE 治疗 13 岁以下的儿童，其中 32% 的儿童（9/28 例）达到美观要求。Tosti

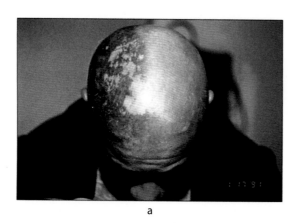
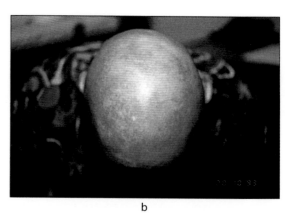

a   b

图 5.27 DPCP 引起的色素变化。a. 一名东印度患者治疗 24 周后出现色素沉着伴色素减退（"皮肤异色"）。b. 该患者的大部分色素改变消退

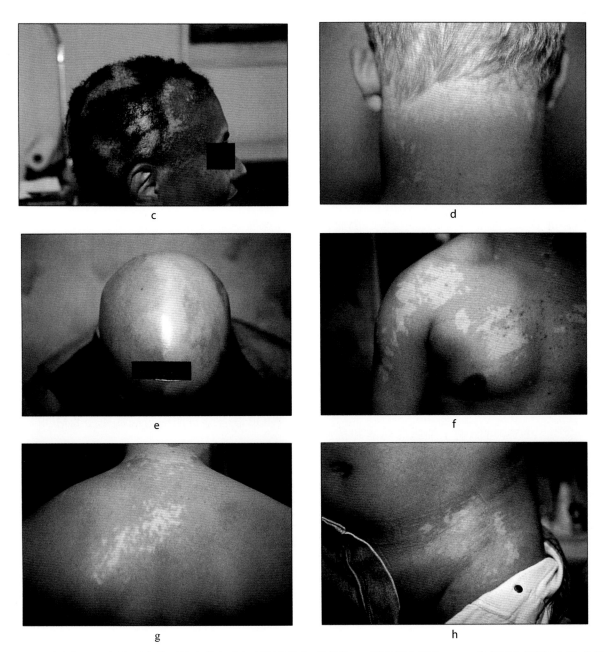

图 5.27（续） c. 1 例非洲裔美国籍患者出现色素沉着伴色素减退。d. 颈项部白癜风。e. 一位在家中使用 DPCP 的患者出现多达半个头皮的白癜风。f~h. 远离头皮区域的白癜风斑

等 [264] 也发现 SADBE 治疗儿童的初始成功率为 30%（10/33 例）。最初有应答的 2/3 的患者复发后采用 SADBE 治疗便不再有效。Barth 等 [265] 报道只有 3/17 例患者出现了轻微的终毛再生迹象，因此不建议使用 SADBE 治疗 AA。

Orecchia 等 [266] 采用 SADBE 联合光化学疗法（psoralen plus ultraviolet-A light，PUVA）治疗 3 名 AA 患者，并没有发现联合治疗会提高疗效。他们认为 PUVA 会抑制 SADBE 的作用，导致这 2 种相关疗法的功效受损。PUVA 可通过损伤朗格汉斯细胞抑制诱导和诱发过敏性接触性皮炎。PUVA 还通过阻塞淋巴输出，直接或间接（IL-1 介导）刺激前列腺素 E2（PGE2）抑制全身免疫反应。这显然会阻碍接

触性过敏原发挥作用。

SADBE 的 Ames 试验为阴性，气相色谱 - 质谱法也未检测到存在致突变污染物[267]。此外，给予 ICR/Ha 瑞士小鼠终身皮下注射 SADBE，注射部位的肿瘤发生率与对照动物一样低[268]。由于 SADBE 是一种较强的局部敏化剂，极少在工业中使用，不存在于自然环境中，也不与其他化学物质发生反应，因此它是一种理想的致敏原。然而，它遇水后会不稳定。

光疗

光化学疗法（PUVA）

PUVA 治疗 AA 的作用机制主要是光免疫作用[269]。PUVA 可影响 T 细胞的功能和抗原提呈，并可通过消耗朗格汉斯细胞来抑制毛囊特异的免疫攻击[269]（图 5.28）。补骨脂内酯可以外用或口服给药，然后在 1 小时或 2 小时内进行 PUVA 照射，每周 2~3 次，逐渐增加 PUVA 剂量。补骨脂内酯外用更易发生烧伤，但可避免眼毒性。

Mitchell 和 Douglas[269] 采用 0.1% 8- 甲氧补骨脂内酯（8-methoxypsoralen，8-MOP）结合 PUVA 治疗，36.3%（8/22 例）和 9%（2/22 例）的患者毛发再生良好。治疗有效的平均总 PUVA 暴露为 171.1 J/cm²，总治疗次数平均为 47 次。随访的患者在 PUVA 减少后几乎全部复发。Claudy 和 Gagnaire[270] 采用口服联合全身照射的 PUVA，成功率为 70%。Larko 和 Swanbeck[271] 比较了 40 例口服给药的 PUVA 患者接受全身照射和头皮照射的效果，全身治疗并没有显著改善毛发生长。35% 的患者出现毛发再生，但只有 20% 的患者毛发完全再生。AA 复发频繁，复发的中位时间为 10 周。Lassus 等[272] 的研究纳入 41 例患者，将口服 8-MOP 联合全身照射与局部使用 8-MOP 联合局部 PUVA 照射进行了对比，没有发现显著的差异，两组的有效率均接近 50%，只有 10% 的患者在 6~12 个月后复发。

治疗减少后出现的高复发率是 PUVA 的主要问题[273,274]。这个问题以及其潜在的致癌作用（包括黑色素瘤在内的各种皮肤癌）[275]，

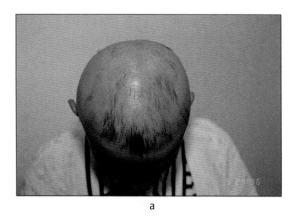
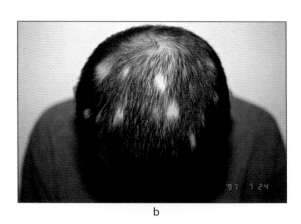

图 5.28　AA 的光化学疗法（PUVA）。22 岁的弥漫性 AA 患者，95% 头皮受累。DPCP 外用免疫治疗 24 周无效。a. PUVA 治疗前基线。b. PUVA 治疗 1 年后，剩下的难治性脱发斑可采用皮损内皮质类固醇治疗

再加上 AA 患者需要长期治疗，使得 PUVA 不能令人满意。

准分子激光

一些试验证实 308 nm 准分子激光可有效治疗斑片型 AA[276-281]。初始能量密度应小于最小红斑剂量。每治疗 2 次增加 50 mJ/cm^2。每次治疗都要处理所有的 AA 皮损，一周治疗 2 次，最多 24 次。41.5% 的脱发斑可出现毛发再生[279]。

窄波紫外线 B

Bayramgürler 等的一项回顾性分析显示窄波紫外线 B 治疗 25 例 AA 患者无效[282]。

系统治疗

皮质类固醇

全身糖皮质激素治疗在多年前即被用于治疗进展迅速和累及范围广泛的 AA。尽管激素治疗 AA 通常有效，但对它的使用仍存在争议。考虑到激素的副作用以及其对长期预后并无改善，一般不常规使用激素治疗 AA。系统性使用皮质类固醇的副作用包括高血糖、骨质疏松、白内障、免疫抑制、肥胖、痛经、痤疮、体重增加、膨胀纹（图 5.29）、情绪变化、情绪不稳定和库欣综合征[283-285]。

我们诊所只在特殊情况下系统性使用皮质类固醇。由于其副作用，儿童禁用口服皮质类固醇。系统使用皮质类固醇有多种给药方案，包括单次给药[286]、泼尼松交替剂量的长期治疗[283-285] 或短期大剂量甲基泼尼松龙静脉注射治疗[287,288]；有作者建议数周内逐渐减少剂量[289]，还有诊所采用间断治疗，每月治疗 1 周以上，逐月减少剂量，连续治疗 3~6 个月[75,283-296]。

一般情况下，多发性斑片型 AA 的治疗成功率远高于匍行性 AA、AT 和 AU[283-285]。皮质类固醇治疗间隔长、大剂量超短期给药的冲击疗法较每日或隔日服药的副作用更少，疗效更佳[75,295,297,298]。

Kar 等开展了一项纳入 43 名患者的口服泼尼松 - 安慰剂随机对照研究[284]。在这 43 例

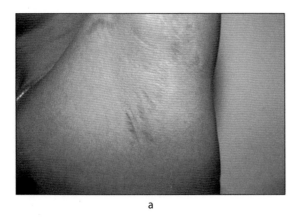
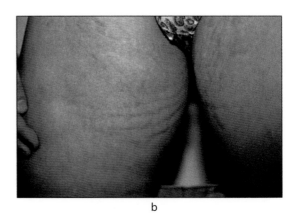

a b

图 5.29　长期系统使用皮质类固醇治疗 AA 可能出现明显的副作用。1 例全身性脱发患者系统性使用皮质类固醇治疗 1 年后出现膨胀纹

患者中，23 例连续 3 个月每周服用 200 mg 泼尼松，然后观察这些患者 3 个月。治疗组 60% 的患者出现了毛发再生，30% 的患者出现了中度至显著的毛发再生（31%~60%），而安慰剂组则没有出现毛发再生。在 Ait Ourhroui 等开展的一项前瞻性开放性研究中，34 名受累面积大于 40% 的进展期 AA 患者每月口服 1 次 300 mg 泼尼松，连续治疗 3~6 个月，82% 的患者取得部分疗效或达到美观要求 [283]。Sharma 等人采用冲击疗法，给予泛发型 AA 和 AT/AU 患者口服泼尼松 300 mg，每月 1 次，至少 4 个月，58% 患者的毛发再生达到美观要求 [286]。1976 年 Winter 等采用泼尼松隔日服用的方法，对患者进行 15 个月的随访未发现有效的证据，AA 的自然病程也未出现明显的改善 [285]。Price 针对进展迅速和泛发的 AA 建议采取以下治疗方式：连续 1 周每日 1 次口服 40 mg 泼尼松，接下来 3 周每周减少 5 mg，随后 15 mg 服用 3 天，接着 10 mg 服用 3 天，继而 5 mg 服用 3 天，同时联合每日外用米诺地尔和皮损内注射糖皮质激素 [289]。Olsen 等也针对轻度至弥漫性 AA 提出了类似的联合外用米诺地尔或载体局部治疗的理念。局部治疗持续 14 周，泼尼松治疗对 47% 的患者有效，超过 25% 的患者出现了毛发再生。米诺地尔局部治疗有助于预防皮质类固醇撤药后的复发 [75]。

1978 年，Unger 和 Schemmer[295] 提出低剂量口服泼尼松联合皮损内注射以及外用皮质类固醇的治疗建议。Friedli 等采用冲击疗法，静脉注射甲基泼尼松龙 250 mg，每日 2 次，连续治疗 3 天。20 多例多发性斑片型 AA 患者

中的 12 例出现 50%~100% 的毛发再生，但该方案对 AT、AU 或匍行性 AA 无效 [288]。1975 年，Burton 和 Shuster 对 22 例 AT 患者给予 2000 mg 泼尼松单剂量静脉注射治疗，对 13 例 AT 患者给予 500 mg 口服泼尼松治疗，总体有效率并不理想 [287]。

Kurosawa 等对不同的治疗方式进行了比较，这些治疗方式包括：地塞米松 0.5 mg/d，连续治疗 6 个月；每月 1 次曲安奈德 40 mg 肌内注射，连续治疗 6 个月，之后改为每 1.5 个月 1 次曲安奈德 40 mg 肌内注射，连续治疗 1 年；口服泼尼松 80 mg，连续 3 天，每 3 个月 1 次。多发性 AA 患者肌内注射曲安奈德的有效率最高，AT/AU 患者口服泼尼松冲击治疗的复发率最低 [292,299]。

环孢素

环孢素是一种免疫抑制剂，最初是从挪威真菌膨大弯颈霉中分离出来的。它被广泛应用于同种异体器官移植和自身免疫性疾病的治疗，且有利于 AA 的治疗 [74,294,300,301]。然而也有器官移植患者服用环孢素后发生 AA 的报道 [302-305]。环孢素可抑制辅助性 T 细胞活化和 IFN-γ 的产生。系统性环孢素治疗的不足在于其具有包括肾毒性、免疫抑制、高血压、多毛、牙龈增生、抑郁在内的副作用，且停药后的高复发率导致需要长期治疗。

由于存在副作用、停药后复发率高、治疗周期长、无法改变疾病的最终预后，环孢素仅限于治疗特殊类型的 AA。

Gupta 等对 6 例患者以 6 mg/（kg·d）的剂量治疗了 12 周，50% 的患者的毛发再生达

到了美观要求，然而在停止治疗的 3 个月内所有患者全部复发[306]。Shapiro 等采用口服环孢素 4 mg/（kg·d）和低剂量泼尼松 5 mg/d 联合治疗，25% 的患者出现了理想的毛发再生，但停用环孢素后复发率仍然很高（图 5.30）[74]。Kim 等采用口服环孢素和甲基泼尼松龙的联合疗法，成功率高达 76.7%[300]。Shaheedi-Dadras 等针对 AT/AU 患者采用 500 mg 甲基泼尼松龙每个月静脉注射 3 天联合口服环孢素 2.5 mg/（kg·d）治疗 5~8 个月，33% 的患者达到大于 70% 的毛发再生[294]。

尚未发现 10% 浓度的环孢素外用对 AA 有效[307,308]。但 Verma 等使用 Dundee 秃毛大鼠作为动物模型，在外用脂质载体的环孢素后，观察到了毛发再生和炎症减少的现象[309]。

柳氮磺吡啶

柳氮磺吡啶属于磺胺类药物，被广泛用于炎性肠病、类风湿关节炎和幼年脊椎关节病的抗炎治疗。柳氮磺吡啶是美沙拉秦（又称为 5-氨基水杨酸）的衍生物，主要发挥免疫调节和免疫抑制的作用，包括抑制 T 细胞增殖、自然杀伤细胞的活性和抗体的产生。柳氮磺吡啶还可抑制 T 细胞因子 IL-2 和 IFN-γ 以及单核 / 巨噬细胞因子 IL-1、TNF-α 和 IL-6[301]。

关于使用柳氮磺吡啶治疗 AA 的研究很少。Ellis 等报道柳氮磺吡啶治疗重度 AA 的有效率为 23%[310]。Aghaei 用柳氮磺吡啶治疗

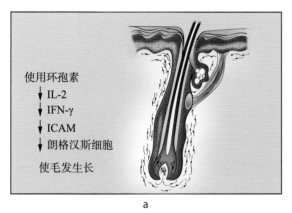

a

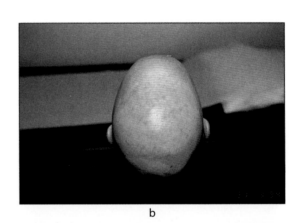

b

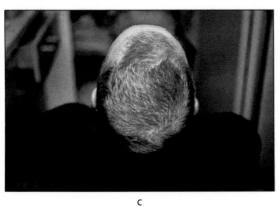

c

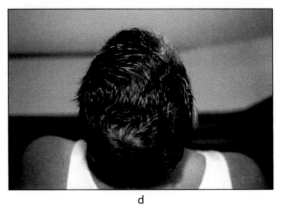

d

图 5.30　环孢素治疗 AA。a. 其作用机制为抑制作用于毛囊的 Th1。b. 28 岁男性，患 AU 2 年。c. 环孢素 4 mg/（kg·d）联合泼尼松 5 mg/d 系统性治疗 3 个月。d. 治疗 5 个月。该患者由于血清转氨酶水平改变和胆固醇水平升高，不得不停止治疗

了 22 名患者，起始量为 500 mg，每日 2 次，连续 4 周，然后增加剂量至 1000 mg，每日 2 次，连续 4 周，接着增加剂量至 1500 mg，每日 2 次，连续 4 个月。27.3% 的患者毛发完全再生，复发率为 45.5%，31.8% 的患者出现不良反应，包括胃肠道不适、皮疹、头痛和实验室检查异常[311]。Rashidi 和 Mahd 对 39 名 AA 患者给予柳氮磺吡啶 1500 mg，每日 2 次，持续治疗 6 个月。25.6% 的患者出现了毛发的完全再生，而 30.7% 的患者出现了轻度至中度的毛发再生[299,312]。

甲氨蝶呤

甲氨蝶呤（methotrexate，MTX）曾被称为阿敏蝶呤，是一种抗代谢和抗叶酸药物。它可抑制叶酸的代谢。MTX 主要用于癌症和自身免疫性疾病的治疗[313]。

Droitcourt 等采用每月 3 天 MTX 和甲基泼尼松龙 500 mg 静脉注射的联合治疗，毛发完全再生的成功率为 50%[314]。Chartaux 和 Joly 采用甲氨蝶呤每周 15 mg 和泼尼松 10 mg/d 或 20 mg/d 联合治疗，成功率为 63%~64%，57% 的 AT 和 AU 患者单独服用甲氨蝶呤后毛发可再生。毛发开始再生的中位延迟时间约为 3 个月。21% 的患者出现了暂时性转氨酶水平升高、持续性恶心和淋巴细胞减少等不良事件[316]。Royer 等用甲氨蝶呤治疗了 14 名 8~18 岁的未成年人，剂量为每周 15~25 mg，其中 5 名患者出现 50% 以上的毛发再生，其余患者则治疗无效[317]。

生物制剂

当今的免疫抑制药主要用于银屑病的治疗，也被用于 AA 的治疗，例如英夫利昔单抗和阿达木单抗可与 TNF-α 结合，或依法利珠单抗可与淋巴细胞功能相关抗原的 CD11a 亚基结合，阻止 TNF 受体激活。遗憾的是，所有研究尚未证明生物制剂的有效性[318,319]。有研究甚至发现这些生物制剂与 AA 的发生或恶化有关[320-324]。需要进一步的研究来确定上述或其他生物制剂对 AA 的系统治疗是否有用[299]。

治疗方案

制订 AA 的治疗方案取决于患者的年龄、脱发程度和患者的意愿。皮肤科医生应该首先与患者一起讨论所有可能的治疗方案和结果。小于 10 岁的儿童可以选择外用米诺地尔、皮质类固醇和地蒽酚治疗，成人可选择皮损内皮质类固醇注射或免疫治疗。系统治疗只应谨慎用于进展迅速的成人 AA 或难治性 AA。

英属哥伦比亚大学 - 美国加利福尼亚大学旧金山分校的斑秃治疗规范给出了 AA 治疗的实用性方案（图 5.31）。患者被分为 10 岁以下的患者和 10 岁以上的患者。10 岁以上的患者被进一步细分为脱发面积小于 50% 的患者和脱发面积大于 50% 的患者。

脱发面积小于 50% 的患者建议治疗如下。由于许多 AA 具有自愈性，首先可选择不治疗。然而大多数患者具有强烈的治疗意愿。头皮 AA 的一线治疗是脱发斑内注射皮质类固醇。如果治疗 3~4 个月后没有反应，可在

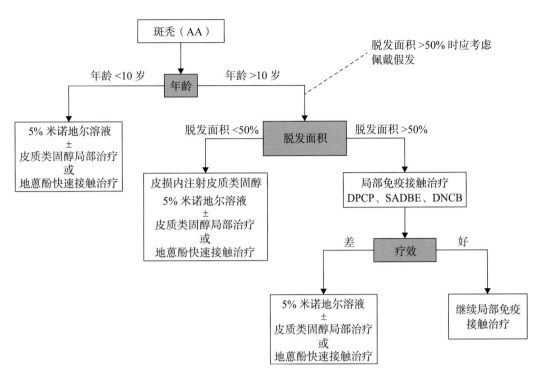

图 5.31 英属哥伦比亚大学 - 美国加利福尼亚大学旧金山分校的斑秃治疗规范（经 Dr. Jerry Shapiro、Vera H. Price 和 Harvey Lui 同意）

每月注射 1 次的基础上加用 5% 的米诺地尔溶液，每天 2 次，同时米诺地尔使用 30 分钟后外用超强效皮质类固醇软膏，如丙酸氯倍他索。如果还没有效果，则改为地蒽酚短时间接触治疗，使用 1.0% 地蒽酚乳膏治疗，每天最多涂抹 1 小时，同时使用 5% 米诺地尔溶液，每天涂抹 2 次。

对于脱发面积大于 50% 的患者，首选方案是 DPCP 局部免疫治疗。若治疗 52 周没有反应，则应停止局部免疫治疗，改为使用系统性 PUVA、5% 米诺地尔溶液、地蒽酚短期接触和局部超强效皮质类固醇治疗。佩戴假发适用于所有脱发面积大于 50% 的患者，并能使大多数患者感到满意（见第 8 章）。

儿童 AA 的治疗取决于患者的年龄。10 岁以上的儿童的治疗和成人一样。10 岁以下

的儿童应避免使用皮损内注射皮质类固醇和局部免疫治疗，尽管欧洲的一些研究已经证实了局部免疫治疗对 5 岁儿童的有效性和安全性 [263,264]。对于小于 10 岁的患者，治疗可选择单独使用米诺地尔或与中效皮质类固醇或地蒽酚联合外用。

最终，医生将与患者、家属一起制订治疗方案。对部分患者来说，支持团队在整体治疗策略中扮演着重要的角色，因此皮肤科医生需要熟悉支持团队和假发供应商。医生还应在处理患者的心理需求上面下功夫，探查脱发对患者精神健康的影响。皮肤科医生有责任向患者解释诊断结果并将所有的治疗方案、安全性和结果告知患者。医生必须与患者交流足够长的时间，这是非常重要的，就像对待刚被诊断为糖尿病的患者一样。美国斑秃基金会（National

Alopecia Areata Foundation，NAAF）（www.alopeciaareata.org）向患者和医生提供各种信息，包括手册、双月刊时事通讯、研究更新、假发来源、儿童笔友、供儿童带到学校的视频以及支持团体的信息。这些在美国和加拿大的许多大城市都有。NAAF 会为患者及其家属举办年会，这通常会是他们应对问题的转折点。欢迎医生们前来参加。

（张舒 译，段晓涵 校）

参考文献

1. Safavi K, Prevalence of alopecia areata in the First National Health and Nutrition Examination Survey [letter]. *Arch Dermatol*, 1992. **128**(5): 702.

2. Safavi KH et al., Incidence of alopecia areata in Olmsted County, Minnesota, 1975 through 1989. *Mayo Clin Proc*, 1995. **70**(7): 628–33.

3. Nanda A, Al-Fouzan AS, and Al-Hasawi F, Alopecia areata in children: A clinical profile. *Pediatr Dermatol*, 2002. **19**(6): 482–5.

4. Price VH, Alopecia areata: Clinical aspects. *J Invest Dermatol*, 1991. **96**(5): 68S.

5. Colombe BW et al., HLA class II antigen associations help to define two types of alopecia areata. *J Am Acad Dermatol*, 1995. **33**(5 Pt 1): 757–64.

6. Alkhalifah A, Alopecia areata update. *Dermatol Clin*, 2013. **31**(1): 93–108.

7. Elenkov IJ and Chrousos GP, Stress hormones, proinflammatory and antiinflammatory cytokines, and autoimmunity. *Ann NY Acad Sci*, 2002. **966**: 290–303.

8. Ikeda T, Produced alopecia areata based on the focal infection theory and mental motive theory. *Dermatologica*, 1967. **134**(1): 1–11.

9. McDonagh AJ and Messenger AG, The aetiology and pathogenesis of alopecia areata. *J Dermatol Sci*, 1994. **7 Suppl**: S125–35.

10. McElwee K et al., Genetic susceptibility and severity of alopecia areata in human and animal models. *Eur J Dermatol*, 2001. **11**(1): 11–6.

11. McElwee KJ et al., Melanocyte and gonad activity as potential severity modifying factors in C3H/HeJ mouse alopecia areata. *Exp Dermatol*, 2001. **10**(6): 420–9.

12. Petukhova L et al., The genetics of alopecia areata: What's new and how will it help our patients? *Dermatol Ther*, 2011. **24**(3): 326–36.

13. Rodriguez TA and Duvic M, Onset of alopecia areata after Epstein-Barr virus infectious mononucleosis. *J Am Acad Dermatol*, 2008. **59**(1): 137–9.

14. Alkhalifah A et al., Alopecia areata update: Part I. Clinical picture, histopathology, and pathogenesis. *J Am Acad Dermatol*, 2010. **62**(2): 177–88.

15. Alkhalifah A et al., Alopecia areata update: Part II. Treatment. *J Am Acad Dermatol*, 2010. **62**(2): 191–202.

16. Wang E and McElwee KJ, Etiopathogenesis of alopecia areata: Why do our patients get it? *Dermatol Ther*, 2011. **24**(3): 337–47.

17. Muller RWS, Alopecia areata: An evaluation of 736 patients. *Arch Dermatol*, 1963. **88**: 290–7.

18. Shellow WV, Edwards JE, and Koo JY, Profile of alopecia areata: A questionnaire analysis of patient and family. *Int J Dermatol*, 1992. **31**(3): 186–9.

19. Price VH and Colombe BW, Heritable factors distinguish two types of alopecia areata. *Dermatol Clin*, 1996. **14**(4): 679–89.

20. Colombe BW, Lou CD, and Price VH, The genetic basis of alopecia areata: HLA associations with patchy alopecia areata versus alopecia totalis and alopecia universalis. *J Invest Dermatol Symp Proc*, 1999. **4**(3): 216–9.

21. Colombe BW et al., HLA class II alleles in long-standing alopecia totalis/alopecia universalis and long-standing patchy alopecia areata differentiate these two clinical groups. *J Invest Dermatol*, 1995. **104**(5 Suppl): 4S–5S.

22. Cole JP, *The Optimal Holding Solution and Temperature for Hair Follicle*. Accessed Feb. 28, 2005, http://www.forhair.com/optimal-holding-solution-and-temperature-for-hair-follicle.

23. Dmitrienko LP and Shakhnes IE, Familial alopecia in twins. *Vestn Dermatol Venerol*, 1977. **9**: 59–61.

24. Goldstein LM and Chipizhenko VA, Familial alopecia areata. *Vestn Dermatol Venerol*, 1978. **10**: 36–8.

25. Jackow C, Puffer N, and Hordinsky M, Alopecia areata and cytomegalovirus infection in twins: Genes versus environment? *J Am Acad Dermatol*, 1998. **38**(3): 418–25.

26. Scerri L and Pace JL, Identical twins with identical alopecia areata. *J Am Acad Dermatol*, 1992. **27**(5 Pt 1): 766–7.

27. Jabbari A et al., Genetic basis of alopecia areata: A roadmap for translational research. *Dermatol Clin*, 2013. **31**(1): 109–17.

28. So A, Genetics, polymorphism and regulation of expression of HLA region genes. In *HLA and Disease*, Lechler R, Editor. 1994. San Diego: Academic Press. p. 1.

29. Kuntz BM, Selzle D, and Braun-Falco O, HLA antigens in alopecia areata. *Arch Dermatol*, 1977. **113**(12): 1717.

30. Kianto U et al., HLA-B12 in alopecia areata. *Arch Dermatol*, 1977. **113**(12): 1716.

31. Hacham-Zadeh S et al., HLA and alopecia areata in Jerusalem. *Tissue Antigens*, 1981. **18**(1): 71–4.

32. Averbakh EV and Pospelov LE, HLA antigens of patients with alopecia areata. *Vestn Dermatol Venerol*, 1986. **1**: 24–6.

33. Lutz G, Kessler M, and Bauer R, Class I alloantigens in alopecia areata. *Z Hautkr*, 1986. **61**(14): 1014, 1019–22.

34. Zlotogorski A, Weinrauch L, and Brautbar C, Familial alopecia areata: No linkage with HLA. *Tissue Antigens*, 1990. **36**(1): 40–1.

35. Duvic M, Welsh EA, and Jackow C, Analysis of HLA-D locus alleles in alopecia areata patients and families. *J Invest Dermatol*, 1995. **104**(5 Suppl): 5S–6S.

36. Mikesell JF, Bergfeld WF, and Braun WE, HLA-DR antigens in alopecia areata. Preliminary report. *Cleve Clin Q*, 1986. **53**(2): 189–91.

37. Morling N, Frentz G, and Fugger L, DNA polymorphism of HLA class II genes in alopecia areata. *Dis Markers*, 1991. **9**(1): 35–42.

38. Orecchia G, Belvedere MC, and Martinetti M, Human leukocyte antigen region involvement in the genetic predisposition to alopecia areata. *Dermatologica*, 1987. **175**(1): 10–14.

39. Welsh EA, Clark HH, and Epstein SZ, Human leukocyte antigen-DQB1*03 alleles are associated with alopecia areata. *J Invest Dermatol*, 1994. **103**(6): 758–63.

40. Zhang L et al., HLA associations with alopecia areata. *Tissue Antigens*, 1991. **38**(2): 89–91.

41. Ramot Y et al., Alopecia areata and Down syndrome: A true association or a coincidence. *Int J Trichology*, 2013. **5**(4):

227–8.

42. Du Vivier A and Munro DD, Alopecia areata, autoimmunity, and Down's syndrome. *Br Med J*, 1975. **1**(5951): 191–2.

43. Betterle C, Greggio NA, and Volpato M, Clinical review 93: Autoimmune polyglandular syndrome type 1. *J Clin Endocrinol Metab*, 1998. **83**(4): 1049–55.

44. Tarlow JK et al., Severity of alopecia areata is associated with a polymorphism in the interleukin-1 receptor antagonist gene. *J Invest Dermatol*, 1994. **103**(3): 387–90.

45. Harmon CS and Nevins TD, IL-1 alpha inhibits human hair follicle growth and hair fiber production in whole-organ cultures. *Lymphokine Cytokine Res*, 1993. **12**(4): 197–203.

46. Philpott MP et al., Effects of interleukins, colony-stimulating factor and tumour necrosis factor on human hair follicle growth in vitro: A possible role for interleukin-1 and tumour necrosis factor-α in alopecia areata. *Br J Dermatol*, 1996. **135**(6): 942–8.

47. 2nd International Research Workshop on alopecia areata. Bethesda, Maryland, November 7–8, 1994. *J Invest Dermatol*, 1995. **104**(5 Suppl): 1S–45S.

48. McElwee KJ, Third International Research Workshop on alopecia areata. *J Invest Dermatol*, 1999. **4**(3): 197–254.

49. Bergfeld W, Alopecia areata and thyroid disease. *J Invest Dermatol*, 1999. **4**(3): 252.

50. Puavilai S et al., Prevalence of thyroid diseases in patients with alopecia areata. *Int J Dermatol*, 1994. **33**(9): 632–3.

51. Kenney Jr. JA, Vitiligo. *Dermatol Clin*, 1988. **6**(3): 425–34.

52. Shong YK and Kim JA, Vitiligo in autoimmune thyroid disease. *Thyroidology*, 1991. **3**(2): 89–91.

53. Friedmann PS, Decreased lymphocyte reactivity and autoimmunity in alopecia areata. *Br J Dermatol*, 1981. **105**(2): 145–51.

54. Kumar B, Sharma VK, and Sehgal S, Antismooth muscle and antiparietal cell antibodies in Indians with alopecia areata. *Int J Dermatol*, 1995. **34**(8): 542–5.

55. Werth VP, Incidence of alopecia areata in lupus erythematosus. *Arch Dermatol*, 1992. **128**(3): 368–71.

56. Kamada N, Hatamochi A, and Shinkai H, Alopecia areata associated with myasthenia gravis and thymoma: A case of alopecia with marked improvement following thymectomy and high level prednisolone administration. *J Dermatol*, 1997. **24**(12): 769–72.

57. Korn-Lubetzki I, Virozov Y, and Klar A, Myasthenia gravis and alopecia areata [letter; comment]. *Neurology*, 1998. **50**(2): 578.

58. Kubota A, Komiyama A, and Hasegawa O, Myasthenia gravis and alopecia areata [see comments]. *Neurology*, 1997. **48**(3): 774–5.

59. Noguchi Y et al., Myasthenia gravis with alopecia totalis. *Acta Paediatr Jap*, 1998. **40**(1): 99–101.

60. Tan RS, Ulcerative colitis, myasthenia gravis, atypical lichen planus, alopecia areata, vitiligo. *Proc R Soc Med*, 1974. **67**(3): 195–6.

61. Faergemann J, Lichen sclerosus et atrophicus generalisatus, alopecia areata, and polymyalgia rheumatica found in the same patient. *Cutis*, 1979. **23**(6): 757–8.

62. Thompson DM, Robinson TW, and Lennard-Jones J, Alopecia areata, vitiligo, scleroderma and ulcerative colitis. *Proc R Soc Med*, 1974. **67**(10): 1010–2.

63. Treem WR, Veligati LN, and Rotter JL, Ulcerative colitis and total alopecia in a mother and her son. *Gastroenterology*, 1993. **104**(4): 1187–91.

64. Ertekin V, Tosun MS, and Erdem T, Screening of celiac disease in children with alopecia areata. *Indian J Dermatol*, 2014. **59**(3): 317.

65. Aloi PG, Colonna SM, and Manzoni R, Association of lichen ruber planus, alopecia areata and vitiligo. *G Ital Dermatol Venereol*, 1987. **122**(4): 197–200.

66. Brenner W, Diem E, and Gschnait F, Coincidence of vitiligo, alopecia areata, onychodystrophy, localized scleroderma and lichen planus. *Dermatologica*, 1979. **159**(4): 356–60.

67. Conte A, Inverardi D, and Loconsole F, A retrospective study of 200 cases of lichen. *G Ital Dermatol Venereol*, 1990. **125**(3): 85–9.

68. Dhar S, Colocalization of alopecia areata and lichen planus [letter]. *Pediatr Dermatol*, 1996. **13**(3): 258–9.

69. Mann RJ, Wallington TB, and Warin RP, Lichen planus with late onset hypogammaglobulinaemia: A causal relationship? *Br J Dermatol*, 1982. **106**(3): 357–60.

70. Boni R, Trueb RM, and Wuthrich B, Alopecia areata in a patient with candidiasisendocrinopathy syndrome: Unsuccessful treatment trial with diphenylcyclopropenone. *Dermatology*, 1995. **191**(1): 68–71.

71. Bunnag P and Rajatanavin R, Polyglandular autoimmune (PGA) syndromes: Report of three cases and review of the literature. *J Med Assoc Thai*, 1994. **77**(6): 327–33.

72. Delambre C et al., Autoimmune polyendocrinopathy and chronic mucocutaneous candidiasis. *Ann Dermatol Venereol*, 1989. **116**(2): 117–21.

73. Gupta AK, Ellis CN, and Cooper KD, Oral cyclosporine for the treatment of alopecia areata. A clinical and immunohistochemical analysis. *J Am Acad Dermatol*, 1990. **22**(2 Pt 1): 242–50.

74. Shapiro J et al., Systemic cyclosporine and low dose prednisone in the treatment of chronic severe alopecia areata: A clinical and immunopathologic evaluation. *J Am Acad Dermatol*, 1997. **36**: 114–7.

75. Olsen EA, Carson SC, and Turney EA, Systemic steroids with or without 2% topical minoxidil in the treatment of alopecia areata. *Arch Dermatol*, 1992. **128**: 1467–73.

76. Muller HK, Rook AJ, and Kubba R, Immunohistology and autoantibody studies in alopecia areata. *Br J Dermatol*, 1980. **102**(5): 609–10.

77. Gilhar A et al., Failure of passive transfer of serum from patients with alopecia areata and alopecia universalis to inhibit hair growth in transplants of human scalp skin grafted onto nude mice. *Br J Dermatol*, 1992. **126**(2): 166–71.

78. Tobin DJ et al., Antibodies to hair follicles in alopecia areata. *J Invest Dermatol*, 1994. **102**(5): 721–4.

79. Tobin DJ et al., Hair follicle structures targeted by antibodies in patients with alopecia areata. *Arch Dermatol*, 1997. **133**(1): 57–61.

80. Bertolini M et al., Abnormal interactions between perifollicular mast cells and CD8+T-cells may contribute to the pathogenesis of alopecia areata. *PLoS One*, 2014. **9**(5): e94260.

81. Majewski BB, Koh MS, and Taylor DR, Increased ratio of helper to suppressor T cells in alopecia areata. *Br J Dermatol*, 1984. **110**(2): 171–5.

82. Hordinsky MK et al., Suppressor cell number and function in alopecia areata. *Arch Dermatol*, 1984. **120**(2): 188–94.

83. Gilhar A, Etzioni A, and Paus R, Alopecia areata. *N Engl J Med*, 2012. **366**: 1515–25.

84. McElwee KJ et al., Transfer of CD8(+) cells induces localized hair loss whereas CD4(+)/CD25(−) cells promote systemic alopecia areata and CD4(+)/CD25(+) cells blockade disease onset in the C3H/HeJ mouse model. *J Invest Dermatol*, 2005. **124**: 947–57.

85. McElwee KJ, Spiers EM, and Oliver RF, In vivo depletion of CD8+ T cells restores hair growth in the DEBR model for alopecia areata. *Br J Dermatol*, 1996. **135**: 211–7.

86. Gilhar A, Ullmann Y, and Berkutzki T, Autoimmune hair loss (alopecia areata) transferred by T lymphocytes to human scalp explants on SCID mice. *J Clin Invest*, 1998. **101**(1): 62–7.

87. Tsuboi H, Tanei R, and Fujimura T, Characterization of infiltrating T cells in human scalp explants from alopecia areata to SCID nude mice: Possible role of the disappearance of CD8+ T lymphocytes in the process of hair regrowth. *J Dermatol*, 1999. **26**(12): 797–802.

88. Gilhar A et al., Autoimmune disease induction in a healthy human organ: A humanized mouse model of alopecia areata. *J Invest Dermatol*, 2013. **133**: 844–7.

89. Christoph T, Muller-Rover S, and Audring H, The human hair follicle immune system: Cellular composition and immune privilege. *Br J Dermatol*, 2000. **142**(5): 862–73.

90. Paus R, Christoph T, and Muller-Rover S, Immunology of the hair follicle: A short journey into terra incognita. *J Invest Dermatol Symp Proc*, 1999. **4**(3): 226–34.

91. Mosmann TR and Coffman RL, TH1 and TH2 cells: Different patterns of lymphokine secretion lead to different functional properties. *Annu Rev Immunol*, 1989. **7**: 145–73.

92. Hoffmann R, Eicheler W, and Huth A, Cytokines and growth factors influence hair growth in vitro. Possible implications for the pathogenesis and treatment of alopecia areata. *Arch Dermatol Res*, 1996. **288**(3): 153–6.

93. Sato-Kawamura M, Aiba S, and Tagami H, Strong expression of CD40, CD54 and HLA-DR antigen and lack of evidence for direct cellular cytotoxicity are unique immunohistopathological features in alopecia areata. *Arch Dermatol Res*, 2003. **294**(12): 536–43.

94. Arca E et al., Interferon-gamma in alopecia areata. *Eur J Dermatol*, 2004. **14**(1): 33–6.

95. Deeths MJ et al., Phenotypic analysis of T-cells in extensive alopecia areata scalp suggests partial tolerance. *J Invest Dermatol*, 2006. **126**(2): 366–73.

96. Kuwano Y et al., Serum chemokine profiles in patients with alopecia areata. *Br J Dermatol*, 2007. **157**(3): 466–473.

97. Stamatis Gregoriou et al., Cytokines and other mediators in alopecia areata. *Mediators Inflamm*, 2010. **2010**: 928030. doi: 10.1155/2010/928030.

98. Hoffmann R et al., Cytokine mRNA levels in alopecia areata before and after treatment with the contact allergen diphenylcyclopropenone. *J Invest Dermatol*, 1994. **103**(4): 530–3.

99. Groves RW et al., Analysis of epidermal IL-1 family members in vivo using transgenic mouse models. *J Invest Dermatol*, 1994. **102**: 556.

100. Galbraith GMP et al., Contribution of interleukin 1β and KM loci to alopecia areata. *Hum Hered*, 1999. **49**(2): 85–9.

101. Pociot F et al., A TaqI polymorphism in the human interleukin-1β (IL-1β) gene correlates with IL-1β secretion in vitro. *Eur J Clin Invest*, 1992. **22**(6): 396–402.

102. Teraki Y, Imanishi K, and Shiohara T, Cytokines in alopecia areata: Contrasting cytokine profiles in localized form and extensive form (alopecia universalis). *Acta Derm Venereol*, 1996. **76**(6): 421–3.

103. Bodemer C et al., Role of cytotoxic T cells in chronic alopecia areata. *J Invest Dermatol*, 2000. **114**(1): 112–6.

104. Hoffmann R et al., Growth factor mRNA levels in alopecia areata before and after treatment with the contact allergen diphenylcyclopropenone. *Acta Derm Venereol*, 1996. **76**(1): 17–20.

105. Ansel J et al., Cytokine modulation of keratinocyte cytokines. *J Invest Dermatol*, 1990. **94**(6 Suppl): 101S–7S.

106. Symington FW, Lymphotoxin, tumor necrosis factor, and gamma interferon are cytostatic for normal human keratinocytes. *J Invest Dermatol*, 1989. **92**(6): 798–805.

107. Kim HS et al., Immunoreactivity of corticotropin-releasing hormone, adrenocorticotropic hormone and α-melanocytestimulating hormone in alopecia areata. *Exp Dermatol*, 2006. **15**(7): 515–22.

108. Kuwano Y et al., Serum BAFF and APRIL levels in patients with alopecia areata. *J Dermatol Sci*, 2008. **50**(3): 236–9.

109. Mackay F et al., BAFF and APRIL: A tutorial on B cell survival. *Annu Rev Immunol*, 2003. **21**: 231–64.

110. Mackay F and Leung H, The role of the BAFF/APRIL system on T cell function. *Semin Immunol*, 2006. **18**(5): 284–9.

111. Skinner Jr RB, Light WH, and Bale GF, Alopecia areata and presence of cytomegalovirus DNA [letter]. *JAMA*, 1995. **273**(18): 1419–20.

112. Garcia-Hernandez MJ, Torres MJ, and Palomares JC, No evidence of cytomegalovirus DNA in alopecia areata [letter]. *J Invest Dermatol*, 1998. **110**(2): 185.

113. McElwee KJ, Boggess D, and Burgett B, Murine cytomegalovirus is not associated with alopecia areata in C3H/HeJ mice [letter]. *J Invest Dermatol*, 1998. **110**(6): 986–7.

114. Tosti A, La Placa M, and Placucci F, No correlation between cytomegalovirus and alopecia areata [letter]. *J Invest Dermatol*, 1996. **107**(3): 443.

115. Baker GH, Psychological factors and immunity. *J Psychosom Res*, 1987. **31**(1): 1–10.

116. Perini GI, Veller Fornasa C, and Cipriani R, Life events and alopecia areata. *Psychother Psychosom*, 1984. **41**(1): 48–52.

117. Colon EA, Popkin MA, and Callies AL, Lifetime prevalence of psychiatric disorders in patients with alopecia areata. *Compr Psychiatry*, 1991. **32**(3): 245–51.

118. De Waard-van der Spek FB et al., Juvenile versus maturity-onset alopecia areata—A comparative retrospective clinical study. *Clin Exp Dermatol*, 1989. **14**(6): 429–33.

119. van der Steen P et al., Can alopecia areata be triggered by emotional stress? An uncontrolled evaluation of 178 patients with extensive hair loss. *Acta Derm Venereol*, 1992. **72**(4): 279–80.

120. Nutbrown M et al., Abnormalities in the ultrastructure of melanocytes and the outer root sheath of clinically normal hair follicles from alopecia areata scalps. *J Invest Dermatol*, 1995. **104**(5 Suppl): 12S–3S.

121. Tobin DJ, Fenton DA, and Kendall MD, Ultrastructural observations on the hair bulb melanocytes and melanosomes in acute alopecia areata. *J Invest Dermatol*, 1990. **94**(6): p. 803–7.

122. Tobin SJ, Morphological analysis of hair follicles in alopecia areata. *Microsc Res Tech*, 1997. **38**(4): 443–51.

123. Hosoi J, Murphy GF, and Egan CL, Regulation of Langerhans cell function by nerves containing calcitonin gene-related peptide. *Nature*, 1993. **363**(6425): 159–63.

124. Hordinsky MK et al., Structure and function of cutaneous nerves in alopecia areata. *J Invest Dermatol*, 1995. **104**(5 Suppl): 28S–9S.

125. Raud J, Lundeberg T, and Brodda-Jansen G, Potent anti-inflammatory action of calcitonin gene-related peptide. *Biochem Biophys Res Commun*, 1991. **180**(3): 1429–35.

126. Paus R, Heinzelmann T, and Schultz KD, Hair growth induction by substance P. *Lab Invest*, 1994. **71**(1): 134–40.

127. Ericson M, Differential expression of substance P in perifollicular scalp blood vessels and nerves after topical therapy with capsaicin 0.075% (Zostrix) in controls and patients with alopecia areata. *J Invest Dermatol*, 1999. **112**: 653.

128. Sundberg JP, Cordy WR, and King Jr LE, Alopecia areata in aging C3H/HeJ mice. *J Invest Dermatol*, 1994. **102**(6): 847–56.

129. Michie HJ et al., The DEBR rat: An animal model of human alopecia areata. *Br J Dermatol*, 1991. **125**(2): 94–100.

130. Smyth JR Jr and McNeil M, Alopecia areata and universalis in the Smyth chicken model for spontaneous autoimmune vitiligo. *J Investig Dermatol Symp Proc*, 1999. **4**(3): 211–5.

131. McElwee KJ et al., Experimental induction of alopecia areata-like hair loss in C3H/HeJ mice using full-thickness skin grafts. *J Invest Dermatol*, 1998. **111**(5): 797–803.

132. Liu H, Tang L, and McLean D, Leflunomide in the alopecia areata DEBR rat. *J Invest Dermatol*, 1999. **4**(3): 249.

133. Shapiro J, Sundberg JP, and Bissonette R, Alopecia areata-like hair loss in C3H/HeJ mice and DEBR rats can be reversed using topical diphencyprone. *J Invest Dermatol Symp Proc*, 1999. **4**(3): 239.

134. Freyschmidt-Paul P, Sundberg JP, and Happle R, Successful

treatment of alopecia areata-like hair loss with the contact sensitizer squaric acid dibutylester (SADBE) in C3H/HeJ mice. *J Invest Dermatol*, 1999. **113**(1): 61–8.

135. Green M, Catalog of mutant genes and polymorphic loci. In *Genetic Variants and Strains of the Laboratory Mouse*, Lyon M, Editor. 1989. Oxford: Oxford University Press.

136. Godwin AR and Capecchi MR, Hair defects in Hoxc13 mutant mice. *J Invest Dermatol Symp Proc*, 1999. **4**(3): 244–7.

137. Tong X and Coulombe PA, Mouse models of alopecia: Identifying structural genes that are baldly needed. *Trends Mol Med*, 2003. **9**(2): 79–84.

138. Messenger AG, Slater DN, and Bleehen SS, Alopecia areata: Alterations in the hair growth cycle and correlation with the follicular pathology. *Br J Dermatol*, 1986. **114**(3): 337–47.

139. Whiting DA, Histopathologic features of alopecia areata: A new look. *Arch Dermatol*, 2003. **139**(12): 1555–9.

140. Headington J, The histology of alopecia areata. *J Invest Dermatol*, 1991. **96**: 69S.

141. Perret C, Wiesner-Menzel L, and Happle R, Immunohistochemical analysis of T-cell subsets in the peribulbar and intrabulbar infiltrates of alopecia areata. *Acta Derm Venereol*, 1984. **64**(1): 26–30.

142. Wiesner-Menzel L and Happle R, Intrabulbar and peribulbar accumulation of dendritic OKT 6-positive cells in alopecia areata. *Arch Dermatol Res*, 1984. **276**(5): 333–4.

143. Whiting DA, Histopathologic features of alopecia areata: A new look. *Arch Dermatol*, 2003. **139**: 1555–9.

144. Kohchiyama A, Hatamochi A, and Ueki H, Increased number of OKT6-positive dendritic cells in the hair follicles of patients with alopecia areata. *Dermatologica*, 1985. **171**(5): 327–31.

145. Elston DM, McCollough ML, and Bergfeld WF, Eosinophils in fibrous tracts and near hair bulbs: A helpful diagnostic feature of alopecia areata [see comments]. *J Am Acad Dermatol*, 1997. **37**(1): 101–6.

146. El Darouti M, Marzouk SA, and Sharawi E, Eosinophils in fibrous tracts and near hair bulbs: A helpful diagnostic feature of alopecia areata [letter; comment]. *J Am Acad Dermatol*, 2000. **42**(2 Pt 1): 305–7.

147. Nutbrown M, MacDonald Hull SP, and Baker TG, Ultrastructural abnormalities in the dermal papillae of both lesional and clinically normal follicles from alopecia areata scalps. *Br J Dermatol*, 1996. **135**(2): 204–10.

148. McDonagh AJ, Snowden JA, and Stierle C, HLA and ICAM-1 expression in alopecia areata in vivo and in vitro: The role of cytokines. *Br J Dermatol*, 1993. **129**(3): 250–6.

149. Lee JY and Hsu ML, Alopecia syphilitica, a simulator of alopecia areata: Histopathology and differential diagnosis. *J Cutan Pathol*, 1991. **18**(2): 87–92.

150. Peereboom-Wynia JD et al., Scanning electron microscopy comparing exclamation mark hairs in alopecia areata with normal hair fibres, mechanically broken by traction. *Clin Exp Dermatol*, 1989. **14**(1): 47–50.

151. Camacho F, Alopecia areata clinical features. In *Trichology: Diseases of the Pilosebaceous Follicle*, Camacho F, Editor. 1997. Madrid: Aula Medica Group. p. 417–50.

152. Muralidhar S, Sharma VK, and Kaur S, Ophiasis inversus: A rare pattern of alopecia areata [letter] [see comments]. *Pediatr Dermatol*, 1998. **15**(4): 326–7.

153. De Berker D, Baran R, and Dawber RP, *Handbook of the Diseases of the Nails and Their Management*. 1995. Oxford: Blackwell Science.

154. Tosti A, Idiopathic trachyonychia (twentynail dystrophy): A pathological study of 23 patients. *Br J Dermatol*, 1994. **131**(6): 866–72.

155. Tosti A, Barclazzi F, and Piraccini BM, Is trachyonychia, a variety of alopecia areata, limited to the nails? *J Invest Dermatol*, 1995. **104**(5 Suppl): 27S–28S.

156. Tosti A et al., Nail changes and alopecia areata. *G Ital Dermatol Venereol*, 1985. **120**(3): 169–71.

157. Tosti A et al., Trachyonychia associated with alopecia areata: A clinical and pathologic study. *J Am Acad Dermatol*, 1991. **25**(2 Pt 1): 266–70.

158. Tosti A, Palmerio B, and Veronesi S, 20 nail dystrophy, alopecia areata, lichen planus. *G Ital Dermatol Venereol*, 1985. **120**(2): 131–2.

159. Miteva M and Tosti A, Hair and scalp dermatoscopy. *J Am Acad Dermatol*, 2012. **67**(5): 1040–8.

160. Rudnicka L et al., Trichoscopy update 2011. *J Dermatol Case Rep*, 2011. **5**(4): 82–8.

161. Kibar M et al., Trichoscopic findings in alopecia areata and their relation to disease activity, severity and clinical subtype in Turkish patients. *Australas J Dermatol*, 2013. doi: 10.1111/ajd.

162. Madani S and Shapiro J, The scalp biopsy: Making it more efficient. *Dermatol Surg*, 1999. **25**(7): 537–8.

163. Broniarczyk-Dyła G et al., Abnormalities of structure and function of the thyroid in patients with alopecia areata. *Przegl Dermatol*, 1989. **76**(5–6): 416–21.

164. Salamon T, Musafija A, and Milicević M, Alopecia areata and diseases of the thyroid gland. *Dermatologica*, 1971. **142**(1): 62–3.

165. Klein U, Weinheimer B, and Zaun H, Simultaneous occurrence of areata alopecia and immunothyroiditis. *Int J Dermatol*, 1974. **13**(3): 116–8.

166. Bakry OA et al., Thyroid disorders associated with alopecia areata in Egyptian patients. *Indian J Dermatol*, 2014. **59**(1): 49–55.

167. Hordinsky MK, Overview of alopecia areata. *J Investig Dermatol Symp Proc*, 2013. **16**(1): S13–5.

168. Tasaki M, Hanada K, and Hashimoto I, Analyses of serum copper and zinc levels and copper/zinc ratios in skin diseases. *J Dermatol*, 1993. **20**(1): 21–4.

169. Mitchell AJ and Krull EA, Alopecia areata: Pathogenesis and treatment. *J Am Acad Dermatol*, 1984. **11**(5 Pt 1): 763–75.

170. Garcia-Hernandez MJ, Rodriguez-Pichardo A, and Camacho F, Congenital triangular alopecia (Brauer nevus). *Pediatr Dermatol*, 1995. **12**(4): 301–3.

171. Dominguez E, Eslinger MR, and McCord SV, Postoperative (pressure) alopecia: Report of a case after elective cosmetic surgery. *Anesth Analg*, 1999. **89**(4): 1062–3.

172. Kosanin RM, Riefkohl R, and Barwick WJ, Postoperative alopecia in a woman after a lengthy plastic surgical procedure. *Plast Reconstr Surg*, 1984. **73**(2): 308–9.

173. Poma PA, Pressure-induced alopecia. Report of a case after gynecologic surgery. *J Reprod Med*, 1979. **22**(4): 219–21.

174. Wiles JC and Hansen RC, Postoperative (pressure) alopecia. *J Am Acad Dermatol*, 1985. **12**(1 Pt 2): 195–8.

175. Bateman T, *Practical Synopsis of Cutaneous Diseases*. 4th edition. 1817.

176. Olsen E, Hordinsky M, and McDonald-Hull S, Alopecia areata investigational assessment guidelines. National Alopecia Areata Foundation. *J Am Acad Dermatol*, 1999. **40**(2 Pt 1): 242–6.

177. Drake LA, Dinehart SM, and Farmer ER, Guidelines of care for alopecia areata. *J Am Acad Dermatol*, 1992. **26**(2 Pt 1): 247–50.

178. Sawaya ME and Hordinsky MK, Glucocorticoid regulation of hair growth in alopecia areata. *J Invest Dermatol*, 1995. **104**(5 Suppl): 30S.

179. Price VH, Treatment of hair loss. *New Engl J Med*, 1999. **341**(13): 964–73.

180. Shapiro J and Price VH, Hair regrowth. Therapeutic agents. *Dermatol Clin*, 1998. **16**(2): 341–56.

181. Porter D and Burton JL, A comparison of intra-lesional triamcinolone hexacetonide and triamcinolone acetonide in alopecia areata. *Br J Dermatol*, 1971. **85**(3): 272–3.

182. Shapiro J, Alopecia areata. Update on therapy. *Dermatol Clin*, 1993. **11**(1): 35–46.

183. Whiting DA, The treatment of alopecia areata. *Cutis*, 1987. **40**(3): 247–50.

184. Bergfeld W, Alopecia areata symposium. *Pediat Dermatol*, 1987. **4**: 144.

185. Thiers B, Alopecia areata symposium. *Pediat Dermatol*, 1987. **4**: 136.

186. Tosti A et al., Clobetasol propionate 0.05% under occlusion in the treatment of alopecia totalis/universalis. *J Am Acad Dermatol*, 2003. **49**(1): 96–8.

187. Tosti A et al., Efficacy and safety of a new clobetasol propionate 0.05% foam in alopecia areata: A randomized, doubleblind placebocontrolled trial. *J Eur Acad Dermatol Venereol*, 2006. **20**(10): 1243–7.

188. Mancuso G et al., Efficacy of betamethasone valerate foam formulation in comparison with betamethasone dipropionate lotion in the treatment of mild-to-moderate alopecia areata: A multicenter, prospective, randomized, controlled, investigator-blinded trial. *Int J Dermatol*, 2003. **42**(7): 572–5.

189. Gill K, Alopecia totalis—Treatment with fluocinolone acetonide. *Arch Dermatol*, 1963. **87**: 384.

190. Pascher F, Kurtin S, and Andrade R, Assay of 0.2 percent fluocinolone acetonide cream for alopecia areata and totalis. Efficacy and side effects including histologic study of the ensuing localized acneform response. *Dermatologica*, 1970. **141**(3): 193–202.

191. Montes LF, Topical halcinonide in alopecia areata and in alopecia totalis. *J Cutan Pathol*, 1977. **4**(2): 47–50.

192. Charuwichitratana S, Wattanakrai P, and Tanrattanakorn S, Randomized double-blind placebo-controlled trial in the treatment of alopecia areatawith 0.25% desoximetasone cream. *Arch Dermatol*, 2000. **136**(10): 1276–7.

193. Leyden JL and Kligman AM, Treatment of alopecia areata with steroid solution. *Arch Dermatol*, 1972. **106**(6): 924.

194. Fiedler VC, Alopecia areata: Current therapy. *J Invest Dermatol*, 1991. **96**(5): 69S–70S.

195. Buhl AE, Minoxidil's action in hair follicles. *J Invest Dermatol*, 1991. **96**(5): 73S–74S.

196. Price V, Progress in dermatology. *Bull Dermatol Foundation*, 1991. **25**: 1.

197. Khoury EL, Price VH, and Abdel-Salam MM, Topical minoxidil in alopecia areata: No effect on the perifollicular lymphoid infiltration. *J Invest Dermatol*, 1992. **99**(1): 40–7.

198. Fiedler VC, Alopecia areata. A review of therapy, efficacy, safety, and mechanism [editorial] [see comments]. *Arch Dermatol*, 1992. **128**(11): 1519–29.

199. Fiedler-Weiss VC, Topical minoxidil solution (1% and 5%) in the treatment of alopecia areata. *J Am Acad Dermatol*, 1987. **16**(3 Pt 2): 745–8.

200. Fiedler-Weiss VC et al., Topical minoxidil dose-response effect in alopecia areata. *Arch Dermatol*, 1986. **122**(2): 180–2.

201. Price VH, Topical minoxidil in extensive alopecia areata, including 3-year follow-up. *Dermatologica*, 1987. **175**(Suppl 2): 36–41.

202. Price VH, Topical minoxidil (3%) in extensive alopecia areata, including long-term efficacy. *J Am Acad Dermatol*, 1987. **16**(3 Pt 2): 737–44.

203. Fransway AF and Muller SA, 3 percent topical minoxidil compared with placebo for the treatment of chronic severe alopecia areata. *Cutis*, 1988. **41**(6): 431–5.

204. Ranchoff RE et al., Extensive alopecia areata. Results of treatment with 3% topical minoxidil. *Cleve Clin J Med*, 1989. **56**(2): 149–54.

205. Vestey JP and Savin JA, A trial of 1% minoxidil used topically for severe alopecia areata. *Acta Derm Venereol*, 1986. **66**(2): 179–80.

206. Morhenn VB, Orenberg EK, and Kaplan J, Inhibition of a Langerhans cell-mediated immune response by treatment modalities useful in psoriasis. *J Invest Dermatol*, 1983. **81**(1): 23–7.

207. Buchner U, Irritant versus allergic contact dermatitis for the treatment of alopecia areata. *Arch Dermatol Res*, 1979. **264**: 123.

208. Swanson NA, Mitchell AJ, and Leahy MS, Topical treatment of alopecia areata. *Arch Dermatol*, 1981. **117**(7): 384–7.

209. Fiedler-Weiss VC and Buys CM, Evaluation of anthralin in the treatment of alopecia areata. *Arch Dermatol*, 1987. **123**(11): 1491–3.

210. Schmoeckel C et al., Treatment of alopecia areata by anthralin-induced dermatitis. *Arch Dermatol*, 1979. **115**(10): 1254–5.

211. Shapiro J and Price VH, Hair regrowth. Therapeutic agents. *Dermatol Clin*, 1998. **16**(2): 341–56.

212. Fiedler VC, Wendraw A, and Szpunar GJ, Treatment-resistant alopecia areata. Response to combination therapy with minoxidil plus anthralin. *Arch Dermatol*, 1990. **126**(6): 756–9.

213. Nelson DA and Spielvogel RL, Anthralin therapy for alopecia areata. *Int J Dermatol*, 1985. **24**(9): 606–7.

214. Happle R, Klein HM, and Macher E, Topical immunotherapy changes the composition of the peribulbar infiltrate in alopecia areata. *Arch Dermatol Res*, 1986. **278**(3): 214–8.

215. Happle R, Kalveram KJ, and Buchner U, Contact allergy as a therapeutic tool for alopecia areata: Application of squaric acid dibutylester. *Dermatologica*, 1980. **161**(5): 289–97.

216. Harland CC and Saihan EM, Regression of cutaneous metastatic malignant melanoma with topical diphencyprone and oral cimetidine [letter]. *Lancet*, 1989. **2**(8660): 445.

217. Lane PR and Hogan DJ, Diphencyprone [letter]. *J Am Acad Dermatol*, 1988. **19**(2 Pt 1): 364–5.

218. Van der Steen PH, Boezeman JB, and Happle R, Topical immunotherapy for alopecia areata: Re-evaluation of 139 cases after an additional follow-up period of 19 months. *Dermatology*, 1992. **184**(3): 198–201.

219. Hull SM and Norris JF, Diphencyprone in the treatment of long-standing alopecia areata. *Br J Dermatol*, 1988. **119**(3): 367–74.

220. MacDonald-Hull S, Post therapy relapse rate in alopecia areata after successful treatment with diphencyprone. *J Dermatol Treat*, 1989. **1**: 71.

221. Hull SM and Cunliffe WJ, Successful treatment of alopecia areata using the contact allergen diphencyprone [letter]. *Br J Dermatol*, 1991. **124**(2): 212–3.

222. Wiseman M et al., Predictive model for immunotherapy of alopecia areata with diphencyprone. *Arch Dermatol*, 2001. **137**(8): 1063–8.

223. Gordon PM et al., Topical diphencyprone for alopecia areata: Evaluation of 48 cases after 30 months' follow-up. *Br J Dermatol*, 1996. **134**(5): 869–71.

224. Monk B, Induction of hair growth in alopecia totalis with diphencyprone sensitization. *Clin Exp Dermatol*, 1989. **14**(2): 154–7.

225. Hatzis J, Georgiotono K, and Kostakis P, Treatment of alopecia areata with diphencyprone. *Australas J Dermatol*, 1988. **29**(1): 33–6.

226. Ashworth J, Tuyp E, and Mackie RM, Allergic and irritant contact dermatitis compared in the treatment of alopecia totalis and universalis. A comparison of the value of topical diphencyprone and tretinoin gel. *Br J Dermatol*, 1989. **120**(3): 397–401.

227. Orecchia G and Rabbiosi G. Treatment of alopecia areata with diphencyprone. *Dermatologica*, 1985. **171**(3): 193–6.

228. Berth-Jones J and Hutchinson PE, Treatment of alopecia totalis with a combination of inosine pranobex and diphencyprone compared to each treatment alone. *Clin Exp Dermatol*, 1991. **16**(3): 172–5.

229. Shapiro J et al., Treatment of severe alopecia areata with topical diphenylcyclopropenone and 5% minoxidil: A clinical and immunopathologic evaluation. *J Invest Dermatol*, 1995. **104**(5 Suppl): 36S.

230. Hull SM, Pepall L, and Cunliffe WJ, Alopecia areata in

children: Response to treatment with diphencyprone. *Br J Dermatol*, 1991. **125**(2): 164–8.

231. van der Steen PH et al., Treatment of alopecia areata with diphenylcyclopropenone. *J Am Acad Dermatol*, 1991. **24**(2 Pt 1): 253–7.

232. Berth-Jones J, Mc Burney A, and Hutchinson PE, Diphencyprone is not detectable in serum or urine following topical application. *Acta Derm Venereol*, 1994. **74**(4): 312–3.

233. Wilkerson MG, Connor TH, and Henkin J, Assessment of diphenylcyclopropenone for photochemically induced mutagenicity in the Ames assay. *J Am Acad Dermatol*, 1987. **17**(4): 606–11.

234. Wilkerson MG, Henkin J, and Wilkin JK, Diphenylcyclopropenone: Examination for potential contaminants, mechanisms of sensitization, and photochemical stability. *J Am Acad Dermatol*, 1984. **11**(5 Pt 1): 802–7.

235. Perret C, Treatment of alopecia areata. In *Hair and Hair Diseases*, Happle R, Orfanos CE, Editors. 1990. New York: Springer Verlag. p. 529.

236. Perret CM, Steijlen PM, and Happle R, Alopecia areata: pathogenesis and topical immunotherapy. *Ned Tijdschr Geneeskd*, 1989. **133**(25): 1256–60.

237. Shah M, Lewis FM, and Messenger AG, Hazards in the use of diphencyprone [letter] [see comments]. *Br J Dermatol*, 1996. **134**(6).

238. Fernandez-Redondo V et al., Hazards in the use of diphencyprone. *Allergy*, 2000. **55**(2): 202–3.

239. Orecchia G and Stock J, Diphenylcyclopropenone: An important agent known to cause depigmentation [letter; comment]. *Dermatology*, 1999. **199**(2): 198.

240. van der Steen P and Happle R, "Dyschromia in confetti" as a side effect of topical immunotherapy with diphenylcyclopropenone. *Arch Dermatol*, 1992. **128**(4): 518–20.

241. Duhra P and Foulds IS, Persistent vitiligo induced by diphencyprone [letter]. *Br J Dermatol*, 1990. **123**(3): 415–16.

242. Hatzis J, Gourgiotou K, and Tosca A, Vitiligo as a reaction to topical treatment with diphencyprone [see comments]. *Dermatologica*, 1988. **177**(3): 146–8.

243. Henderson CA and Ilchyshyn A, Vitiligo complicating diphencyprone sensitization therapy for alopecia universalis [letter]. *Br J Dermatol*, 1995. **133**(3): 496–7.

244. Orecchia G and Perfetti L, Vitiligo and topical allergens [letter; comment]. *Dermatologica*, 1989. **179**(3): 137–8.

245. Alam M, Gross EA, and Savin RC, Severe urticarial reaction to diphenylcyclopropenone therapy for alopecia areata. *J Am Acad Dermatol*, 1999. **40**(1): 110–2.

246. Tosti A, Guerra L, and Bardazzi F, Contact urticaria during topical immunotherapy. *Contact Dermatitis*, 1989. **21**(3): 196–7.

247. Skrebova N et al., Severe dermographism after topical therapy with diphenylcyclopropenone for alopecia universalis. *Contact Dermatitis*, 2000. **42**(4): 212–5.

248. Perret CM et al., Erythema multiforme-like eruptions: A rare side effect of topical immunotherapy with diphenylcyclopropenone. *Dermatologica*, 1990. **180**(1): 5–7.

249. Daman LA, Rosenberg EW, and Drake L, Treatment of alopecia areata with dinitrochlorobenzene. *Arch Dermatol*, 1978. **114**(7): 1036–8.

250. Happle R, Antigenic competition as a therapeutic concept for alopecia areata. *Arch Dermatol Res*, 1980. **267**(1): 109–14.

251. Hehir ME and du Vivier A, Alopecia areata treated with DNCB. *Clin Exp Dermatol*, 1979. **4**(3): 385–7.

252. Kratka J et al., Dinitrochlorobenzene: Influence on the cytochrome P-450 system and mutagenic effects. *Arch Dermatol Res*, 1979. **266**(3): 315–8.

253. Strobel R and Rohrborn G, Mutagenic and cell transforming activities of 1-chlor-2,4-dinitrobenzene (DNCB) and squaricacid dibutylester (SADBE). *Arch Toxicol*, 1980. **45**(4): 307–14.

254. Summer KH and Goggelmann W, 1-chloro-2,4-dinitrobenzene depletes glutathione in rat skin and is mutagenic in *Salmonella typhimurium*. *Mutat Res*, 1980. **77**(1): 91–3.

255. Weisburger EK, Russfield AB, and Homburger F, Testing of twenty-one environmental aromatic amines or derivatives for long-term toxicity or carcinogenicity. *J Environ Pathol Toxicol*, 1978. **2**(2): 325–56.

256. Wilkerson MG, Wilkin JK, and Smith RG, Contaminants of dinitrochlorobenzene. *J Am Acad Dermatol*, 1983. **9**(4): 554–7.

257. Flowers FP et al., Topical squaric acid dibutylester therapy for alopecia areata. *Cutis*, 1982. **30**(6): 733–6.

258. Case PC, Mitchell AJ, and Swanson NA, Topical therapy of alopecia areata with squaric acid dibutylester. *J Am Acad Dermatol*, 1984. **10**(3): 447–50.

259. Caserio RJ, Treatment of alopecia areata with squaric acid dibutylester. *Arch Dermatol*, 1987. **123**(8): 1036–41.

260. Giannetti A and Orecchia G, Clinical experience on the treatment of alopecia areata with squaric acid dibutyl ester. *Dermatologica*, 1983. **167**(5): 280–2.

261. Micali G et al., Treatment of alopecia areata with squaric acid dibutylester. *Int J Dermatol*, 1996. **35**(1): 52–6.

262. Chua SH, Goh CL, and Ang CB, Topical squaric acid dibutylester therapy for alopecia areata: A double-sided patient-controlled study. *Ann Acad Med Singapore*, 1996. **25**(6): 842–7.

263. Orecchia G, Malagoli P, and Santagostino L, Treatment of severe alopecia areata with squaric acid dibutylester in pediatric patients. *Pediatr Dermatol*, 1994. **11**(1): 65–8.

264. Tosti A et al., Long-term results of topical immunotherapy in children with alopecia totalis or alopecia universalis. *J Am Acad Dermatol*, 1996. **35**(2 Pt 1): 199–201.

265. Barth JH, Darley CR, and Gibson JR, Squaric acid dibutyl ester in the treatment of alopecia areata. *Dermatologica*, 1985. **170**(1): 40–2.

266. Orecchia G et al., Photochemotherapy plus squaric acid dibutylester in alopecia areata treatment [letter]. *Dermatologica*, 1990. **181**(2): 167–9.

267. Wilkerson MG et al., Squaric acid and esters: Analysis for contaminants and stability in solvents. *J Am Acad Dermatol*, 1985. **13**(2 Pt 1): 229–34.

268. Van Duuren BL, Melchionne S, and Blair R, Carcinogenicity of isosters of epoxides and lactones: Aziridine ethanol, propane sultone, and related compounds. *J Natl Cancer Inst*, 1971. **46**(1): 143–9.

269. Mitchell AJ and Douglass MC, Topical photochemotherapy for alopecia areata. *J Am Acad Dermatol*, 1985. **12**(4): 644–9.

270. Claudy AL and Gagnaire D, Photochemotherapy for alopecia areata. *Acta Derm Venereol*, 1980. **60**(2): 171–2.

271. Larko O and Swanbeck G, PUVA treatment of alopecia totalis. *Acta Derm Venereol*, 1983. **63**(6): 546–9.

272. Lassus A et al., PUVA treatment for alopecia areata. *Dermatologica*, 1980. **161**(5): 298–304.

273. Healy E and Rogers S, PUVA treatment for alopecia areata—Does it work? A retrospective review of 102 cases. *Br J Dermatol*, 1993. **129**(1): 42–4.

274. Taylor CR and Hawk JL, PUVA treatment of alopecia areata partialis, totalis, and universalis: Audit of 10 years' experience at St John's Institute of Dermatology. *Br J Dermatol*, 1995. **133**(6): 914–8.

275. Stern RS, Nichols KT, and Vakeva LH, Malignant melanoma in patients treated for psoriasis with methoxsalen (psoralen) and ultraviolet A radiation (PUVA). The PUVA Follow-Up Study [see comments]. *New Engl J Med*, 1997. **336**(15): 1041–5.

276. Zakaria W et al., 308-nm excimer laser therapy in alopecia areata. *J Am Acad Dermatol*, 2004. **51**(5): 837–8.

277. Raulin C et al., Excimer laser therapy of alopecia areata-side-by-side evaluation of a representative area. *J Dtsch Dermatol Ges*, 2005. **3**(7): 524–6.

278. Gundogan C, Greve B, and Raulin C, Treatment of alopecia

areata with the 308-nm xenon chloride excimer laser: Case report of two successful treatments with the excimer laser. *Lasers Surg Med*, 2004. **34**(2): 86–90.

279. Al-Mutairi N, 308-nm excimer laser for the treatment of alopecia areata. *Dermatol Surg*, 2007. **33**(12): 1483–7.

280. Al-Mutairi N, 308-nm excimer laser for the treatment of alopecia areata in children. *Pediatr Dermatol*, 2009. **26**(5): 547–50.

281. McMichael AJ, Excimer laser: A module of the alopecia areata common protocol. *J Investig Dermatol Symp Proc*, 2013. **16**(1): S77–9.

282. Bayramgürler D et al., Narrowband ultraviolet B phototherapy for alopecia areata. *Photodermatol Photoimmunol Photomed*, 2011. **27**(6): 325–7.

283. Ait Ourhroui M, Hassam B, and Khoudri I, Treatment of alopecia areata with prednisone in a once-monthly oral pulse. *Ann Dermatol Venereol*, 2010. **137**(8–9): 514–8.

284. Kar BR et al., Placebo-controlled oral pulse prednisolone therapy in alopecia areata. *J Am Acad Dermatol*, 2005. **52**: 287–90.

285. Winter RJ, Kern F, and Blizzard RM, Prednisone therapy for alopecia areata. A follow-up report. *Arch Dermatol*, 1976. **112**: 1549–52.

286. Sharma VK, Pulsed administration of corticosteroids in the treatment of alopecia areata. *Int J Dermatol*, 1996. **35**: 133–6.

287. Burton JL and Shuster S, Large doses of glucocorticoid in the treatment of alopecia areata. *Acta Derm Venereol*, 1975. **55**: 493–6.

288. Friedli A et al., Pulse methylprednisolone therapy for severe alopecia areata: An open prospective study of 45 patients. *J Am Acad Dermatol*, 1998. **39**: 597–602.

289. Price VH, Treatment of hair loss. *N Engl J Med*, 1999. **341**(13): 964–73.

290. Alkhalifah A et al., Alopecia areata update: Part I. Clinical picture, histopathology, and pathogenesis. *J Am Acad Dermatol*, 2010. **62**(2): 177–88; quiz 189–90.

291. Alkhalifah A et al., Alopecia areata update: Part II. Treatment. *J Am Acad Dermatol*, 2010. **62**(2): 191–202; quiz 203–4.

292. Kurosawa M et al., A comparison of the efficacy, relapse rate and side effects among three modalities of systemic corticosteroid therapy for alopecia areata. *Dermatology*, 2006. **212**(4): 361–5.

293. Lester RS, Knowles SR, and Shear NH, The risks of systemic corticosteroid use. *Dermatol Clin*, 1998. **16**: 277–88.

294. Shaheedi-Dadras M et al., The effect of methylprednisolone pulse-therapy plus oral cyclosporine in the treatment of alopecia totalis and universalis. *Arch Iran Med*, 2008. **11**(1): 90–3.

295. Unger WP and Schemmer RJ, Corticosteroids in the treatment of alopecia totalis. Systemic effects. *Arch Dermatol*, 1978. **114**(10): 1486–90.

296. Yang CC et al., Early intervention with highdose steroid pulse therapy prolongs disease-free interval of severe alopecia areata: A retrospective study. *Ann Dermatol Venereol*, 2013. **25**(4): 471–4.

297. Price VH, Treatment of hair loss. *N Engl J Med*, 1999. **341**(13): 964–73.

298. Yang CC et al., Early intervention with highdose steroid pulse therapy prolongs diseasefree interval of severe alopecia areata: A retrospective study. *Ann Dermatol*, 2013. **25**(4): 471–4.

299. Otberg N, Systemic treatment for alopecia areata. *Dermatol Ther*, 2011. **24**(3): 320–5.

300. Kim BJ et al., Combination therapy of cyclosporine and methylprednisolone on severe alopecia areata. *J Dermatolog Treat*, 2008. **19**(4): 216–20.

301. Ranganath VK and Furst DE, Diseasemodifying antirheumatic drug use in the elderly rheumatoid arthritis patient. *Rheum Dis Clin North Am*, 2007. **33**: 197–217.

302. Phillips MA, Graves JE, and Nunley JR, Alopecia areata presenting in 2 kidneypancreas transplant recipients taking cyclosporine. *J Am Acad Dermatol*, 2005. **53**(5 suppl. 1): S252–5.

303. Cerottini JP, Panizzon RG, and de Viragh PA, Multifocal alopecia areata during systemic cyclosporine A therapy. *Dermatology*, 1999. **198**: 415–7.

304. Davies MG and Bowers PW, Alopecia areata arising in patients receiving cyclosporin immunosuppression. *Br J Dermatol*, 1995. **132**: 835–6.

305. Dyall-Smith D, Alopecia areata in a renal transplant recipient on cyclosporin. *Australas J Dermatol*, 1996. **37**: 226–7.

306. Gupta AK and Charrette A, The efficacy and safety of 5α-reductase inhibitors in androgenetic alopecia: A network meta-analysis and benefit-risk assessment of finasteride and dutasteride. *J Dermatolog Treat*, 2014. **25**(2): 156–61.

307. de Prost Y et al., Treatment of severe alopecia areata by topical applications of cyclosporine: Comparative trial versus placebo in 43 patients. *Transplant Proc*, 1988. **20**(3 Suppl 4): 112–3.

308. Mauduit G et al., Treatment of severe alopecia areata with topical applications of cyclosporin A [in French]. *Ann Dermatol Venereol*, 1987. **114**: 507–10.

309. Verma DD et al., Treatment of alopecia areata in the DEBR model using cyclosporin A lipid vesicles. *Eur J Dermatol*, 2004. **14**: 332–8.

310. Ellis CN, Brown MF, and Voorhees JJ, Sulfasalazine for alopecia areata. *J Am Acad Dermatol*, 2002. **46**(4): 541–4.

311. Aghaei S, An uncontrolled, open label study of sulfasalazine in severe alopecia areata. *Indian J Dermatol Venereol Leprol*, 2008. **74**(6): 611–3.

312. Rashidi T and Mahd AA, Treatment of persistent alopecia areata with sulfasalazine. *Int J Dermatol*, 2008. **47**(8): 850–2.

313. Bannwarth B et al., Methotrexate in rheumatoid arthritis. An update. *Drugs*, 1994. **47**(1): 25–50.

314. Droitcourt C et al., Interest of high-dose pulse corticosteroid therapy combined with methotrexate for severe alopecia areata: A retrospective case series. *Dermatology*, 2012. **224**(4): 369–73.

315. Chartaux E and Joly P, Long-term follow-up of the efficacy of methotrexate alone or in combination with low doses of oral corticosteroids in the treatment of alopecia areata totalis or universalis. [Article in French]. *Ann Dermatol Venereol*, 2010. **137**(8–9): 507–13.

316. Joly P, The use of methotrexate alone or in combination with low doses of oral corticosteroids in the treatment of alopecia totalis or universalis. *J Am Acad Dermatol*, 2006. **55**(4): 632–6.

317. Royer M et al., Efficacy and tolerability of methotrexate in severe childhood alopecia areata. *Br J Dermatol*, 2011. **165**(2): 407–10.

318. Price VH et al., Subcutaneous efalizumab is not effective in the treatment of alopecia areata. *J Am Acad Dermatol*, 2008. **58**(3): 395–402.

319. Strober BE et al., Etanercept does not effectively treat moderate to severe alopecia areata: An open-label study. *J Am Acad Dermatol*, 2005. **52**: 1082–4.

320. Le Bidre E et al., Alopecia areata during anti-TNF alpha therapy: Nine cases. *Ann Dermatol Venereol*, 2011. **138**(4): 285–93.

321. Kirshen C and Kanigsberg N, Alopecia areata following adalimumab. *J Cutan Med Surg*, 2009. **13**: 48–50.

322. Pan Y and Rao NA, Alopecia areata during etanercept therapy. *Ocul Immunol Inflamm*, 2009. **17**: 127–9.

323. Pelivani N et al., Alopecia areata universalis elicited during treatment with adalimumab. *Dermatology*, 2008. **216**: 320–3.

324. Posten W and Swan J, Recurrence of alopecia areata in a patient receiving etanercept injections. *Arch Dermatol*, 2005. **141**: 759–60.

6 瘢痕性脱发：发病机制、分类、临床表现、诊断和治疗

概述

瘢痕性脱发（英文称为 cicatricial alopecia 或 scarring alopecia）多是一些头皮疾病导致的不可逆的脱发。瘢痕性脱发的共同特征包括临床上毛囊开口消失、病理上毛囊被纤维组织替代。英文术语"cicatricial"和"scarring"可互换使用。瘢痕性脱发可以是原发性或继发性的破坏过程。

理解瘢痕性脱发首先需要了解毛囊的解剖，这是因为毛囊被破坏的部位是决定脱发是否可逆的关键。毛囊干细胞位于立毛肌插入毛囊的隆突部位。这些细胞向毛囊下迁移，随后分化成毛囊各层结构。当毛囊生长周期经历生长期、退行期和休止期循环时，毛囊上部为恒定部位，毛囊下部为非恒定部位。当炎症较深、位于非恒定部位附近，就不太可能发展为瘢痕性脱发。如果炎症位于毛囊恒定部位就更有可能发生瘢痕性脱发。

原发性瘢痕性脱发是一组特发性炎症性疾病，其特征是以毛囊为中心的炎症最终破坏毛囊。如果隆突周围的炎症浸润得到控制，就可以阻止毛囊遭遇不可逆的损害。几乎所有可以造成皮肤和皮肤附属器损伤的头皮炎症或物理创伤都可导致继发性瘢痕性脱发。

瘢痕性脱发是一种毛发急症，毛囊的永久性破坏可给患者造成毁容的影响，导致患者出现社会心理尴尬和缺乏自尊的情况。瘢痕性脱发通常会给患者造成社会心理困扰，对治疗医生来说也是一个挑战。在疾病的活动期给予快速、准确的诊断以及积极的治疗是治疗瘢痕性脱发的关键。

原发性瘢痕性脱发

发病机制

原发性瘢痕性脱发的特点是炎症累及毛囊的恒定部分，特别是隆突、皮脂腺和漏斗部的多能干细胞。隆突位于立毛肌与外毛根鞘相连的峡部。多能干细胞负责毛囊上部和皮脂腺的更新，并在新的毛囊生长周期初始负责毛囊下部的周期性恢复[1,2]。隆突和峡部皮脂腺的破坏可导致毛囊生长周期不完整，并伴有慢性毛囊炎症和异物反应，最终导致瘢痕性脱发[3-7]。

分类

瘢痕性脱发的分类可基于临床、组织病理学或致病标准[6,8]。2001年在北美毛发年会瘢痕性脱发的共识会议上，依据组织学上观察到的病变毛囊周围炎症细胞的性质制订了一种分类法，该分类法被广泛用于疾病的鉴别。

原发性瘢痕性脱发被分为3种：①淋巴

细胞型；②中性粒细胞型；③混合型（表6.1）[9]。虽然每种瘢痕性脱发都有特定的临床和组织病理学特征，但在患者中可出现重叠的临床表现和症状。

表 6.1　原发性瘢痕性脱发的分类

淋巴细胞型原发性瘢痕性脱发
- 慢性皮肤型红斑狼疮（盘状红斑狼疮）
- 扁平苔藓（lichen planopilaris，LPP）
  - 经典型 LLP
  - 前额纤维性秃发
  - Graham-Little 综合征
- 经典型假性斑秃（classic pseudopelade of Brocq，PPB）
- 中央离心性瘢痕性脱发（central centrifugal cicatricial alopecia，CCCA）
- 黏蛋白性脱发
- 棘状秃发性毛囊角化病

中性粒细胞型原发性瘢痕性脱发
- 秃发性毛囊炎
- 穿掘性蜂窝织炎/毛囊炎（脓肿性穿掘性毛囊周围炎）

混合型原发性瘢痕性脱发
- 顶部瘢痕疙瘩性痤疮
- 坏死性痤疮
- 头皮糜烂性脓疱病

临床表现和诊断

原发性瘢痕性脱发最常发生在头皮中央区和头顶，再逐渐发展到头皮的其他部位。孤立的脱发斑表现为皮肤萎缩、毛囊开口消失，并伴有弥漫性或毛囊周围红斑、毛囊角化过度、颜色改变、簇状脱发和脓疱等炎症改变，这些表现都为诊断提供了线索[10,11]。然而，可能临床上观察不到受累病灶的炎症改变，组织学检查才能看到浸润真皮深层和皮下组织的炎症。3 倍放大镜、10 倍皮肤镜以及带有偏振光或没有偏振光、放大 60~200 倍的可视化皮肤镜等

诊断工具可以帮助判断受累部位是否存在毛囊开口、毛囊周围红斑和毛囊角化过度。

正确诊断瘢痕性脱发的关键在于全面的头皮检查、了解详细的病史和取材于活动性病变的皮肤活检。患者主诉的症状（如瘙痒或疼痛）可作为疾病活动度的粗略指标，但患者也可能完全没有临床症状。一些间接症状也有助于诊断，如光敏性提示盘状红斑狼疮。

瘢痕性脱发的病理活检

瘢痕性脱发的确诊以及确定炎症浸润的类型和位置关键依靠头皮病理活检。2001 年瘢痕性脱发共识会议[9]提出了以下建议：应在活动性病变区域取一个 4 mm 环钻活检。环钻应平行于毛发的方向以斜角切向组织深面。活检应取生长期终毛毛球所在的皮下脂肪，接着用蓝色 3-0 或 4-0 尼龙缝线缝合活检切口。在术后 7~10 天拆线时，蓝色缝线更容易在头发中被识别出来。

对切下的组织进行横向切片处理，并用苏木精－伊红染色。弹性蛋白（酸性酒精性半胱氨酸）、黏蛋白和过碘酸希夫（PAS）染色可为诊断提供额外的信息。第 2 个疾病活动性区域的 4 mm 环钻活检，则应垂直对分成 2 块，一块用于常规组织学纵切切片，另一块做直接免疫荧光检查（direct immunofluorescence，DIF）[12]。

淋巴细胞型原发性瘢痕性脱发

慢性皮肤型红斑狼疮（盘状红斑狼疮）

盘状红斑狼疮（discoid lupus erythematosus,

DLE）与扁平苔藓（lichen planopilaris, LPP）是最常见的导致炎症性瘢痕性脱发的病因[10]。女性比男性更易患病，成年人患病比儿童患病更为常见（通常首次发病年龄为20~40岁）[13-15]。

高达 26%~31% 的 DLE 患儿和 5%~10% 的成人患者会发展为系统性红斑狼疮（systemic lupus erythematosus, SLE）[15,16]。DLE 患者中斑秃的发生率更高。此外，DLE 也与疣状黄瘤和丘疹结节性真皮黏液蛋白病有关[17]。长期的 DLE 皮损倾向于发展为容易发生转移的鳞状细胞癌[18,19]，因此，应对 DLE 斑块中每一个过度角化或发生溃疡的皮损进行早期活检[10]。

DLE 的临床表现

DLE 通常表现为头皮上 1 个或多个红色的、萎缩的脱发斑。可出现毛囊角化过度、色素沉着、色素减退和毛细血管扩张[5,6]。皮损中央常有色素沉着。活动性皮损可有对刺激敏感或瘙痒的情况，紫外线照射后病变可恶化（图 6.1）。

DLE 的组织病理

DLE 的特征是致密的淋巴细胞浸润，主要发生在毛囊上部，但也经常发生于毛囊深部，典型的淋巴细胞浸润通常位于血管周围，但也可位于毛囊表皮内[20-23]。早期活动性 DLE 的

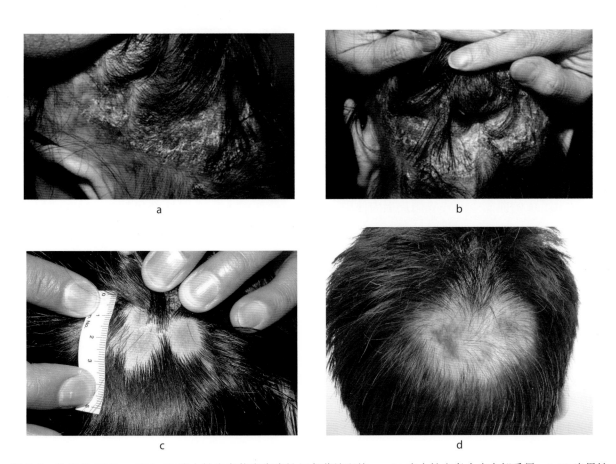

图 6.1　头皮的 DLE。a 和 b. 23 岁女性患者伴有疼痛性红色萎缩斑块。c. 31 岁女性患者头皮中部受累。d. 39 岁男性患者，枕部的大片盘状红斑狼疮伴色素沉着

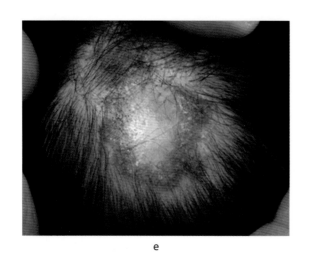

e

图 6.1（续）e. 41 岁女性患者，图片显示伴有角化过度和色素沉着的 DLE 斑块

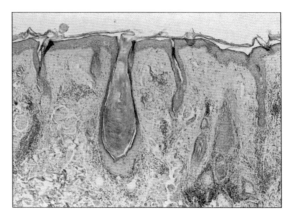

图 6.2　红斑狼疮的病理表现为附件周围和血管周围淋巴细胞浸润伴毛囊角化过度

其他典型特征是淋巴细胞介导的界面皮炎，伴有基底细胞空泡变性和角质细胞坏死、基底膜增厚、皮脂腺破坏。真皮网状层中的弹性纤维常被破坏[4,12]。毛囊漏斗内充满层状角蛋白，与之对应的是临床观察到的毛囊角栓（图6.2）。DIF 的典型表现为 IgG 和 C3 在真表皮交界处呈线性颗粒状沉积。另外还可以见到 IgM、C1q 和极少的 IgA。

DLE 的治疗

10 mg/cc 的曲安奈德 4~6 周皮损内注射是局限性或进展缓慢的 DLE 的一线治疗，可单独用药或联合口服治疗[11]（图 6.3）。曲安奈德皮损内注射可联合 I 类或 II 类皮质类固醇外用，也可不联用。局部皮质类固醇单用对轻度 DLE 也有效[11,12,15,21]。

成人每天使用 200~400 mg（或儿童每天使用 4~6 mg/kg）羟氯喹治疗是非常有效的。用药前需要进行眼科基线检查和全血细胞计数检查[13,15]。羟氯喹每日服用剂量少于 400 mg 时发生黄斑毒性的风险通常可以忽略不计，当

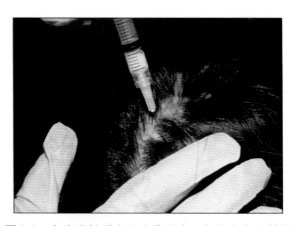

图 6.3　向瘢痕性脱发斑边缘的有毛部位皮内注射激素。10 mg/ml 曲安奈德以每针 0.1 ml 的剂量注射，共注射 20 针，可阻止病情进展，减轻瘙痒和灼烧感。每月注射一次

服药超过 5 年或累计剂量超过 1000 g 时发生黄斑毒性的风险上升[24]，应每 3 个月做 1 次眼科检查。

前 8 周逐渐减少口服泼尼松（1 mg/kg）剂量的桥接治疗可用于治疗病情快速进展的成人患者[10,11]。多模式、积极治疗快速进展的 DLE，可逆转早期的脱发斑并挽救被破坏的毛囊。口服阿维 A 酸和异维 A 酸有一定疗效[25,26]。上述疗法失败时才可考虑使用免疫抑制剂，如霉酚酸酯、甲氨蝶呤和硫唑嘌呤。烧伤样秃发区域可以考虑用毛发移植修复（图 6.4）。

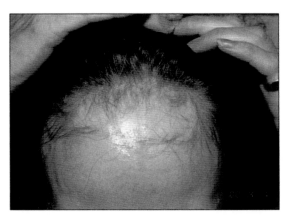

图 6.4　DLE：经过羟氯喹 200 mg 每日 2 次、每月 1 次皮损内注射皮质类固醇、每日 2 次外用强效皮质类固醇软膏治疗 1 年后，患者症状明显改善

毛发扁平苔藓

1895 年 Pringle 首次提出"毛发扁平苔藓"（lichen planopilaris, LPP）一词，他揭示了扁平苔藓与毛囊角化的关系 [27]。LPP 是发生于毛囊的扁平苔藓。LPP 占瘢痕性脱发的 30%~40%，LPP 和 DLE 是最常见的原发性瘢痕性脱发。

LPP 可细分为经典型 LPP、前额纤维性秃发（frontal fibrosing alopecia，FFA）和 Graham-Little 综合征。经典型 LPP 通常开始于冠状区和颅顶区。发病年龄在 50 岁左右，女性比男性更容易患病。多达 28% 的患者可能发生颅外扁平苔藓 [28-30]。

Kossard 首次报道 FFA，他将 FFA 描述为一种主要影响绝经后女性的瘢痕性脱发 [31-33]。其特征为前额带状或环状的瘢痕性脱发 [4,34]。近年来 FFA 患者明显增多。因此，大多数皮肤科医生不得不面对这个具有挑战性的疾病 [35-38]。FFA 发病率上升的原因尚不清楚。男性 FFA 非常罕见 [39-43]。

Graham-Little 综合征是一种好发于成年女性

的罕见疾病，主要表现为：头皮 LPP；眉毛、腋窝、腹股沟的非瘢痕性脱发；角化性丘疹。

多种药物可诱发苔藓样药疹，表现为 LPP。诱发苔藓样药疹的最常见药物有金、抗疟药和卡托普利。光化性苔藓样药疹局限于日晒部位，最常由奎宁和噻嗪类利尿剂引起 [44,45]。扁平苔藓患者中丙型肝炎的发病率较高 [46]。对泛发的 LPP 患者应进行丙型肝炎检测。一些 LPP 的病因是头皮损伤 [47-49]。FFA 发生甲状腺功能减退、雄激素性脱发和白癜风的概率较高 [37,38,50]。

LPP 的临床表现

经典型 LPP 主要累及头皮冠顶部，常表现为毛囊周围红斑和毛囊角化过度（图 6.5）。LPP 的秃发区通常较小、形状不规则且相互连接，与 DLE 相比 LPP 更可能形成网状脱发模式。然

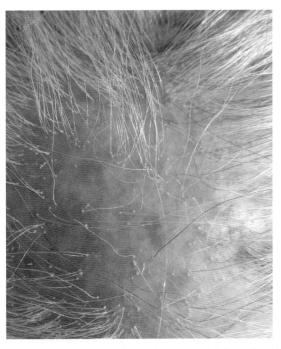

图 6.5　头顶的 LPP 皮损，注意毛囊开口消失和明显的毛囊角化过度

而 LPP 与 DLE 的临床特征经常重叠。患者可感觉头皮发痒、灼热和敏感[51,52]（图 6.6）。

FFA 的特征是前额带状或环状的瘢痕性脱发，伴毛囊周围红斑和毛囊角化过度（图 6.7）[4]。有时一些原来发际线的头发会残留下来。眉毛脱落也很常见，甚至可能是 FFA 的首发症状[38]（图 6.8）。

Graham-Little 综合征的特征是头皮斑片状瘢痕性脱发、腋窝和腹股沟的非瘢痕性脱发，以及身体和（或）头皮的毛囊棘状丘疹[53]（图 6.9）。

LPP 的组织病理

LPP 的 3 个亚型具有基本相同的组织病理学特征：发生于毛囊恒定部分及周围的淋巴细胞浸润和界面皮炎。LPP 典型表现伴弹性纤维减少只出现在漏斗部[54]。皮脂腺常在疾病早期被破坏。与 DLE 不同，LPP 血管从不受炎症影响，也没有黏蛋白沉积[4]。LPP 的典型表现为 IgM 球状细胞样沉积，真皮的漏斗周围很少出现 IgA、IgG 或 C3[55]（图 6.10）。

LPP 的治疗

中度活跃的经典型 LPP 的一线治疗是每 4~6 周注射 10 mg/ml 曲安奈德或联合外用 I 类或 II 类皮质类固醇[10,26]。关于口服药物有效性的文献很少，可选择的口服药物包括抗炎药（如羟氯喹、四环素、吡格列酮、维甲酸、灰黄霉素）、免疫抑制剂（如环孢素、霉酚酸酯）和系统性皮质类固醇[5,6,56-61]。高度活跃的 LPP 可以考虑在治疗的第 1 周给予口服皮质类固醇作为桥梁治疗。Graham-Little 综合征的病灶不局限于头皮，因此应首先考虑系统治疗，而不

是局部、外用和病灶内治疗。

FFA 仅靠局部治疗效果有限。通常采取皮损内注射 2.5~5 mg/ml 曲安奈德联合外用皮质类固醇、他克莫司或吡美莫司进行治疗。同时局部使用米诺地尔、口服度他雄胺或非那雄胺也是有效的[36,38,62-64]。进展迅速的 FFA 应采用与 LPP 相同的系统性治疗方案（图 6.11）。

应建议患者使用装饰品、假发片和假发帽。佩戴精心设计的假发对于冠顶部大面积秃发的 LPP 女性患者非常重要，尤其是保留有发际线的患者，这会让她们的外貌看起来非常自然，而且通常比戴整顶假发更舒服。

如果在没有治疗的前提下，头皮至少 1 年没有活动性病灶就可以选择毛发移植。但是必须警告患者存在疾病复发的可能，且移植物生存率有限。当皮损非常明显时，患者会非常渴望改善外貌，甚至可能会接受较低的植发密度和术后 LPP 病情出现轻微波动。

经典型假性斑秃

经典型假性斑秃（pseudopelade of Brocq，PPB）是一种主要累及头皮的特发性淋巴细胞型原发性瘢痕性脱发[29]，常见于 30~50 岁的女性。

PPB 的临床表现

PPB 好发于头皮顶部及枕部，表现为边缘不规则的小斑片状脱发，这种脱发模式被称为"雪地上的脚印"[65]（图 6.12）。PPB 也可表现为非炎症性离心分布的脱发斑，这被认为是发生于高加索人群中的中央离心性瘢痕性脱发（central centrifugal cicatricial alopecia，

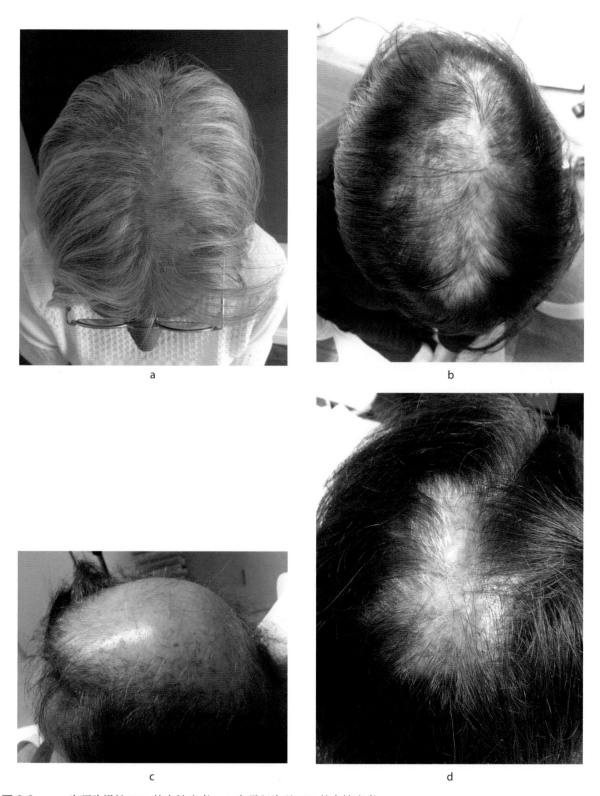

图6.6　a~c.头顶弥漫性LPP的女性患者。d.头顶斑片型LPP的女性患者

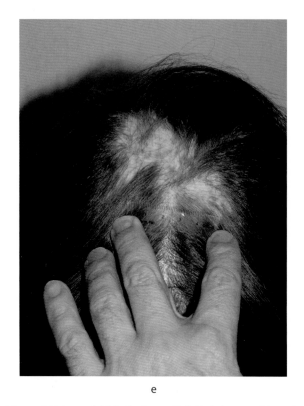

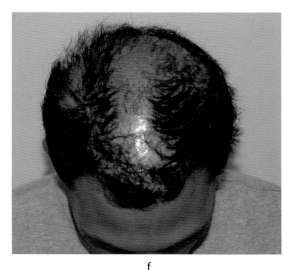

e

f

图 6.6（续）　e. 发冠斑片型 LPP 的女性患者。f. 1 例 27 岁弥漫性 LPP 的男性患者

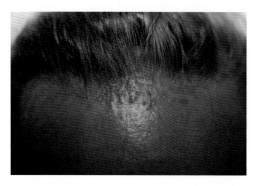

图 6.7　条带状的 FFA，表现为毛囊周围红斑和毛囊角化过度

CCCA）的特殊类型。PPB 通常没有毛囊角化过度和毛囊周围红斑或弥漫性红斑。有时 PPB 的临床特征可能与 LPP 重叠（图 6.13）。

PPB 的组织病理

早期 PPB 的典型表现为毛囊漏斗周围轻度至中度的淋巴细胞浸润，皮脂腺完全被破坏[66]。在疾病后期，毛囊完全被纤维束取代。与 DLE 和 LPP 不同，PPB 通常没有界面皮炎，弹性纤维保留且增多[54]。

PPB 的治疗

PPB 通常没有明显的炎性体征和症状，有时很难判断疾病的活动性。患者的病史、拉发试验和测量病灶大小有助于识别活动性病变区域。治疗首选 10 mg/ml 曲安奈德皮损内注射，每次 2 ml，每 4~6 周注射一次，同时联合皮质类固醇外用。羟氯喹、口服泼尼松和异维 A 酸对治疗 PPB 有一定疗效[6,29,67]。

如果 PPB 在未治疗前提下病情稳定且有足够的供区毛发，则可选择毛发移植。术前 6 个月至 1 年，先在较小区域内进行少量的移植（20~30 移植物 /cm²，最多 100 个移植物）有

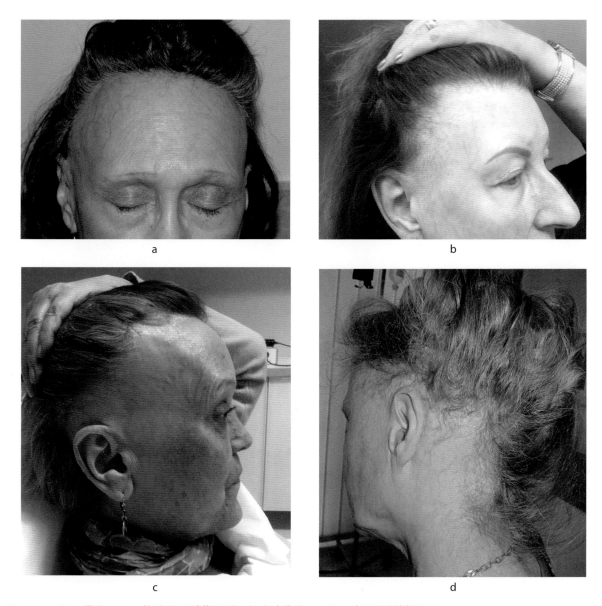

图 6.8　a 和 b. 带状 FFA，伴随眉毛脱落和明显的皮肤萎缩。c 和 d. 广泛的圆周型 FFA

助于降低疾病进展影响植发效果的风险，并确保毛发移植的成功。

中央离心性瘢痕性脱发

中央离心性瘢痕性脱发（central centrifugal cicatricial alopecia，CCCA）是一种累及头皮中央的原发性淋巴细胞性瘢痕性脱发，常见于黑人女性。以下哪一种因素是其主要诱因尚不清楚：化学物质、加热、牵引或其他创

伤[21,68]。CCCA 偶尔可见于高加索人（有时被称为"中央椭圆形假性斑秃"）和非裔美国人。由于临床表现和组织病理学特征相似，CCCA 是否是 PPB 的一种特殊类型尚存争议。

CCCA 的临床表现

CCCA 表现为肤色的片状瘢痕性斑秃，首先出现于头冠部，逐渐向外周离心性扩展。可出现毛囊周围色素沉着和多毛症[69]。患者可

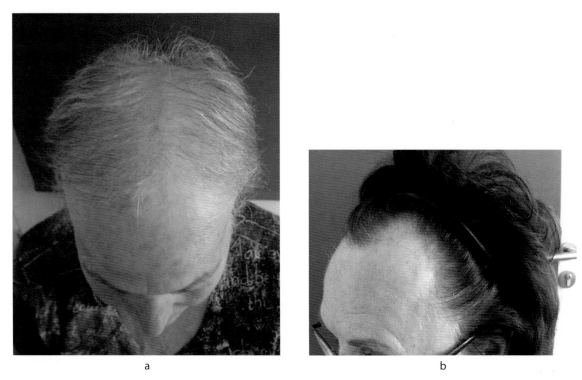

图 6.9　a. 临床表现类似女性型秃发的广泛脱发的 LPP 患者，该患者同时患有广泛的黏膜扁平苔藓。b. 临床表现类似男性雄激素性脱发的 FFA 患者，该患者曾被误诊为雄激素性脱发 5 年以上

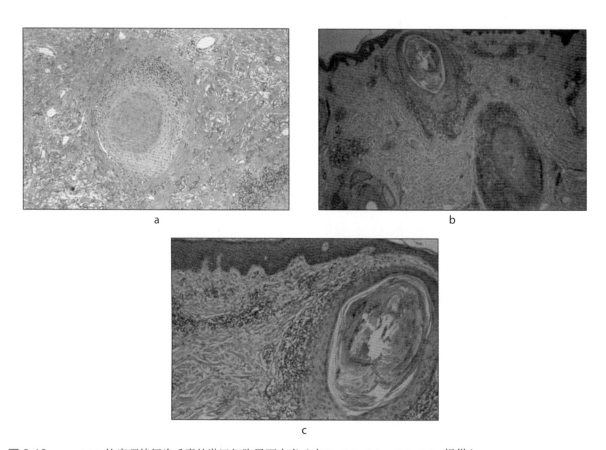

图 6.10　a~c. LPP 的病理特征为毛囊的淋巴细胞界面皮炎（由 Dr. Magdalena Martinka 提供）

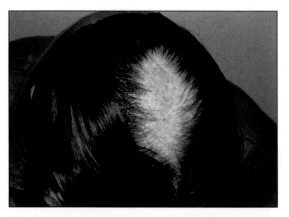

图 6.11 既往伴发溃疡的 LPP，经过羟氯喹、皮损内注射皮质类固醇和局部外用皮质类固醇治疗后得到显著改善

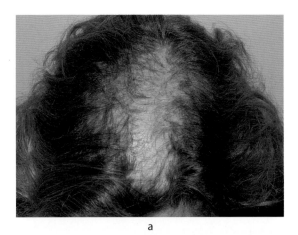

a

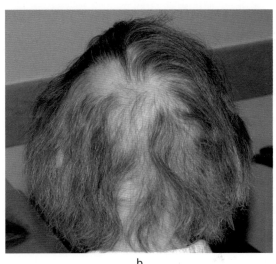

b

图 6.13 假性斑秃。a. 头冠。b. 头顶

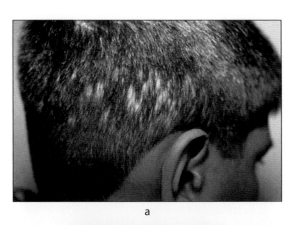

a

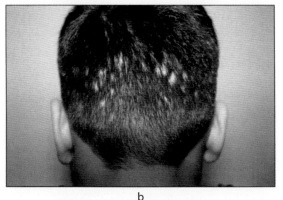

b

图 6.12 8 岁患儿表现为散在的假性斑秃

伴有瘙痒、压痛和"针刺"感 [70]（图 6.14）。

CCCA 的组织病理

有限的研究表明 CCCA 的组织病理学特征与 PPB 的组织病理学特征相似 [5,21]。

CCCA 的治疗

局部使用皮质类固醇和四环素可有效缓解病情 [21]。由于 CCCA 存在多因素病因，一些皮肤科医生建议采用更自然、创伤更小的头皮护理治疗 [6,12,71]。女性 CCCA 患者经常使用的假发帽和假发片有助于遮盖脱发斑。对于"烧伤"样外观的 CCCA 患者，即使是卷发，甚至头发密度低，毛发移植也可以有不错的美容效果。

黏蛋白性脱发

黏蛋白性脱发（alopecia mucinosa，AM），也被称为毛囊黏蛋白病（follicular mucinosis，FM），有 2 种表现形式：原发性特发性黏蛋白病和继发性 AM，继发性 AM 与皮肤 T 细胞淋巴瘤或蕈样肉芽肿有关[72-74]。AM 表现为硬化的、边界清晰的红斑，或肤色、片状的瘢痕性或非瘢痕性脱发，可伴有弥漫性脱发[75]和眉毛脱落[76]。临床医生容易把 AM 误诊为斑秃或其他瘢痕性脱发。有的 AM 可出现成簇的毛囊丘疹、毛囊囊肿和毛囊角化过度。除了头皮，皮疹还可分布于颈部、躯干和四肢[76]。早期 AM 表现为外毛根鞘黏蛋白沉积，晚期的 AM 表现为毛囊皮脂腺单位完全被黏蛋白取代[4,76]。严格来说，由于毛囊并没有被真正的瘢痕取代，因此 AM 并不是原发性瘢痕性脱发[4]。

特发性 AM 和继发性 AM 中均可见到细胞异形性和 T 淋巴细胞的单克隆群[72]。

AM 的治疗

已有报道的 AM 的治疗方法有：口服皮质类固醇、米诺环素和异维 A 酸已被证明是有效的。局部外用和皮损内使用皮质类固醇、小剂量皮损内使用干扰素、氨苯砜、吲哚美辛、环磷酰胺、甲氨蝶呤和光疗等展示出了不同的效果，但没有一种药物具有稳定的疗效，并且由于 AM 可自行消退，导致疗效评估困难[77-80]。对于继发性 AM 的治疗，首先要治疗相关疾病。对 AM 患者进行全面的检查是

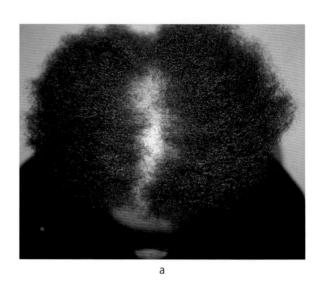

a

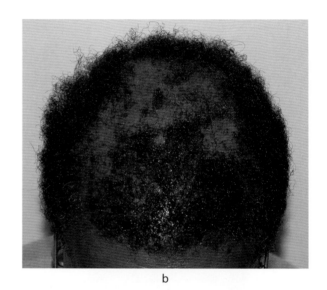

b

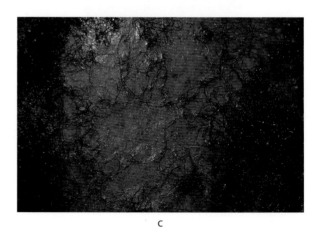

c

图 6.14　CCCA（毛囊变性综合征）。a 和 b. 脱发明显的非裔美国女性。c. 毛囊开口消失的局部特写

很重要的，需要排除潜在的恶性肿瘤，如蕈样肉芽肿和 Sézary 综合征的进展终末期。必须每年对特发性 AM 患者进行随访并且至少随访 5 年，以早期发现恶性肿瘤的体征 [81]。

对于稳定的皮损可选择手术切除。只有在排除了潜在的淋巴增生性疾病或细胞异形性的前提下才能选择毛发移植，并且毛发移植应作为一些特殊情况的补充治疗，例如无法通过手术切除病灶或单独切除不能达到满意的美容效果。

棘状秃发性毛囊角化病

棘状秃发性毛囊角化病（keratosis follicularis spinulosa decalvans，KFSD）、面部萎缩性角化病（又称面部萎缩性毛囊性红斑或红色毛囊角化病）和蠕形性角化病一同隶属于先天性毛囊角化病的特殊类型。KFSD 是 X 基因连锁的，通常在青春期发病，主要表现为瘢痕性脱发斑、毛囊角化过度，偶可见脓疱 [4]。眉毛和睫毛也可受累 [82-84]。

KFSD 早期表现为漏斗部淋巴细胞和中性粒细胞炎性浸润。之后以淋巴细胞浸润为主，最终毛囊被纤维组织取代（图 6.15）。

病情随着年龄的增长可得到改善。在治疗儿童、青少年和年轻人时，仔细评估风险和收益是很重要的。局部和皮损内皮质类固醇治疗以及口服维生素 A 类药物有一定疗效 [85]。对于病情长期稳定的成年患者，可以考虑进行毛发移植（图 6.16 和图 6.17）。

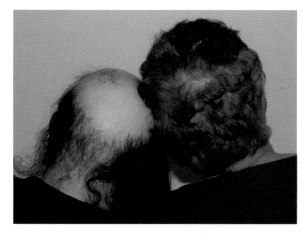

图 6.15 KFSD：母亲的秃发为头顶部不大的瘢痕性脱发（右），女儿的秃发为广泛的瘢痕性脱发（左）

中性粒细胞型原发性瘢痕性脱发

秃发性毛囊炎

秃发性毛囊炎（folliculits decalvans，FD）常见于青年和中年人，男性患病倾向稍高。非裔美国人比白种人更易患病 [5,29]。约 11% 的原发性瘢痕性脱发被诊断为 FD [5,29]。FD 可能的致病因素包括金黄色葡萄球菌（S. aureus）感染、对"超级抗原"的超敏反应、宿主细胞介导的免疫缺陷 [5,86,87]。大部分 FD 患者头皮可培养出金黄色葡萄球菌。同卵双胞胎同患 FD 提示该病可能与遗传相关 [88]。头皮外伤和手术也是 FD 可能的致病因素 [89]。

FD 的临床表现

FD 通常最常发生于头皮顶部。原发病灶可出现疼痛或瘙痒，并伴有红斑性脱发斑、毛囊脓疱和毛囊角化过度 [86,90,91]。患者常诉全头皮疼痛、瘙痒和（或）灼烧感。脓疱、丘疹、结痂和结节随着病情进展而增多。炎症后可形

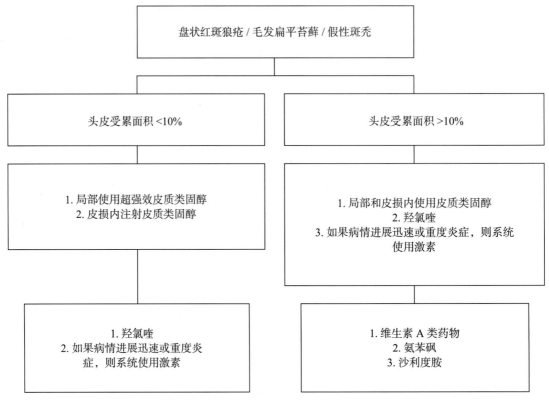

图 6.16　淋巴细胞型原发性瘢痕性脱发的治疗路线图

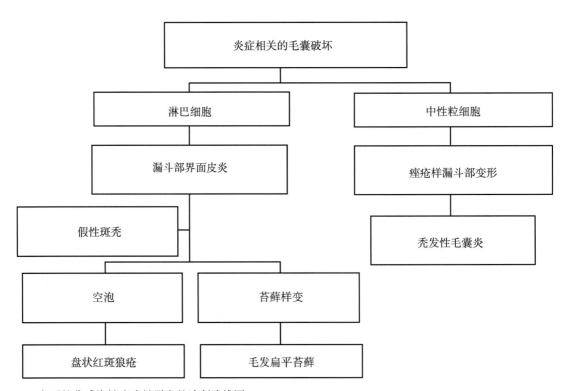

图 6.17　主要的非感染性瘢痕性脱发的诊断路线图

成 1 个或多个圆形或不规则的瘢痕性脱发斑。脱发斑的中央为类似假性斑秃的象牙白皮肤，周围有毛囊脓疱、结痂和鳞屑[12,92]。严重的 FD 可累及头皮多个部位并且皮损融合成片。FD 的炎症程度会波动，且随着病程延长呈进行性发展[93]。

尽管簇状发是 FD 的典型表现，但其也可见于其他的瘢痕性炎性脱发。簇状发的特征是 1 个扩张的毛孔中出现多个毛囊（5~15 个）。尽管在陈旧的皮损中看不到脓疱，但仍可持续形成瘢痕。FD 可能与痤疮瘢痕疙瘩重叠，这是因为一些患者不仅在颈项部出现痤疮瘢痕疙瘩，还在头皮其他区域出现类似 FD 的进行性瘢痕性脱发（图 6.18）。

FD 的组织病理

早期病变的特点是漏斗部角蛋白聚集伴大量中性粒细胞浸润，包括毛囊内和毛囊周围的中性粒细胞浸润[4-6]。皮脂腺破坏发生较早。晚期病变的细胞浸润由中性粒细胞、淋巴细胞和浆细胞组成，可累及真皮[6,10]。可见到毛干肉芽肿伴异物巨细胞[5,6]。终末期病变可见到毛囊和真皮间质纤维化，以及增生性瘢痕（图 6.19，图 6.20）。

FD 的治疗

建议完善细菌培养和药敏试验[94]。针对金黄色葡萄球菌可使用米诺环素、红霉素、头孢菌素和磺胺甲噁唑 – 甲氧苄啶，停用抗生素后常会复发[11,86,95]。这时，患者可能需要长时间服用低剂量抗生素。利福平联合克林霉素疗效较好，但副作用发生率更高[86,96]。一些患者单独口服夫西地酸或与其他药物联用，以及阿达木单抗全身治疗也显示有效[97,98]。

口服治疗应与局部抗生素联合使用，如莫匹罗星、1.5% 夫西地酸、2% 红霉素[96,97]和抗菌清洁剂。外用他克莫司也有一定的疗效[99]。10 mg/ml 曲安奈德每 4~6 周皮损内注射有助于减轻炎症，减轻瘙痒、灼烧感和疼痛等症状[11,29]。外用抗菌剂鼻内消除金黄色葡萄

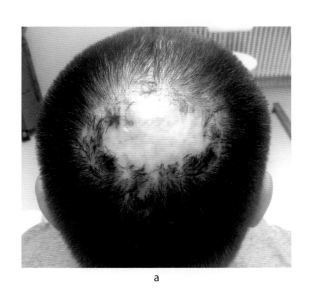

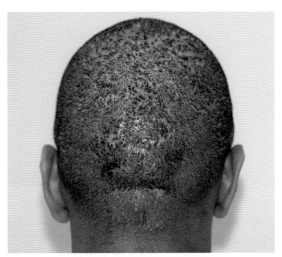

a
b

图 6.18　a 和 b. 两名年轻男性患者患有出现广泛簇状发的 FD

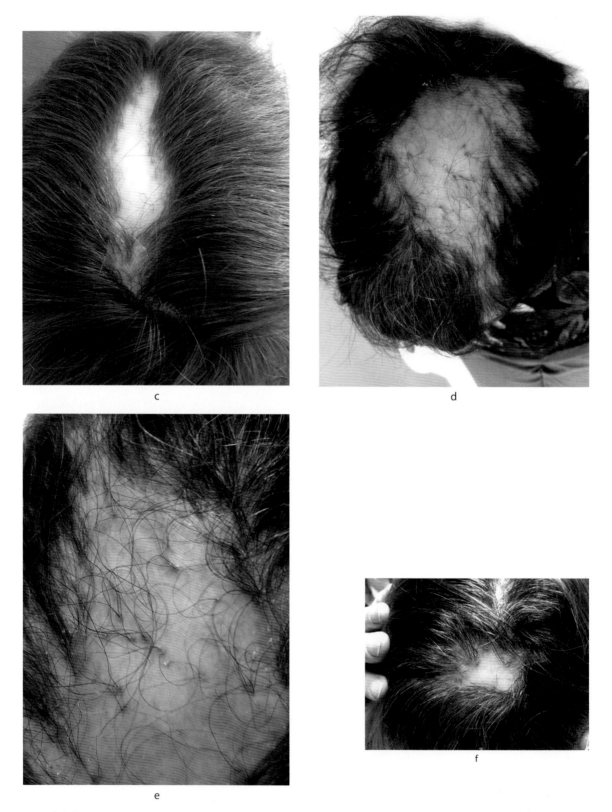

图 6.18（续） c. 29 岁男性患者头顶部的 FD。d. 49 岁女性患者泛发的 FD。e. 毛囊开口消失、红斑、鳞屑的特写。f. 55 岁女性患者头顶的 FD 斑片

球菌也是有用的[6]。

总的来说，FD 的治疗比较困难，疾病活跃期可持续多年。头皮手术和毛发移植都可能导致 FD 复发或诱发 FD 的初始症状。因此，只有当患者在未接受任何治疗的情况下多年无炎症表现，才可考虑毛发移植。与其他炎症性瘢痕性脱发相比，FD 术后复发的风险要高得多（图 6.21）。

穿掘性毛囊炎

穿掘性毛囊炎（dissecting folliculitis，DF），又称头皮分割性蜂窝织炎或 Hoffman 头部脓肿性穿掘性毛囊周围炎，其与聚合性痤疮、化脓性汗腺炎有关，这 3 种疾病被统称为毛囊闭塞三联征。DF 好发于 18~40 岁的青年男性[10]。非裔男性患者多于白人男性患者。DF 可能的发病机制包括毛囊闭塞、皮脂分泌、雄激素、继发性细菌增殖以及宿主对细菌抗原的异常反应[100-107]。

DF 的临床表现

DF 典型的临床表现包括有波动感的结节、脓肿和窦道，常出现自发性破溃流脓，同时伴有红斑、毛囊性丘疹和脓疱。发病初期皮损多见于头顶和枕部头皮。多发性皮损可互相贯通，对局部头皮施加压力可挤压出脓性渗出物。皮损可以伴有瘙痒和压痛。慢性和复发的病程可能导致增生性瘢痕、瘢痕疙瘩以及瘢痕性脱发[107]（图 6.22）。

DF 的组织病理

早期病变的典型特征为深在的毛囊内和毛囊周围的嗜中性粒细胞浸润和毛囊闭塞[4]。随着病情进展到晚期，主要的病理表现为互相交

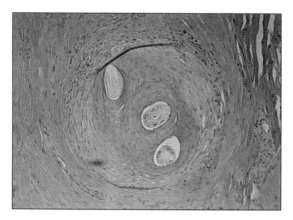

图 6.19　1 个毛囊漏洞中出现多根毛发，临床上表现为多毛或簇状发（Magdalena Martinka 博士提供）

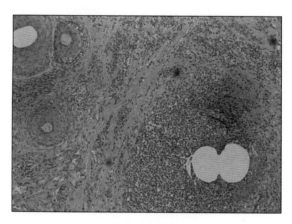

图 6.20　见于 FD 的中性粒细胞浸润

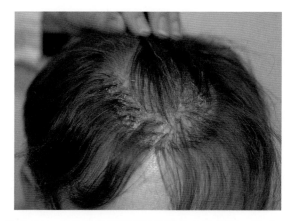

图 6.21　该患者曾接受环钻移植体毛发移植，并于 20 年后出现 FD。皮损仅限于移植物范围

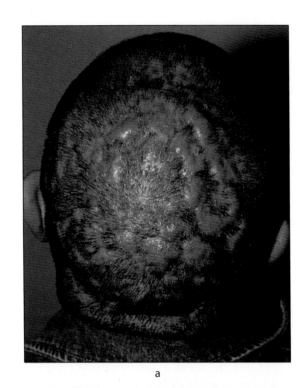

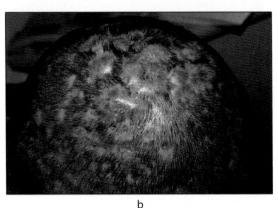

图 6.22　a. DF 特征性的沼泽样囊肿。b. 沼泽样囊肿的特写

通的衬以鳞状上皮的窦道、毛囊穿通以及毛囊周围和真皮深部的脓肿[4,6,23]。

DF 的治疗

异维 A 酸 0.5~1 mg/（kg·d）可有效减少复发，是多发 DF 的一线治疗[108,109]。联合治疗取得了良好的疗效，如系统使用抗生素（米诺环素、四环素、氯唑青霉素、红霉素、头孢菌素或克林霉素）、皮损内使用皮质类固醇和口服泼尼松[110,111]。系统使用抗生素更多的是利用它们的抗炎作用，而非抗菌作用。对治疗抵抗、疼痛性结节进行切开引流，以及囊肿壁刮除袋型缝合术、根治性头皮切除联合植皮术等治疗方法均有报道，但这些外科手段不应用于极端难治性病例[109,112]。

对于烧伤样外观可以考虑采用头皮缩减术。由于存在增生性或瘢痕疙瘩组织，实施毛发移植将非常困难。可通过小范围测试性植发来评估移植物的存活率。

混合型原发性瘢痕性脱发

项部瘢痕疙瘩性痤疮

项部瘢痕疙瘩性痤疮（acne keloidalis nuchae，AKN）好发于 14~25 岁的年轻男性。这种特发性原发性瘢痕性脱发的诱发因素包括创伤（衬衫领子）和感染（蠕形螨或细菌）。AKN 临床表现为枕部头皮肤色的毛囊丘疹、脓疱和斑块以及瘢痕疙瘩样皮损（图 6.23a、b）。组织学上，AKN 表现为急性炎症伴中性粒细胞或淋巴细胞浸润，以及毛囊峡部和漏斗部周围的慢性肉芽肿性炎症。

AKN 的治疗难度通常较大，且需要长期治疗。首选每月皮损内给予曲安奈德（10~40 mg/ml）单用或联合使用 2% 克林霉素或口服（四环素类）抗生素[5,12,21,113,114]。其他有效的治疗方法包括 I 类或 II 类局部皮质类固醇单用或联合抗生素局部使用、冷冻疗法和激光疗法治疗轻度 AKN。较大的瘢痕疙瘩可以考虑手术切除，但难治性的、泛发的、有系统症状

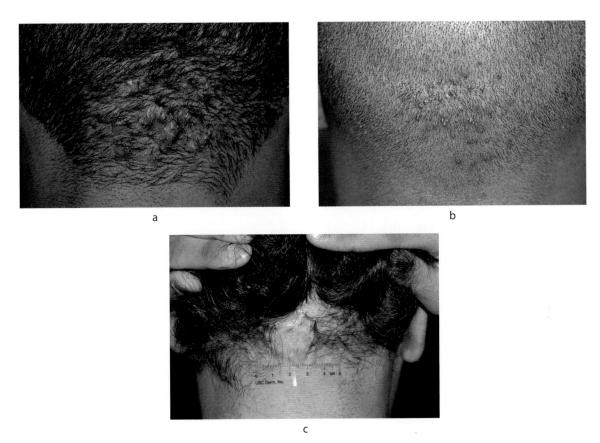

图 6.23 患有中度（a）、轻度（b）和重度（c）的 AKN 的患者的颈部

的病例除外。毛发移植不适用于 AKN，因为任何头皮外科手术都可能使病情加重，并且增生性瘢痕上的移植物存活率较低。然而在一些特殊情况下，可以选择切除受累头皮。

坏死性痤疮（痘疮样痤疮）

坏死性痤疮是一种非常罕见的、主要发生在成人中的慢性疾病，最常累及头皮前区、顶部以及面部的脂溢性区域。坏死性痤疮临床表现为瘙痒性或疼痛性的丘疹，中央可发生坏死形成脐状。这种情况会留下痘疮样或小的痘样瘢痕[115,116]。组织学可见毛囊漏斗化脓性、坏死性炎症，伴淋巴细胞浸润或混合性炎症浸润[116]。

有效的治疗方法包括口服抗生素、异维 A 酸以及皮损内使用或外用皮质类固醇[117]。较大的瘢痕区可以考虑手术切除，但不建议植发。

头皮糜烂性脓疱病

头皮糜烂性脓疱病是一种好发于老年女性的罕见疾病[118,119]。临床特征为化脓性、坏死性、糜烂性丘疹或斑块[118,120]。早期病变的组织病理是非特异性的，表现为真皮广泛的慢性混合性炎症浸润和真皮纤维化。头皮糜烂性脓疱病的治疗包括局部使用 I 类或 II 类皮质类固醇，联用或不联用局部抗生素、全身抗生素和异维 A 酸口服[118,120]。对于烧伤样外观，可以考虑通过毛发移植修复。

鉴别诊断

头皮银屑病的毛囊开口存在，无毛囊栓塞和萎缩。但也有重度头皮银屑病出现瘢痕性脱发的报道[121]。毛囊漏斗部的银屑病炎性改变可破坏毛囊干细胞，导致瘢痕性脱发。头癣可遗留瘢痕，但不会有毛囊栓塞或萎缩，氢氧化钾制备和(或)培养将有助于确诊。角化棘皮瘤和鳞状细胞癌需要与肥厚性红斑狼疮进行鉴别。

淋巴细胞型原发性瘢痕性脱发之间的鉴别较为困难（图 6.24）。早期的慢性皮肤型红斑狼疮（chronic cutaneous lupus erythematosus，CCLE）与 LLP 可能非常相似。此外，也有 LPP 和 CCLE 共存的报道[122]。

拔毛症可以模仿不同类型的脱发。它常被误诊为原发性瘢痕性脱发，特别是在病程长且伴有继发性瘢痕性脱发的情况下。

继发性瘢痕性脱发

凡是由炎症或其他可产生瘢痕的事件引起的脱发称为继发性瘢痕性脱发。虽然毛囊不是疾病的主要靶点，但会随着毛囊周围的皮肤一起遭到破坏。许多因素都可导致继发性瘢痕性脱发：①遗传性皮肤病、伴随永久性脱发的发育缺陷；②物理和化学损伤；③感染；④炎症性皮肤病；⑤肿瘤。

了解详细的病史和进行全面的检查有助于寻找潜在的病因。确诊则还需要进行头皮病理活检。

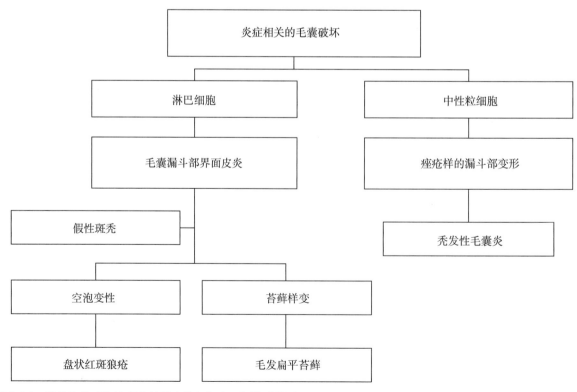

图 6.24　常见的非感染性瘢痕性脱发的组织病理评价路线图

发育缺陷

先天性皮肤发育不全

先天性皮肤发育不全（aplasia cutis congenita，ACC）是一种局限性的、先天性表真皮缺失，通常还包括皮下组织缺失。皮损可累及身体的任何部位，但头皮缺损最常见（60%~85%的病例）。70% 的 ACC 表现为孤立的病灶，20%~30% 的 ACC 表现为颅骨受累，较大且不规则的病灶还可累及硬脑膜和柔脑膜。ACC 可伴有头皮静脉扩张。还应排查可能存在的外胚层发育不良和畸形。手术治疗非常困难，特别是存在硬脑膜和柔脑膜缺损时。术前必须进行头皮 X 线和磁共振成像（magnetic resonance imaging，MRI）检查。

唇裂

在过去的几百年里，尽管唇裂修复技术有了革命性的变化和技术改进，但仍会在唇部遗留手术瘢痕[123]。微型移植物移植手术重建胡须可以有效遮盖瘢痕，对于唇裂患者是非常好的治疗方法，尤其是对于非常希望蓄小胡子的男性患者[124]（图 6.25）。

物理和化学损伤

机械创伤、烧伤、放射损伤、化学损伤和手术瘢痕

医源性瘢痕性脱发多由放疗或手术引起。放疗脱发多由治疗颅内、颅骨以及头皮肿瘤的 X 线和电离子射线引起。根据放射剂量不同，可导致慢性放射性皮炎或永久性脱发。通

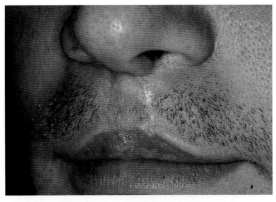

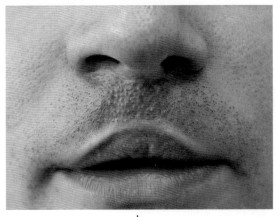

图 6.25 a. 一名 24 岁的唇裂男性患者。b. 105 个毛囊单位移植术后（由 David Zloty 提供）

常毛囊没有完全脱落，但毛发变细、变稀疏。脱发区域通常局限于放疗的范围，甚至可以类似于模式型脱发（图 6.26）。所有的头皮手术都会留下瘢痕。整容手术如面部拉皮术（除皱成形术）遗留的瘢痕位于前额发际线，手术也可能导致男性鬓角的毛发部分或完全丧失（图 6.27）。

长时间的牵拉可导致暂时性脱发，但如果持续时间过长毛囊将萎缩，最终形成永久性秃发。这种长期的牵拉力可能来源于扎得过紧的马尾辫、麻花辫、厚重的脏辫或大量使用卷发器。由于头发脆性存在种族差异以及发型存在文化差异，边缘牵拉型脱发更常见于有编发习

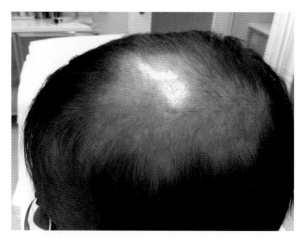

图 6.26 52 岁的女性患者，颅骨转移癌放疗后

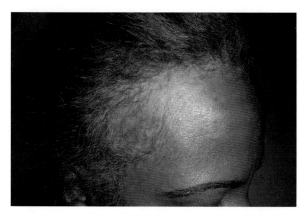

图 6.28 一位 34 岁的女性患者，继发于扎得过紧的马尾辫的牵拉性脱发

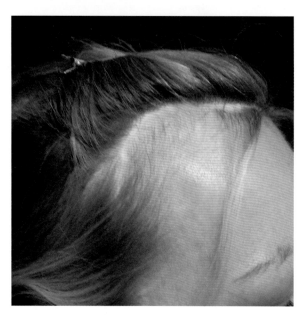

图 6.27 一位 39 岁的女性拉皮术后患者

惯的黑人女性[125]。锡克教男孩会把头发扎成一个"顶髻"，因此他们很容易出现前额发际线或颞部的斑片状牵拉性脱发[126]。治疗上必须建议患者停止采用这种会造成损伤的发型（图 6.28）。

除长期的牵拉外，头皮损伤是机械性瘢痕性脱发最常见的病因，如撕扯毛发和头皮外伤，包括三度烧伤和化学损伤。烧伤通常还涉及眉毛、睫毛以及身体其他部位。烧伤往往会造成毁容，并且由于供体不足，烧伤区域的毛发可能无法恢复。但发际线和眉毛等局部毛发的重建非常重要。

酸、碱和金属盐可引起化学损伤，在一定的浓度和暴露时间下甚至会导致不可逆的头皮损伤。化学损伤形成的瘢痕区通常边界清晰、形状不规则。瘢痕性脱发也可继发于分娩创伤或术后压力性脱发。后者通常表现为枕部的椭圆形脱发斑。

拔毛症（trichotillomania，希腊语：tricho=毛发，tillo= 拉扯，mania= 过度兴奋）是由一种不可抗拒的冲动——想要拔、拧或剪掉自己的头发——引起的创伤性脱发。拔毛症相对常见，美国约有 100 万名患者[127]。婴儿或儿童所患的拔毛症通常病程较短，可自行缓解，或通过简单的干预就能治愈[128,129]。在青春期或之后发病的拔毛症的病程较长，通常有潜在的更严重的精神疾病的迹象。拔毛症被归类为冲动控制障碍[130-132]。女性比男性更易患病。

拔毛症的临床表现通常非常独特，在头皮或身体其他部位出现单个或多个不对称的、偶尔呈几何形状的脱发区。该区域并非像斑秃那样平滑无毛，而是可见短或粗的生长期毛发。皮损内的休止期毛发通常很容易拔出；生长期毛发可以在不同的长度被拔除、扭曲和折断。如果诊断不明确应进行头皮活检。组织学通常表现为退行期毛发增多、毛干软化和继发于外伤性脱发的毛囊内色素管型。关于拔毛症的治疗，最重要的是教育患者和（或）父母，对于晚期患者应在精神病学家或心理学家的帮助下治疗潜在的精神疾病。有时让患者佩戴假发片或假发帽也是有用的。

感染和炎症性疾病

真菌感染

头皮感染，特别是真菌感染引起的炎症很严重，这种情况会导致瘢痕性脱发。黄癣是一种特殊的头癣，其特征性的盘状鳞屑（黄癣痂）是毛孔中菌丝和皮屑组合成的黄色硫酸混合物，具有明显的恶臭味。脓癣是一种深在的、重度炎症的头皮真菌感染，表现为明显的化脓性、沼泽状、结节状、伴有瘘管和脓液分泌的深毛囊炎。临床诊断应对拔出的毛干进行培养和氢氧化钾检查。黄癣和脓癣可导致瘢痕性脱发，故应积极治疗[133-136]。伍德灯检查显示绿色荧光提示存在犬小孢子虫感染（图6.29）。

硬斑病、萎缩性硬化性苔藓、瘢痕型类天疱疮

硬斑病、萎缩性硬化性苔藓和瘢痕型类天疱疮被归为自身免疫性皮肤病。萎缩斑可出现在身体的任何部位。当这些炎症性皮肤病累及头皮时可导致瘢痕性脱发。

硬斑病是一种局限性硬皮病。前额头皮的

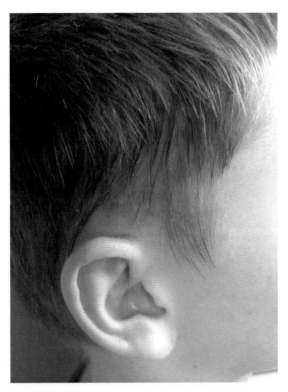

图6.29　一例7岁男童患犬小孢子头癣，经过治疗头发会慢慢重新生长

线状硬斑病被称为刀砍状硬皮病（图6.30），其可伴有眼部和神经系统异常。线状硬斑病是最常见的幼儿瘢痕性脱发的病因。它与罕见的面肌萎缩（Parry-Romberg综合征）的症状有重叠，故可能是Parry-Romberg综合征的一种较轻的临床表现。在该病中皮下脂肪、肌肉和骨骼均会受累，皮肤只是继发萎缩，并没有明显的硬化。

萎缩性硬化性苔藓是一种慢性、炎症性皮肤病，可形成表皮萎缩的白色斑块。它偶尔可表现为大疱、糜烂和瘢痕，包括瘢痕性脱发[137,138]。

瘢痕型类天疱疮是一组罕见的慢性自身免疫性水疱性疾病，主要累及黏膜（包括结膜），偶尔累及皮肤。累及皮肤时通常在头皮、颈部或创伤部位出现紧张性水疱和糜烂[139,140]。

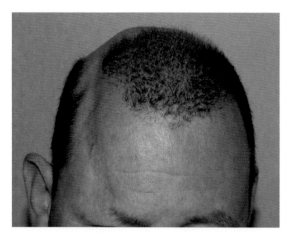

图 6.30　患有严重的线状硬斑病的患者

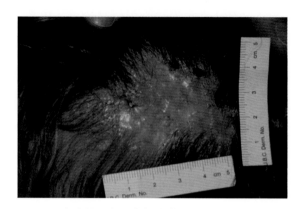

图 6.31　头皮的巨大基底细胞癌

肿瘤

各种原发性或转移性肿瘤都可影响头皮。要谨记一些硬化性肿瘤（特别是基底细胞癌）容易与普通的瘢痕或其他形式的瘢痕性脱发混淆，因此进行头皮病理活检是非常重要的（图6.31）。

瘢痕性脱发的毛发移植

适用于瘢痕性脱发的毛发移植的一般规则是：头皮病理活检对于明确诊断很重要，并且在考虑毛发移植前，应采用头皮病理活检排除任何疾病活动的迹象；术前应仔细评估头皮的厚度和血供情况；进行大范围的毛发移植前，应进行小范围（1.5~2 cm²）的毛发移植试验，术后观察 8~12 个月以评估移植物的存活率；毛发移植可联合头皮缩减术，有时可配合使用皮肤扩张器。

首次毛发移植应采用偏低的移植密度（10~20 FU/cm²）。可用间隔时间较长（至少8~12 个月）的二次毛发移植进行强化。由于

肾上腺素会减少本就欠佳的头皮血供，从而影响移植物的存活率，故应尽量减少使用肾上腺素。为了增加血供和组织氧合，有些外科医生甚至在术前 1 周局部使用 2%~5% 米诺地尔或术前 2 周每日 3 次使用己酮可可碱400 mg[141]。二氧化碳激光预处理可诱导血管形成并提高移植物的存活率[142]。虽然有作者推荐使用较大的移植物，但也有人认为小的毛囊单位的移植存活率最高。瘢痕性脱发患者通常对不完全存活率的接受度较高，但凡外貌得到了改善，患者都会非常满意。

继发性瘢痕性脱发是由各种与毛囊无关的头皮疾病引起的永久性脱发，原发损害发生在毛囊单位之外，毛囊偶然地被破坏。永久性、慢性牵拉性脱发和手术瘢痕也可以被归为继发性瘢痕性脱发。

一旦消除了继发性瘢痕性脱发的病因，便可选择毛发移植治疗。小的秃发区域可以选择手术切除或微移植。较大的秃发区域可选择头皮旋转皮瓣和（或）中厚皮片移植[143]。尽管移植物在中厚皮片中的存活率有限，但仍可对其采用毛发移植进行进一步修复。对于患有广

泛的继发性瘢痕性脱发的患者来说，即使仅对发际线和眉毛等区域进行局部重建，也是非常有意义的。烧伤和放疗瘢痕可继发非黑色素性皮肤癌，因此，毛发移植后必须对这些区域进行长期的随访。

（张舒　译，段晓涵　校）

参考文献

1. Cotsarelis G, Sun TT, and Lavker RM, Labelretaining cells reside in the bulge area of pilosebaceous unit: Implications for follicular stem cells, hair cycle, and skin carcinogenesis. *Cell*, 1990. **61**(7): 1329–37.
2. Taylor G et al, Involvement of follicular stem cells in forming not only the follicle but also the epidermis. *Cell*, 2000. **102**(4): 451–61.
3. Stenn KS, Sundberg JP, and Sperling LC, Hair follicle biology, the sebaceous gland, and scarring alopecias. *Arch Dermatol*, 1999. **135**(8): 973–4.
4. Sellheyer K and Bergfeld WF, Histopathologic evaluation of alopecias. *Am J Dermatopathol*, 2006. **28**(3): 236–59.
5. Whiting DA, Cicatricial alopecia: Clinicopathological findings and treatment. *Clin Dermatol*, 2001. **19**(2): 211–5.
6. Headington JT, Cicatricial alopecia. *Dermatol Clin*, 1996. **14**(4): 773–82.
7. Kossard S, Diffuse alopecia with stem cell folliculitis: Chronic diffuse alopecia areata or a distinct entity? *Am J Dermatopathol*, 1999. **21**(1): 46–50.
8. Newton RC et al., Scarring alopecia. *Dermatol Clin*, 1987. **5**(3): 603–18.
9. Olsen EA et al., Summary of North American Hair Research Society (NAHRS)-sponsored workshop on cicatricial alopecia, Duke University Medical Center, February 10 and 11, 2001. *J Am Acad Dermatol*, 2003. **48**(1): 103–10.
10. Ross EK, Tan E, and Shapiro J, Update on primary cicatricial alopecias. *J Am Acad Dermatol*, 2005. **53**(3): 1–37.
11. Shapiro J, *Hair Loss: Principles of Diagnosis and Management of Alopecia*. Vol. 1. 2002. London: Martin Dunitz. p. 155–74.
12. Olsen EA, Cicatricial alopecia. In *Disorders of Hair Growth: Diagnosis and Treatment*, Bergfeld WF, Editor. 2003. New York: McGraw-Hill. p. 363–98.
13. Callen JP, Chronic cutaneous lupus erythematosus. Clinical, laboratory, therapeutic, and prognostic examination of 62 patients. *Arch Dermatol*, 1982. **118**(6): 412–6.
14. Wilson CL et al., Scarring alopecia in discoid lupus erythematosus. *Br J Dermatol*, 1992. **126**(4): 307–14.
15. George PM and Tunnessen WW Jr, Childhood discoid lupus erythematosus. *Arch Dermatol*, 1993. **129**(5): 613–7.
16. Moises-Alfaro C et al., Discoid lupus erythematosus in children: Clinical, histopathologic, and follow-up features in 27 cases. *Pediatr Dermatol*, 2003. **20**(2): 103–7.
17. Meyers DC, Woosley JT, and Reddick RL, Verruciform xanthoma in association with discoid lupus erythematosus. *J Cutan Pathol*, 1992. **19**(2): 156–8.
18. Garrett AB, Multiple squamous cell carcinomas in lesions of discoid lupus erythematosus. *Cutis*, 1985. **36**(4): 313–4.
19. Sulica VI and Kao GF, Squamous-cell carcinoma of the scalp arising in lesions of discoid lupus erythematosus. *Am J Dermatopathol*, 1988. **10**(2): 137–41.
20. Kossard S, Lymphocytic mediated alopecia: Histological classification by pattern analysis. *Clin Dermatol*, 2001. **19**(2): 201–10.
21. Sperling LC, Solomon AR, and Whiting DA, A new look at scarring alopecia. *Arch Dermatol*, 2000. **136**(2): 235–42.
22. Solomon AR, The transversely sectioned scalp biopsy specimen: The technique and an algorithm for its use in the diagnosis of alopecia. *Adv Dermatol*, 1994. **9**: 127–57.
23. Templeton SF and Solomon AR, Scarring alopecia: A classification based on microscopic criteria. *J Cutan Pathol*, 1994. **21**(2): 97–109.
24. Marmor M et al., Revised recommendations on screening for chloroquine and hydroxychloroquine retinopathy. *Ophthalmology*, 2011. **118**(2): 415–22.
25. Ruzicka T et al., Treatment of cutaneous lupus erythematosus with acitretin and hydroxychloroquine. *Br J Dermatol*, 1992. **127**(5): 513–8.
26. Newton RC et al., Mechanism-oriented assessment of isotretinoin in chronic or subacute cutaneous lupus erythematosus. *Arch Dermatol*, 1986. **122**(2): 170–6.
27. Pringle J, Lichen pilaris spinulosus. *Br J Dermatol*, 1905. **17**: 77–102.
28. Eisen D, The evaluation of cutaneous, genital, scalp, nail, esophageal, and ocular involvement in patients with oral lichen planus. *Oral Surg Oral Med Oral Pathol Oral Radiol Endod*, 1999. **88**(4): 431–6.
29. Tan E et al., Primary cicatricial alopecias: Clinicopathology of 112 cases. *J Am Acad Dermatol*, 2004. **50**(1): 25–32.
30. Chieregato C et al., Lichen planopilaris: Report of 30 cases and review of the literature. *Int J Dermatol*, 2003. **74**(6): 784–6.
31. Feldmann R, Harms M, and Saurat JH, Postmenopausal frontal fibrosing alopecia. *Hautarzt*, 1996. **47**(7): 533–6.
32. Kossard S, Postmenopausal frontal fibrosing alopecia. Scarring alopecia in a pattern distribution. *Arch Dermatol*, 1994. **130**(6): 770–4.
33. Kossard S, Lee MS, and Wilkinson B, Postmenopausal frontal fibrosing alopecia: A frontal variant of lichen planopilaris. *J Am Acad Dermatol*, 1997. **36**(1): 59–66.
34. Meinhard J et al., Lichen planopilaris: Epidemiology and prevalence of subtypes – a retrospective analysis in 104 patients. *J Dtsch Dermatol Ges*, 2014. **12**(3): 229–36.
35. Chew AL et al., Expanding the spectrum of frontal fibrosing alopecia: A unifying concept. *J Am Acad Dermatol*, 2010. **63**(4): 653–60.
36. Ladizinski B et al., Frontal fibrosing alopecia: A retrospective review of 19 patients seen at Duke University. *J Am Acad Dermatol*, 2013. **68**: 749–55.
37. MacDonald A, Clark C, and Holmes S, Frontal fibrosing alopecia: A review of 60 cases. *J Am Acad Dermatol*, 2012. **67**: 955–61.
38. Vanó-Galván S et al., Frontal fibrosing alopecia: A multicenter review of 355 patients. *J Am Acad Dermatol*, 2014. **70**(4): 670–8.
39. Dlova NC and Goh CL, Frontal fibrosing alopecia in an African man. *Int J Dermatol*, 2013. Aug 22. doi: 10.1111/j.1365-4632.2012.05821.
40. Nusbaum BP and Nusbaum AG, Frontal fibrosing alopecia in a man: Results of follicular unit test grafting. *Dermatol Surg*, 2010. **36**: 959–62.
41. Ramaswamy P, Mendese G, and Goldberg LJ, Scarring alopecia of the sideburns: A unique presentation of frontal fibrosing alopecia in men. *Arch Dermatol*, 2012. **148**: 1095–6.
42. Stockmeier M et al., Kossard frontal fibrosing alopecia in a man. *Hautarzt*, 2002. **53**: 409–11.
43. Khan S, Fenton DA, and Stefanato CM, Frontal fibrosing alopecia and lupus overlap in a man: Guilt by association? *Int J Trichology*, 2013. **5**(4): 217–9.
44. Phillips WG et al., Captopril-induced lichenoid eruption. *Clin*

Exp Dermatol, 1994. **19**(3): 17–20.

45. Katta R, Lichen planus. *Am Fam Physician*, 2000. **61**(11): 3319–24, 3327–8.

46. Gimenez-Garcia R and Perez-Castrillon JL, Lichen planus and hepatitis C virus infection. *J Eur Acad Dermatol Venereol*, 2003. **17**(3): 291–5.

47. Donovan J, Lichen planopilaris after hair transplantation: Report of 17 cases. *Dermatol Surg*, 2012. **38**(12): 1998–2004.

48. Montpellier RA and Donovan JC, Scalp trauma: A risk factor for lichen planopilaris? *J Cutan Med Surg*, 2014. **18**(3): 214–6.

49. Perrin AJ and Donovan JC, Lichen planopilaris following whole brain irradiation. *Int J Dermatol*, 2014. Jun 5. doi: 10.1111/ijd.12576.

50. Miteva M et al., Frontal fibrosing alopecia occurring on scalp vitiligo: Report of four cases. *Br J Dermatol*, 2011. **165**: 445–7.

51. Kang H et al., Lichen planopilaris. *Dermatol Ther*, 2008. **21**(4): 249–56.

52. Otberg N et al., Diagnosis and management of primary cicatricial alopecia: Part I. *Skinmed*, 2008. **7**(1): 19–26.

53. Pai VV et al., Graham-Little–Piccardi–Lassueur syndrome: An unusual variant of follicular lichen planus. *Int J Trichology*, 2011. **3**(1): 28–30.

54. Elston DM et al., Elastic tissue in scars and alopecia. *J Cutan Pathol*, 2000. **27**(3): 147–52.

55. Mehregan DA, Van Hale HM, and Muller SA, Lichen planopilaris: Clinical and pathologic study of forty-five patients. *J Am Acad Dermatol*, 1992. **27**(6): 935–42.

56. Ott F, Bollag W, and Geiger JM, Efficacy of oral low-dose tretinoin (all-trans-retinoic acid) in lichen planus. *Dermatology*, 1997. **192**(4): 334–6.

57. Mirmirani P, Willey A, and Price VH, Short course of oral cyclosporine in lichen planopilaris. *J Am Acad Dermatol*, 2003. **49**(4): 667–71.

58. Massa MC and Rogers RS 3rd, Griseofulvin therapy of lichen planus. *Acta Derm Venereol*, 1981. **61**(6): 547–50.

59. Baibergenova A and Walsh S, Use of pioglitazone in patients with lichen planopilaris. *J Cutan Med Surg*, 2012. **16**(2): 97–100.

60. Cho BK et al., Efficacy and safety of mycophenolate mofetil for lichen planopilaris. *J Am Acad Dermatol*, 2010. **62**(3): 393–7.

61. Tursen U et al., Treatment of lichen planopilaris with mycophenolate mofetil. *Dermatol Online J*, 2004. **10**(1): 24.

62. Georgala S et al., Treatment of postmenopausal frontal fibrosing alopecia with oral dutasteride. *J Am Acad Dermatol*, 2009. **61**(1): 157–8.

63. Katoulis A et al., Frontal fibrosing alopecia: Treatment with oral dutasteride and topical pimecrolimus. *J Eur Acad Dermatol Venereol*, 2009. **23**(5): 580–2.

64. Tosti A et al., Frontal fibrosing alopecia in postmenopausal women. *J Am Acad Dermatol*, 2005. **52**: 55–60.

65. Ronchese F, Pseudopelade. *Arch Dermatol*, 1960. **82**: 336–43.

66. Braun-Falco O et al., Pseudopelade of Brocq. *Dermatologica*, 1986. **172**(1): 18–23.

67. Bulengo-Ransby SM and Headington JT, Pseudopelade of Brocq in a child. *J Am Acad Dermatol*, 1990. **23**(5): 944–5.

68. Olsen EA et al., Update on cicatricial alopecia. *J Investig Dermatol Symp Proc*, 2003. **8**(1): 18–9.

69. Ross EK and Shapiro J, Management of hair loss. *Dermatol Clin*, 2005. **23**(2): 227–43.

70. Sperling LC and Sau P, The follicular degeneration syndrome in black patients. "Hot comb alopecia" revisited and revised. *Arch Dermatol*, 1992. **128**(1): 68–74.

71. Callender VD, McMichael AJ, and Cohen GF, Medical and surgical therapies for alopecias in black women. *Dermatol Ther*, 2004. **17**(2): 164–76.

72. Boer A, Guo Y, and Ackerman AB, Alopecia mucinosa is mycosis fungoides. *Am J Dermatopathol*, 2004. **26**(1): 33–52.

73. Passos PC et al., Follicular mucinosis – case report. *An Bras Dermatol*, 2014. **89**(2): 337–9.

74. Ingen-Housz-Oro S et al., Folliculotropic T-cell infiltrates associated with B-cell chronic lymphocytic leukaemia or MALT lymphoma may reveal either true mycosis fungoides or pseudolymphomatous reaction: Seven cases and review of the literature. *J Eur Acad Dermatol Venereol*, 2014. Mar 19. doi: 10.1111/jdv.12454.

75. Gibson LE, Muller SA, and Peters MS, Follicular mucinosis of childhood and adolescence. *Pediatr Dermatol*, 1988. **5**(4): 231–5.

76. van Doorn R, Scheffer E, and Willemze R, Follicular mycosis fungoides, a distinct disease entity with or without associated follicular mucinosis: A clinicopathologic and follow-up study of 51 patients. *Arch Dermatol*, 2002. **138**(2): 191–8.

77. Emmerson RW, Follicular mucinosis. A study of 47 patients. *Br J Dermatol*, 1969. **81**(6): 395.

78. Kim KR et al., Successful treatment of recalcitrant primary follicular mucinosis with indomethacin and low-dose intralesional interferon alpha. *Ann Dermatol*, 2009. **21**: 285–7.

79. Parker SR and Murad E, Follicular mucinosis: Clinical, histologic, and molecular remission with minocycline. *J Am Acad Dermatol*, 2010. **62**: 139–41.

80. Schneider SW, Metze D, and Bonsmann G, Treatment of so-called idiopathic follicular mucinosis with hydroxychloroquine. *Br J Dermatol*, 2010. **163**: 420–3.

81. Brown HA et al., Primary follicular mucinosis: Long-term follow up of patients younger than 40 years with and without clonal T-cell receptor gene rearrangement. *J Am Acad Dermatol*, 2002. **47**: 856–62.

82. Aten E et al., Keratosis Follicularis Spinulosa Decalvans is caused by mutations in MBTPS2. *Hum Mutat*, 2010. **31**(10): 1125–33.

83. Castori M et al., Clinical and genetic heterogeneity in keratosis follicularis spinulosa decalvans. *Eur J Med Genet*, 2009. **52**(1): 53–8.

84. Maheswari UG, Chaitra V, and Mohan SS, Keratosis follicularis spinulosa decalvans: A rare cause of scarring alopecia in two young Indian girls. *Int J Trichology*, 2013. **5**(1): 29–31.

85. Baden HP and Byers HR, Clinical findings, cutaneous pathology, and response to therapy in 21 patients with keratosis pilaris atrophicans. *Arch Dermatol*, 1994. **130**(4): 469–75.

86. Powell JJ, Dawber RP, and Gatter K, Folliculitis decalvans including tufted folliculitis: Clinical, histological and therapeutic findings. *Br J Dermatol*, 1999. **140**(2): 328–33.

87. Powell J and Dawber RP, Successful treatment regime for folliculitis decalvans despite uncertainty of all aetiological factors. *Br J Dermatol*, 2001. **144**: 428–9.

88. Douwes KE, Landthaler M, and Szeimies RM, Simultaneous occurrence of folliculitis decalvans capillitii in identical twins. *Br J Dermatol*, 2000. **143**(1): 195–7.

89. Otberg N et al., Folliculitis decalvans developing 20 years after hair restoration surgery in punch grafts: Case report. *Dermatol Surg*, 2009. **35**(11): 1852–6.

90. Matard B et al., First evidence of bacterial biofilms in the anaerobe part of scalp hair follicles: A pilot comparative study in folliculitis decalvans. *J Eur Acad Dermatol Venereol*, 2013. **27**(7): 853–60.

91. Otberg N et al., Folliculitis decalvans. *Dermatol Ther*, 2008. **21**(4): 238–44.

92. Sullivan JR and Kossard S, Acquired scalp alopecia. Part 2: A review. *Australas J Dermatol*, 1999. **40**: 61–70.

93. Templeton SF, Santa Cruz DJ, and Solomon AR, Alopecia: Histologic diagnosis by transverse sections. *Semin Diagn Pathol*, 1996. **13**(1): 2–18.

94. Sillani C et al., Effective treatment of folliculitis decalvans using selected antimicrobial agents. *Int J Trichology*, 2010. **2**(1): 20–3.

95. Brooke RCC and Griffiths CE, Folliculitis decalvans. *Clin Exp*

Dermatol, 2001. **26**(1): 20–2.

96. Brozena SJ, Cohen LE, and Fenske NA, Folliculitis decalvans: Response to rifampin. *Cutis*, 1988. **42**: 512–5.

97. Abeck D, Korting HC, and Braun-Falco O, Folliculitis decalvans. Long-lasting response to combined therapy with fusidic acid and zinc. *Acta Derm Venereol*, 1992. **72**(2): 143–5.

98. Kreutzer K and Effendy I, Therapy-resistant folliculitis decalvans and lichen planopilaris successfully treated with adalimumab. *J Dtsch Dermatol Ges*, 2014. **12**(1): 74–6.

99. Bastida J et al., Treatment of folliculitis decalvans with tacrolimus ointment. *Int J Dermatol*, 2012. **51**(2): 216–20.

100. Sivakumaran S, Meyer P, and Burrows NP, Dissecting folliculitis of the scalp with marginal keratitis. *Clin Exp Dermatol*, 2001. **26**: 490–2.

101. Ramasastry SS et al., Severe perifolliculitis capitis with osteomyelitis. *Ann Plast Surg*, 1987. **18**: 241–4.

102. Ongchi DR, Fleming MG, and Harris CA, Sternocostoclavicular hyperostosis: Two cases with differing dermatologic syndromes. *J Rheumatol*, 1990. **17**: 1415–8.

103. Libow L and Friar DA, Arthropathy associated with cystic acne, hidradenitis suppurativa, and perifolliculitis capitis abscedens et suffodiens: Treatment with isotretinoin. *Cutis*, 1999. **64**: 87–90.

104. Curry SS, Gaither DH, and King LEJ, Squamous cell carcinoma arising in dissecting perifolliculitis of the scalp. A case report and review of secondary squamous cell carcinomas. *J Am Acad Dermatol*, 1981. **4**: 673–8.

105. Boyd AS and Zemtsov A, A case of pyoderma vegetans and the follicular occlusion triad. *J Dermatol*, 1992. **19**(1): 61–3.

106. Bergeron JR and Stone OJ, Follicular occlusion triad in a follicular blocking disease (pityriasis rubra pilaris). *Dermatologica*, 1968. **136**(5): 362–7.

107. Scheinfeld NS, A case of dissecting cellulitis and a review of the literature. *Dermatol Online J*, 2003. **9**(1): 8.

108. Scerri L, Williams HC, and Allen BR, Dissecting cellulitis of the scalp: Response to isotretinoin. *Br J Dermatol*, 1996. **134**: 1105–8.

109. Koca R et al., Dissecting cellulitis in a white male: Response to isotretinoin. *Int J Dermatol*, 2002. **41**: 509–13.

110. Goldsmith PC and Dowd PM, Successful therapy of the follicular occlusion triad in a young woman with high dose oral antiandrogens and minocycline. *J R Soc Med*, 1993. **86**: 729–30.

111. Adrian RM and Arndt KA, Perifolliculitis capitis: Successful control with alternate-day corticosteroids. *Ann Plast Surg*, 1980.**4**: 166–9.

112. Stites PC and Boyd AS, Dissecting cellulitis in a white male: A case report and review of the literature. *Cutis*, 2001. **67**: 37–40.

113. Halder RM, Pseudofolliculitis barbae and related disorders. *Dermatol Clin*, 1988. **6**: 407–12.

114. Dinehart SM et al., Acne keloidalis: A review. *J Dermatol Surg Oncol*, 1989. **15**: 642–7.

115. Stritzler C, Friedman R, and Loveman AB, Acne necrotica; relation to acne necrotica miliaris and response to penicillin and other antibiotics. *Arch Derm Syphilol*, 1951. **64**: 464–9.

116. Kossard S, Collins A, and McCrossin I, Necrotizing lymphocytic folliculitis: The early lesion of acne necrotica (varioliformis). *J Am Acad Dermatol*, 1987. **16**: 1007–14.

117. Maibach HI, Acne necroticans (varioliformis) versus Propionibacterium acnes folliculitis. *J Am Acad Dermatol*, 1989. **21**: 323.

118. Grattan CE, Peachey RD, and Boon A, Evidence for a role of local trauma in the pathogenesis of erosive pustular dermatosis of the scalp. *Clin Exp Dermatol*, 1988. **13**: 7–10.

119. Ena P et al., Erosive pustular dermatosis of the scalp in skin grafts: Report of three cases. *Dermatology*, 1997. **194**: 80–4.

120. Pye RJ, Peachey RD, and Burton JL, Erosive pustular dermatosis of the scalp. *Br J Dermatol*, 1979. **100**: 559–66.

121. Wright AL and Messenger AG, Scarring alopecia in psoriasis. *Acta Derm Venereol*, 1990. **70**(2): 156–9.

122. Vanderhorst J, Mixed lichen planus-lupus erythematosus disease: A distinct entity: Clinical, histopathological and immunopathological studies in six patients. *Clin Exp Dermatol*, 1983. **8**: 631–40.

123. Liao YF et al., Two-stage palate repair with delayed hard palate closure is related to favorable maxillary growth in unilateral cleft lip and palate. *Plast Reconstr Surg*, 2010. **125**(5): 1503–10.

124. Reed ML and Grayson BH, Single-follicularunit hair transplantation to correct cleft lip moustache alopecia. *Cleft Palate Craniofac J*, 2001. **38**(5): 538–40.

125. Olsen EA, Disorders of hair growth in African-Americans. In *Disorders of Hair Growth: Diagnosis and Treatment*, Wilborn WS, Editor. Vol. 1. 2003. New York: McGraw-Hill. p. 98.

126. Singh G, Traction alopecia in Sikh boys. *Br J Dermatol*, 1975. **92**: 232.

127. Olsen EA, Infectious, and physical, and inflammatory causes of hair and scalp abnormalities. In *Disorders of Hair Growth: Diagnosis and Treatment*, 2nd edition, Roberts JL and De Villez R, Editors. Vol. 1. 2003. New York: McGraw-Hill. p. 98.

128. Swedo SE and Leonard HL, Trichotillomania. An obsessive compulsive spectrum disorder? *Psychiatr Clin North Am*, 1992. **15**(4): 777–90.

129. Winchel RM et al., Clinical characteristics of trichotillomania and its response to fluoxetine. *J Clin Psychiatry*, 1992. **53**(9): 304–8.

130. Dell'Osso B et al., Epidemiologic and clinical updates on impulse control disorders: A critical review. *Eur Arch Psychiatry Clin Neurosci*, 2006. **256**(8): 464–75.

131. Rothbaum BO and Ninan PT, The assessment of trichotillomania. *Behav Res Ther*, 1994. **32**: 651.

132. Stein DJ et al., Trichotillomania and obsessive-compulsive disorder. *J Clin Psychiatry*, 1995. **56** (Suppl 4): 28–34.

133. Fiedler L et al., Surgical and ketoconazole treatment of a Kerion Celsi caused by Trichophyton mentagrophytes and Candida tropicalis. *Mycoses*, 1988. **Suppl 1**: 81–7.

134. Kron C et al., Bulky superinfected tinea capitis of the scalp. Treatment by surgical resection and reconstruction by cutaneous expansion. *Arch Pediatr*, 1998. **5**: 992–5.

135. Otberg N et al., Kerion due to Trichophyton mentagrophytes: Responsiveness to fluconazole versus terbinafine in a child. *Acta Derm Venereol*, 2001. **81**(6): 444–5.

136. Thoma-Greber E et al., Surgical treatment of tinea capitis in childhood. *Mycoses*, 2003. **46**(8): 351–4.

137. Madan V and Cox NH, Extensive bullous lichen sclerosus with scarring alopecia. *Clin Exp Dermatol*, 2009. **34**(3): 360–2.

138. Foulds IS, Lichen sclerosus et atrophicus of the scalp. *Br J Dermatol*, 1980. **103**(2): 197–200.

139. Elston GE and Harman KE, Recurrent blistering of the scalp with scarring. *Clin Exp Dermatol*, 2006. **31**(4): 605–6.

140. Liew V et al., Complex scalp defects from cicatricial pemphigoid and ionizing radiation. *Burns*, 2004. **30**(5): 495–8.

141. Rose PT, Shapiro R, Transplantation into scar tissue and areas of cicatricial alopecia. In *Hair Transplantation*, Walter RS, Unger P, Editors. Vol. 4. 2004. New York: Marcel Dekker.

142. Kwon OS et al., Staged hair transplantation in cicatricial alopecia after carbon dioxide laser-assisted scar tissue remodeling. *Arch Dermatol*, 2007. **143**(4): 457–460.

143. Schnabl SM et al., Aplasia cutis congenita—plastic reconstruction of three scalp and skull defects with two opposed scalp rotation flaps and split thickness skin grafting. *Neuropediatrics*, 2009. **40**(3): 134–6.

7 毛发移植

毛发移植的历史

在过去的几十年里，毛发移植取得了长足的进步。移植毛发的想法其实由来已久。公元前1500年，古埃及最早的医学著作《埃伯斯纸莎草书》中就提到了关于进行毛发移植的尝试[1]。

19世纪，来自德国的Dom Unger教授和他的学生Johann Friedrich Dieffenbach使用毛发移植物分别在动物和人体上进行了尝试。Dieffenbach在手臂上移植了6根自己的头发，其中2根头发可继续生长，他于1822年将这个结果公布于论文中。早在1908年，Tilghman就提出使用旋转皮瓣治疗脱发的方法[1]。1919年Passot描述了一种用于治疗瘢痕的皮瓣技术[1]。首个特别专注于使用外科技术治疗脱发的研究是1930年由Sasagawa提出的[2]。1939年日本的皮肤科医生Okuda提出利用圆柱形的环钻从供区提取毛发来纠正头皮、眉毛、胡须等区域的脱发[3]。Tamura于1943年在阴毛区实施了单毛囊移植术[4]，Fujita于1953年报道了在麻风患者眉毛上进行单毛囊移植，以及利用含2~4个毛发的游离皮肤移植物来纠正多种缺损[5]。该技术和我们当代的毛囊单位移植术非常相似。遗憾的是，直到1976年Fujita在美国发表了英文著作，日本在毛发移植方向的这些成果才被日本以外的国家了解到。

1950年Barsky采用小块移植物，1957年Lamont采用皮瓣技术，将毛发移植作为隐藏头皮瘢痕的治疗手段[6,7]。1952年来自纽约的皮肤科医生Norman Orentreich首次给男性型秃发患者实施了毛发移植手术。他报道这项成果的文章最初被医学会拒稿，直到1959年其文章才最终发表[8]。Orentreich提出"优势供区"一词来解释移植的毛发将持续表现出其来源部位毛发的原有特征，这意味着尽管后面或侧面的头发被移植到了稀疏区域，但它们仍将继续保持原来的生长模式。Orentreich采用4 mm大小的移植物演示了环钻移植技术。

整个20世纪70年代，所有的毛发移植手术都涉及大的移植物，这通常被称为嫁接[9-12]。由于这种方法常常制造出假人般的外貌且用环钻移植物很难做出美学上可接受的头发生长方向，因此美学效果难以令人满意（图7.1）。20世纪70年代和80年代各种皮瓣技术盛行。来自阿根廷的外科医生Jose Juri发明了Juri瓣技术，即利用有毛发的2个长头皮瓣覆盖秃发区域，并创造1个新的发际线[13]。Ohmori、Stough团队、Bouhanna、Nordstrom、Frechet等介绍了不同种类的使用

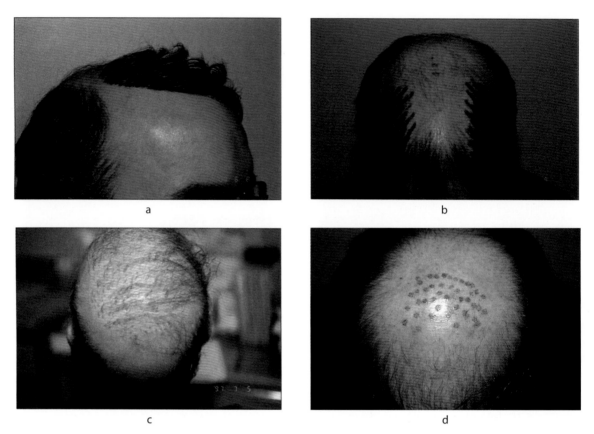

图 7.1　a~c. 30 年前的毛发移植：20 世纪 60 年代和 70 年代的毛发移植手术，注意其不自然的玉米地样的簇状外观。d. 该患者要求通过激光脱毛去除 30 年前移植的毛发

显微外科血管吻合技术的游离皮瓣 [14-18]。更小的环钻移植物（2 mm）或从条形供区组织上切下小片移植物（3 mm）的技术从 20 世纪 80 年代中期开始流行 [19-22]。为了获得更自然的效果，含有一两根毛发的微型移植体最先被用于前额发际线移植 [20-23]。这些微小移植物技术逐渐取代嫁接技术成为毛发移植的主要形式。1983 年，巴西的 Carlos Uebel 医生在一次手术中移植了多达 1000 个微小移植物。这就是所谓的大型手术的开始。20 世纪 90 年代早期，一台经典的毛发移植手术涉及约 1000 个移植物且耗时约 12 小时。1992 年奥地利的 Moser 团队利用录像带展示了一台大型毛发移植手术。1994 年 William

Rassmann 医生介绍了使用超过 3600 个移植物的单次移植术。

Robert Limmer 医生开始使用立体显微镜分离毛囊移植物以减少解剖分离过程中对毛囊的损伤 [24]。他们还发现干燥是导致移植物损伤和阻止移植毛囊生长的重要因素。Limmer 发现正常自然的毛发以 1~4 根为一组（"毛囊单位"）。Limmer 提出了毛囊单位移植术（follicular unit transplantation，FUT）的方法，即一组技术人员在显微镜放大下将供区头皮条切割分离成毛囊单位 [24]。这使微小移植物手术的效果更上一层楼，也奠定了现代毛囊单位移植术的基础。FUT 很快成为最先进的毛发移植术式 [25-29]。

毛囊单位移植术

毛发移植基本上是对个体的毛发进行重新分配。毛发取自不受雄激素性脱发微小化影响的有毛区域（通常是头皮）。通常于后枕部取一条含有完整毛囊的头皮条，在放大镜下小心地切割成薄片，再分离成毛囊单位（follicular unit，FU）。由于干燥会导致毛囊损伤和停止生长，因此毛囊单位移植物必须保持湿润和低温。在放大镜下把毛囊单位小心地置于秃发或变秃区域的切口或孔中。依据移植物大小和预期的生长方向制造切口。毛发移植手术采用局部麻醉。依据移植数量和技术的不同，一台手术可能耗费数小时甚至一整天（图 7.2）。

小的微型环钻可从枕部提取单个的毛囊单位，这被称为毛囊单位钻取术（follicular unit extraction，FUE）（图 7.3）。得益于 Rassman 等人的研究，2002 年起直接从供区提取毛囊单位移植物的方法在美国流行起来[30]。

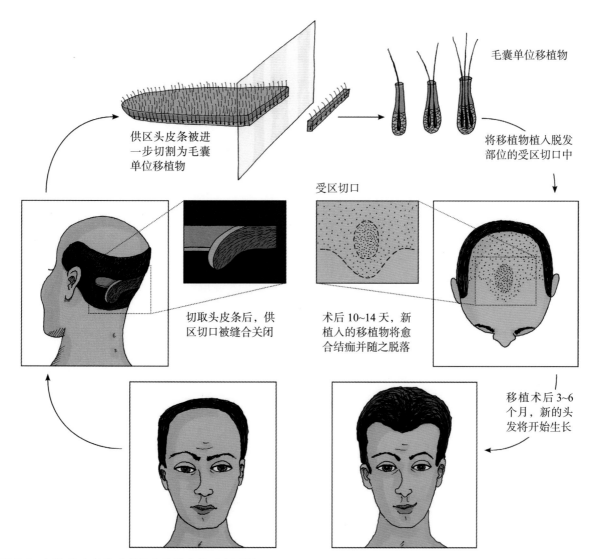

供区头皮条被进一步切割为毛囊单位移植物

毛囊单位移植物

将移植物植入脱发部位的受区切口中

受区切口

切取头皮条后，供区切口被缝合关闭

术后 10~14 天，新植入的移植物将愈合结痂并随之脱落

移植术后 3~6 个月，新的头发将开始生长

图 7.2 切取头皮条的毛囊单位移植术的手术原则

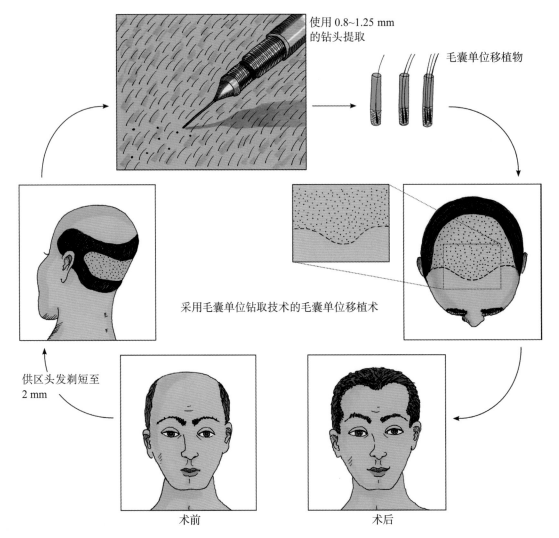

使用 0.8~1.25 mm 的钻头提取

毛囊单位移植物

采用毛囊单位钻取技术的毛囊单位移植术

供区头发剃短至 2 mm

术前

术后

图 7.3 钻取毛囊单位的毛囊单位移植术的手术原则

2004 年 Harris 的论文使得其愈加盛行[31]。由于 FUE 涉及毛囊单位移植，FUE 其实也属于 FUT 技术。但是 "FUT" 一词常常特指头皮条切取。尽管 FUE 技术具有一定的局限性，但它在过去的 10 年间越来越流行。与头皮条切取会遗留线状瘢痕不同，FUE 遗留五彩纸屑样瘢痕。因此，FUE 对于希望留超短发型的患者极具吸引力。总而言之，FUE 术式比头皮条切取更省时间，且人力成本更低，医生和工作人员上手的学习周期更短。

供区提取

头皮条切取

第一步是确定供区。检查头皮的松弛度以设计头皮条的宽度。为形成理想的供区瘢痕，伤口应在无张力下缝合。通常使用示指和拇指或双手来检查头皮的松弛度。为了更客观地评估头皮松弛度，Laxometer 不失为一个有用的工具。对于具有正常头皮松弛度的患者来说，切取 1 cm 宽的头皮条是安全的。一旦确定头皮条的宽度，应根据预估的移植物的数量计算头皮条的长度。因此，应在放大镜下评估供区毛发密度。手持发光放大镜、毛发镜、Rassman 密度尺、数字化影像设备，都是测量每平方厘米内毛囊单位（FU）数量的有用工具。以下这一公式可计算头皮条的大小。

预估 FU 数量 / 供区密度（FU 数量 /cm^2）= 头皮条面积（cm^2）[32]

接着，对于选取的供区，需要进行剃发和采用肿胀技术实施麻醉（图 7.4）。肿胀技术包括注射大量的稀释了的局麻药和肾上腺素。注射液在头皮皮下堆积有助于手术刀远离重要的血管神经。肿胀麻醉于 20 分钟后起效，因此小血管几乎不会出血。

单刀（10 号或 15 号）椭圆状切取头皮条在减少边缘毛囊横断方面优于多头刀片。切口必须与毛囊方向保持一致并且不应超过皮下脂肪层的毛球深度。一旦皮肤被切开，就应该从皮下附着处取下头皮条。游离头皮条可使用手术刀或剥离剪刀（图 7.5）[33]。有的外科医生喜欢游离切缘。如果是依据头皮松弛度计算出的安全的头皮条宽度，游离是不必要的。如果

是切取更宽的头皮条或再次手术中头皮松弛度降低时，这种方法可能有用。

在供区切口缝合前，用小剪刀将重叠的切口上缘修剪 1~2 mm。这被称为"Trichophytic 缝合法"。该技术能使瘢痕中央长出一到两排毛发，从而更好地隐藏瘢痕（图 7.6，图 7.7）。可选择单层缝合或双层缝合。我们在临床上更倾向使用可吸收 3-0 或 4-0 单乔缝线以及表面使用 3-0 普理灵缝线分两层缝合关闭伤口。普理灵缝线于 7~14 天后拆线。再次手术时原有的瘢痕也应被切除，只给患者留下一条瘢痕。当毛发密度轻度降低时，获取的移植物数量也会减少。由于新的头皮条将包含原有的瘢痕并且头皮松弛度可能只允许医生再次切取一条更窄的头皮条，二次植发距离首次植发的时间不应早于 6~12 个月。

对于一台涉及 2000 个移植物的手术，若头皮条宽度小于 1 cm 并且使用了 Trichophytic 缝合法，则手术瘢痕几乎看不见。涉及更大量移植物的手术要求切取延伸至颞部、更长、更宽的头皮条[33]。

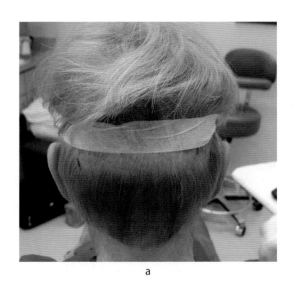

a

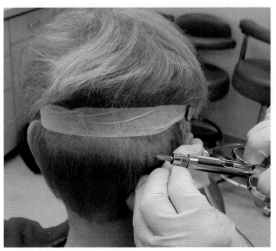

b

图 7.4　a. 剃发后的供区。b. 供区麻醉

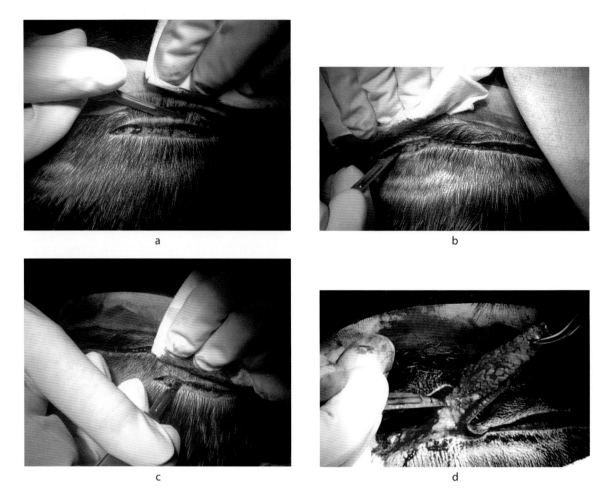

图 7.5 a~c. 切取供区头皮条，切口平行于毛囊直达毛球的深度。d. 使用手术刀从皮下附着处分离头皮条

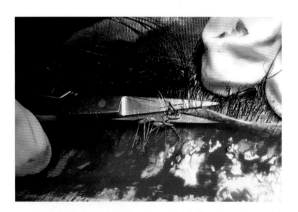

图 7.6 Trichophytic 缝合法，使用小剪刀剪掉创口上缘重叠的部分

术后当晚可用敷料覆盖供区伤口。受区则无须覆盖敷料。我们在临床上，建议患者术后第 1 天去除伤口敷料，术后前 3 天白天佩戴棉头巾，术后头 3 个晚上佩戴手术帽。

毛囊单位钻取术

自 2002 年 FUE 被首次提出以来，FUE 变得越来越受欢迎[3,10,11]。不同于从供区切取一条全厚皮肤，FUE 从头皮取下单个的毛囊单位并直接移植到受区。

FUE 技术中，供区提取的第一步是把供区头发剃短到 2 mm 长度以利于探查毛发的生长角度。通常要把供区头发全部剃短。对于希望供区剃发不那么明显但又拒绝头皮条切取的头发较长的患者，则可剃多个头发短至 3~5 mm 的横排，并在排与排之间穿插长发。接着在供区给予肿胀麻醉。也可采用神经阻滞麻醉。麻醉起效须等待至少 20 分钟，以减少出血。最好使用舒适的按摩椅或床来安置患者。为尽量减少横断，医生应将环钻朝向自己。因此，医生最好从床头上方进行操作。FUE 在 2.5~5 倍放大镜下进行。充足的光照非常重要，因此除了头顶照明之外，使用头灯可能是有帮助的 [34]（图 7.8，图 7.9）。

可选择手动环钻和电动旋转环钻装置。由于手动装置对医生的手腕是严峻的考验，在大型手术中应首选电动装置。环钻的直径通常为 0.75~1.2 mm。应根据毛囊单位的大小和密度选择环钻尺寸，密度高则要选择更小的环钻以减少对头皮造成的创伤和对周围毛囊造成的损伤。

FUE 的操作可以采用旋转两步法或三步法。两步法更节省时间，通常使用锋利的环钻和电动旋转环钻仪（图 7.10）。切口深度为 3~4 mm，直达真皮层的中层到深层。三步法先使用锋利的环钻在毛囊单位周围切到大约 0.5 mm 深，接着使用钝性环钻通过单项旋转的动作推到真皮下。三步法虽然更耗时，但毛囊横断率更低 [34]。

使用专用的小而弯的镊子从供区取出 FU（图 7.11），有时候需要使用针头协助取出移植物。然后将移植物置于湿润、低温的生理盐水或保存液中保存直到其被植入受区。

伤口敷料应选择不粘纱布和抗菌药膏。建议在患者手术后第 2 天取下敷料并仔细清洗供区。

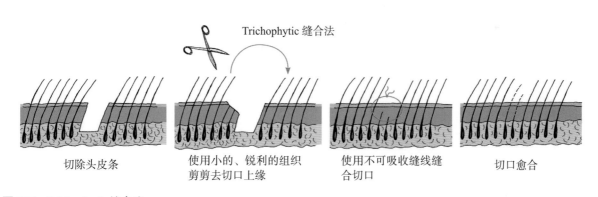

| 切除头皮条 | 使用小的、锐利的组织剪剪去切口上缘 | 使用不可吸收缝线缝合切口 | 切口愈合 |

图 7.7　Trichophytic 缝合法

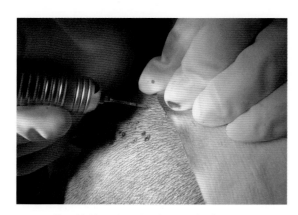

图 7.8　使用旋转环钻两步法提取毛囊单位

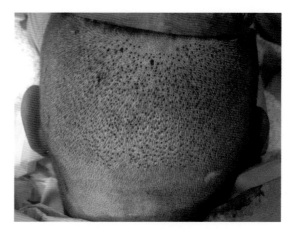

图 7.9　完成毛囊单位钻取后的供区

毛囊单位的制备和处理

切取下的头皮条应被立即置入低温生理盐水中保存。所有移植物需要在体视显微镜放大4~10倍的条件下进行制备以避免不必要的毛囊横断（图7.12）。皮肤被进一步切割成薄

片。这些小组织薄片含一到两排毛囊单位。为了避免毛囊横断，这个关键的步骤需要由训练有素、一丝不苟的技术员操作。这些薄片再被小心地切成毛囊单位移植物。训练有素的工作人员使用10号佩纳刀或者10号刀片手术刀配合Jeweler镊完成这项细致的切割工作。需要切除多余的脂肪、不含毛母质的毛发以及所有瘢痕组织（尤其是前一次植发遗留的瘢痕）。

在制备过程中，根据移植物的大小和密度将其成组置于低温的培养皿上（图7.13）。最关键的是在整个过程中不能让头皮条和移植物变干燥，需使用生理盐水使其保持湿润。

在植发过程中多种溶液可用于保存移植物。生理盐水或乳酸林格氏液是最常用的保存液。然而一些医生认为低温溶胶、Viaspan液、Wisconsin液或富含血小板的血浆等昂贵的溶液更好。根据目前的研究，对于毛发整复手术来说还没有确定最佳的温度或保存液。植发的数据显示保存于低温生理盐水或乳酸林格氏液中的移植物的生命力与室温下保存于这些

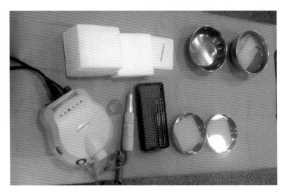

图7.10 毛囊单位钻取术的手术台，可见一个电动环钻（两步法）

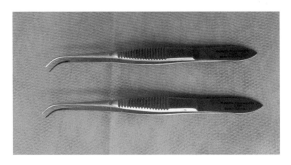

图7.11 小的弯镊用于提取毛囊单位

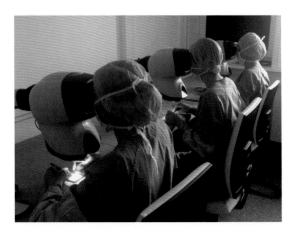

图7.12 正在使用体视显微镜的植发助手

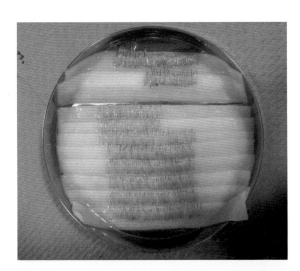

图7.13 含有冰生理盐水的金属培养皿中成排放置的移植物

溶液中的移植物的生命力一致。目前尚不能确定对其他器官更好的低温高渗溶液是否也对毛发移植更好[35]。

受区设计和技巧

设计

设计是决定手术效果和患者满意度的关键。在设计受区的时候需要考量多种因素，例如秃发程度、患者的年纪、面部轮廓和尺寸、患者的意愿。

第一步应考虑供区可供给的毛发数量。患者需要了解到毛发移植是对毛发的重新分配，毛发永远无法恢复到患者年轻时候的样子。计算出供给量后，医生就需要与患者协商移植物的放置位置并找出最困扰患者的因素。由于面部轮廓对整体外观的影响最大，所以患者最重视的通常是面部轮廓。确定发际线的位置至关重要，必须与患者详细讨论。这需要在第一次咨询时和手术前绘制。

男性

设计理想的男性发际线需要先在头皮确定一些体表标志。首先要确定未来毛发将要变细的区域，如果头发只植在已秃发或毳毛化的区域，但术后其他区域继续脱发，那么移植的区域可能出现断层从而看起来不自然。对于年轻男性有时很难估计最终的脱发程度。考虑到毛发继续微小化的可能（大部分植发患者都存在），应建议患者额外接受模式型脱发的药物治疗。

头皮分成 3 个区域：头皮前部、头皮中部和顶部。第一次移植手术通常要关注面部轮廓，因此头皮前部和中部更为重要。发际线的设计首先需要确定中前点，即眉间到发际线的距离。为了确定最佳的中前点距离，面部被分为三庭：①下颏到鼻尖；②鼻尖到眉心；③眉心到发际线。美学上来讲，理想的三庭应该距离相同（图 7.14）。中前点通常位于眉心垂直以上 7~11 cm 的位置。第二个需要确定的点是额颞角，它是额部与颞部的交点，基本上是额颞发际线后退的最高点。额颞角最好从外眦垂直向上测量，我们认为中前点高度与额颞角高度的理想比例应为 0.7，也就是说中前点高度为 7 cm 时，理想的额颞角高度应为 10 cm。

在门诊，我们一般会设计一个弯曲的钟形发际线直达太阳穴，有时会增加颞发际线和颞点的修复，而不会设计喇叭口或额颞部。有些外科医生更喜欢在额颞部做喇叭口设计。我们的设计是在额颞角凹槽内设计一个非喇叭口的钟形线。这种设计也可以给出非常令人满意的结果，特别是当颞上缘凹陷且无须重建颞发际线时[36]。

在秃发面积大而供给量有限的情况下，制造前额发是重塑面部轮廓的一种方法。前额发的设计方法有许多。它可以是孤立的，但使用稀疏的单毛囊移植物将其与颞侧区上缘相连接会获得更自然的效果[37]。

当设计好前发际线后，接着必须要考虑颞点和颞部发际线的重建。若颞点消失或颞区明显后退，会给人一种不自然的宽额头和"盖子"般前发际线的印象。颞点的位置可通过 2 条线的交点来确定：①鼻尖与瞳孔连线的延长线，该线跨过眉外侧 1/3 直达侧区的发峰；

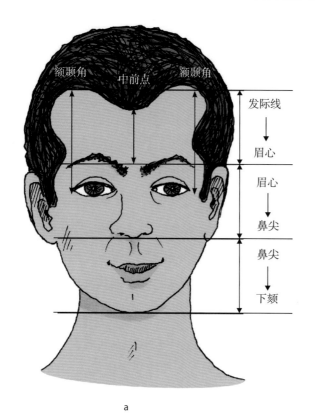

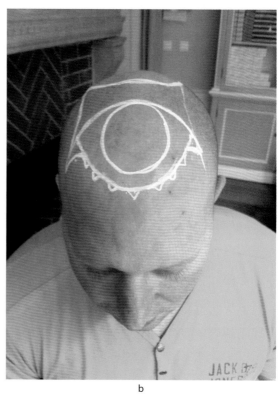

图 7.14　a. 中前点和额颞角的位置和设计，三分法用于测量理想的面部比例。b. 发际线以及头皮中部的设计

②（新造的）中前点至耳屏上缘的连线[36]（图 7.15）。为了看起来更自然，前发际线应该有一个过度区域（6~10 mm 宽），毛发密度向中心逐渐增加。

　　不规则的设计同样重要。自然的发际线一般都有局限的或明显的发峰和小发簇。大约 50% 的男性和女性的前发际线有至少 1 个或多个发峰。这些较大的不规则形状形成了发际线的整体轮廓，并且在数尺之外就能看见[36]。与发峰相对的是微小的不规则设计。它们是发际线上 3~6 mm 的三角形发簇，为了模仿自然效果，这些发簇的周围可以随机移植一些分散的单根毛发（哨兵发）[36]（图 7.16）。如果供区毛发有限，在头皮中部重建前额发并且使其与头皮中部相连可能是最好和最自然的

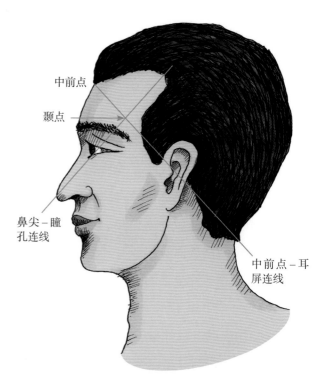

图 7.15　颞点位置由 2 条线的交点决定：一条从中前点到耳屏上缘，一条从鼻尖到瞳孔的延长线，跨过眉毛的外 1/3

办法。

尽管头皮顶部脱发对外貌的影响比前额和头皮中部脱发要小得多，但许多男性十分介意秃顶。考虑到顶部秃发的边界通常不是恒定的，因此该部位的植发区域需要向外围扩大。若只在秃顶或毛发稀疏的部位移植毛发，术后毛发继续脱落会导致留下一个被稀疏毛发围绕的发岛。对整个顶部进行毛发移植的第一步是找到一个或多个发旋的中心以及毛发的自然方向。可以以均匀密度或渐变密度（中心密度最低）对顶部进行毛发移植。如果重建头皮中部，但没有对顶部进行毛发移植，则需要在头皮中部和顶部之间创建一个过渡区。过渡区可以是圆形、椭圆形或肾形，为了看起来自然还应该包含微小的不规则形状[36]。

人种因素

黄色人种和黑色人种的发际线的设计不同于高加索人。黄色人种和黑色人种的发际线应该设计得更平（图 7.17）。黄色人种的额颞角（从外眦测量）应该比中前点高 1~1.5 cm。黑色人种通常想要一条平的发际线，额颞角的位置应略高于中前点且位于外眦垂直线的外侧。

给定的体表标志和测量数据只是植发设计的一般基准。每位患者都是不同的，其可能有不同的需求和看法。为了使每位患者的头发外观达到最佳和最满意的效果，植发医生需要与患者一起制订出适合患者的设计方案。

女性

自从 FUT 技术允许医生在毛发稀疏的区域加密种植毛发后，毛发移植便在女性中得到很好的应用。女性发际线的设计和男性发际线的设计不同。女性发际线没有额颞部的后退。

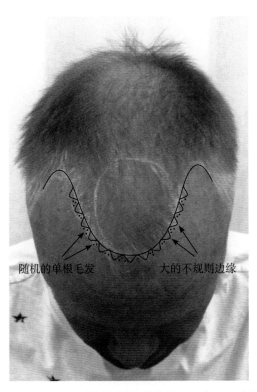

图 7.16 三角形发簇周围随机分布单根毛发（哨兵发）

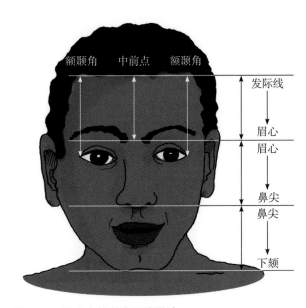

图 7.17 黑人女性的发际线设计

女性面部轮廓应设计成圆形或心形（伴有美人尖）。女性的中前点应和男性的中前点一样置于面部垂直长度的 1/3（测量从眉心到发际线的距离）。根据面部测量数据，女性理想的中前点高度为 5~8 cm。额颞角到外眦的高度应该与中前点高度一致或稍高。

设计出新的发际线后应常规考虑重建或加密颞部（图 7.18）。女性颞部发际线呈现出柔和的凸线，没有峰或点。许多患有女性型秃发的女性前额发际线保存完好，但额顶部存在弥漫性毛发变细。那些具有 Olsen 等描述的"圣诞树脱发模式"、供区较厚、面部轮廓明显的女性是进行毛发移植的理想人选。

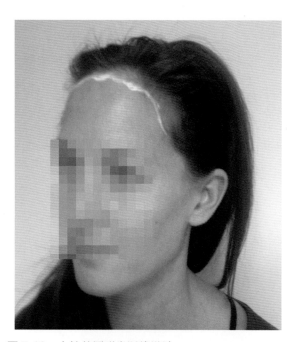

图 7.18　女性的圆形发际线设计

由于术后常发生应激性脱发，女性毛发移植的毛囊移植物数量应限制在 1500 个以内。应激性脱发将持续长达 4 个月，症状可能非常严重并给患者带来明显创伤。应当在术前将这个副作用告知所有计划植发的女性。

跨性别者

跨性别者自身认同的社会性别与他或她的生理性别相反。易性症的发生率为 1∶5000~1∶50 000[38]。尽管跨性别男性得到更多的医疗干预，但易性症在男性和女性中的发病率似乎是相等的[38]。跨性别女性经常寻求各种女性化的整形手术，尤其是男性型秃发被看作是男性的羞耻，故跨性别女性非常渴望重塑头发。

跨性别男性首先要考虑的是供区供给量。对于重度男性型秃发，首先塑造一个新的女性发际线，并利用一个好的假发来覆盖或加密头皮中部和顶部，这可能更能让患者满意。发际线的设计应该遵循与女性基本相同的原则。如果供区供给量有限，发际线可以稍高一些，但仍应设计成圆形或心形的面部轮廓。年长的跨性别男性通常会接受隆鼻术。在这种情况下，有价值的含毛区域被移除，可以用于 FUT。

瘢痕

头皮上的瘢痕会导致毁容，从而给患者带来极大的痛苦。瘢痕可由射线、烧伤、外伤和感染性脱发引起，或者以毛囊为中心的炎症导致的毛囊破坏也可引起瘢痕（见第 6 章）。对于大的瘢痕，血供往往是个问题。应首选皮瓣技术和头皮缩减术来减小瘢痕的面积。随后再使用 FUT 进行低密度植发。大面积植发前 6 个月，可以先尝试小面积移植以评估移植物的存活率（图 7.19）。为促进血管化，大面积瘢痕应从外周向中央移植。

对于原发性瘢痕性脱发，特别是淋巴细胞

型原发性瘢痕性脱发，毛发移植是瘢痕化阶段的治疗手段（图7.20）。对于大面积瘢痕化的原发性瘢痕性脱发，强烈推荐先小面积移植毛发，以估计移植物的存活率和疾病的复发情况。必须向患者告知病情，并提醒患者疾病复发的可能性以及移植物存活率有限的情况[39]。即使在瘢痕化阶段，中性粒细胞型瘢痕性脱发也是各类型头皮整复手术（头皮缩减术和FUT）的禁忌证（图7.21）。

制备移植孔

制备移植孔的工具多种多样。在制备前必须考虑到头皮不同区域的密度和移植物的大小。切口应垂直于毛发的方向。头皮不同区域毛发的生长方向会有所不同，但都应遵从原生发的方向。工具的尺寸必须与移植物的大小相匹配，切口的深度必须与移植物的长度相符。如果切口太小则不利于植入；如果切口太宽，则很难达到预期的密度。过浅的切口会影响移植物的存活，且会在移植过程中出现移植物蹦出的现象。过深的切口则会带来植入过深的风险，形成点状凹陷，造成难看的外观。

在临床中，我们喜欢用18号到21号的针头（图7.22）或0.8~1.25 mm的宝石刀（图7.23，图7.24）。有时也会用Sharpoint刀片

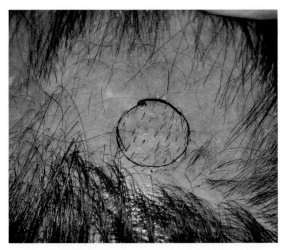

图7.19 在盘状红斑狼疮患者瘢痕化的头皮上进行小面积试种

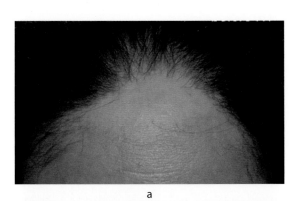

a

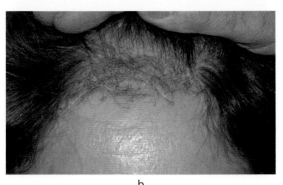

b

图7.20 a.前额纤维化秃发的患者。b.毛囊单位移植术后5个月

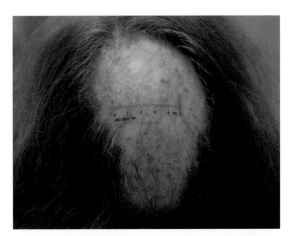

图7.21 患广泛毛囊炎的患者。患者首次到不列颠哥伦比亚大学毛发门诊就诊。患者10年前曾接受头皮缩减术，这些年病情继续恶化，目前不清楚是否是头皮手术加重了病情

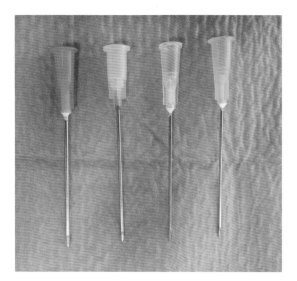

图 7.22　受区打孔使用的 18 号到 21 号针头

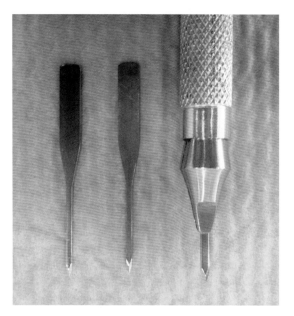

图 7.23　0.8~1.25 mm 的金属尖头刀

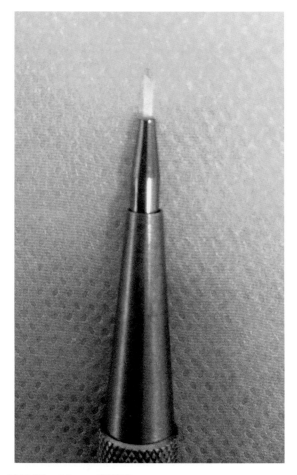

图 7.24　0.8 mm 宝石刀

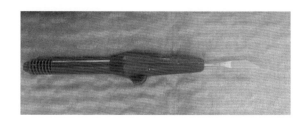

图 7.25　Sharpoint 刀

（图 7.25）或 Minde 刀片制造平行切口。针头是经济、容易获取、容易抓握、对手腕友好的工具，但由于深度不易掌握，故使用针头的方法需要由经验更丰富的医生来操作。针头非常适合即插即种法。临床中，我们倾向于在植入之前先在受区整体打孔（图 7.26）。

移植物植入

在放大镜放大 2.5~5 倍的视野下，用移植镊小心翼翼地将移植物插入孔内（图 7.27）。移植物植入可采用单镊技术或双镊技术。双镊技术允许种植者定位和扩孔，当种植者超过一人时更建议选择单镊技术。单镊技术允许种植

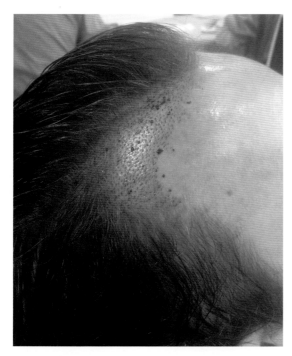

图 7.26 制备移植孔

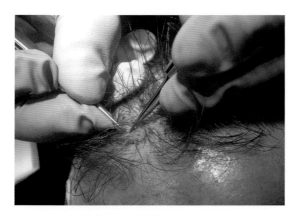

图 7.27 双镊技术植入移植物

者在一只手的手指上放置多个移植物，然后用另外一只手找孔。

需要特别注意不要损伤任何移植物。植入时切勿使用暴力，整个植入过程中始终要让移植物保持湿润。植入时须以适当的角度和方向将毛囊插入移植孔内。大多数毛发即使外观看起来是直发，其实也会带有一点卷曲或弧度。植发时必须使毛发的弧度朝向皮肤，否则移植

的头发会显得蓬乱。移植物可以与周围组织高度一致或略高于周围皮肤。

一台常规的毛发移植一般耗时 5~6 小时。大型的手术可能需要耗费 6~8 小时。术后，患者的供区需要用伤口敷料包扎，第二天可揭开敷料。术后进行恰当的护理并且每日用香波洗头，术后 1 周痂壳将几乎全部被清除。

麻醉

对于头皮有不同的麻醉方法。一些医生喜欢用神经阻滞麻醉，另一些医生则喜欢在术区使用局部浸润麻醉。

三叉神经和颈上神经是支配头皮的主要感觉神经：三叉神经的眼神经（V_1）的分支滑车上神经和眶上神经；从后枕部向头顶走行的枕大神经（CⅡ）；耳后的枕小神经（CⅡ和Ⅲ）；三叉神经上颌支（V_2）发出的颧颞神经支配包括太阳穴到颞发际线的区域；三叉神经下颌支（V_3）分出的耳颞神经支配颞部头皮（图 7.28）。

临床中我们遵循以下方法对头皮进行麻醉。完成咨询和设计后在术前给予患者 10 mg 地西泮。对于术中或术后的疼痛管理，可以考虑使用对乙酰氨基酚和可待因或 800 mg 布洛芬。

理发（头皮条提取）或供区剃发至 2 mm 长（FUE）后，给予冰袋冷敷 1 分钟。然后一边按摩患者的皮肤，一边在枕骨隆突平面使用 2% 盐酸利多卡因和肾上腺素（1：100 000）对枕部头皮进行浸润麻醉。为了尽量减少疼痛，可使用牙科注射器和 33 号针头。这一步需要使用 4~6 ml 的麻醉剂。接下来，我们使

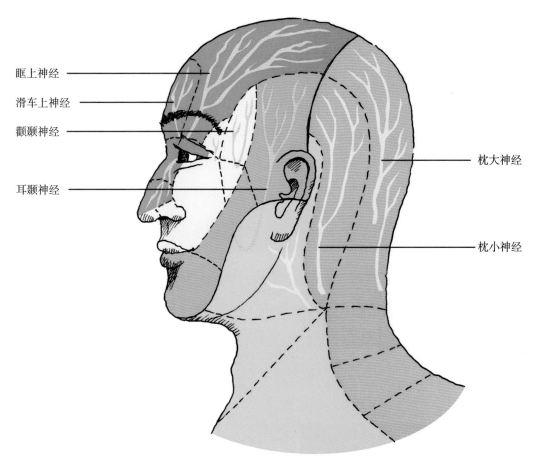

图 7.28 头皮的感觉神经。三叉神经和其 3 个分支的支配区域为红色（V_1）、黄色（V_2）和蓝色（V_3），颈神经的支配区域为绿色，枕神经的支配区域为橙色

用 2 ml 长效局麻药与肾上腺素的混合液（25 ml 盐酸甲哌卡因与 1 ml 1：1000 肾上腺素混合）对枕大神经和枕小神经进行神经阻滞麻醉。然后我们对整个供区实施肿胀麻醉。肿胀液的配比如下：生理盐水 250 ml，1% 盐酸利多卡因 50 ml，0.5% 盐酸布比卡因 250 ml，1：1000 肾上腺素 1 ml。

提取毛发前为了让血管充分收缩，我们会先等待 20 分钟。FUT 术中，我们会在提取头皮条前先麻醉头皮前部和中部，并再次用冰袋将发际线冷敷 1 分钟。然后，我们一边按摩患者的皮肤，一边用 2% 盐酸利多卡因和 1：100 000 肾上腺素（约 4 ml）沿着设计的发际线浸润麻醉。接下来，我们用盐酸甲哌卡因和肾上腺素（约 4 ml）对该区域进行进一步浸润麻醉。一旦头皮条被切下后，就立即对整个受体区进行肿胀麻醉。这样一来由于血管已经开始收缩，就可以在头皮条切取完成后很快准备好受区。

由于采用 FUE 技术提取毛发需要几个小时，所以需要在提取全部完成后，对头皮前部和中部进行麻醉。我们有时（特别是对局麻作用持续时间短的患者）用盐酸甲哌卡因或布比卡因对滑车上神经、眶上神经或耳颞神经（颞发际线移植）进行神经阻滞麻醉。术中应根据需要追加肿胀麻醉。

副作用及并发症

任何一个外科手术都有其副作用及并发症。一般来说，只要操作足够仔细，FUT 的不良反应会很少。应告知患者其可能具有下述副作用。

（1）术后 48 小时，特别是大型植发术后，很可能出现颜面水肿并且水肿持续 3~5 天。对发际线进行冷敷并在颈部使用冰垫可以缓解症状（图 7.29）。

（2）血肿或双侧黑眼圈是非常罕见的，但在女性中容易发生。

（3）镇静剂可引起恶心、呕吐。建议患者在手术前吃清淡的早餐，以降低发生恶心的概率。

（4）即使患者在签署知情同意书时否认其具有过敏史，也可能对手术中使用的任何药物（包括局麻药或外用药）发生过敏反应。外科医生和植发团队应接受过针对过敏性休克的抢救培训。

（5）供区麻醉后患者常发生迷走神经性晕厥，这是患者焦虑的一种表现。男性发生迷走神经性晕厥比女性更多见。术前、术中和术后都必须监测患者的生命体征。

（6）感染非常罕见，所以我们不常使用抗生素。如果发生毛囊炎或囊肿，则可使用抗生素。无论如何，患者都应该到诊室就诊。

（7）患者可能发生暂时性头痛，尤其是在局麻作用消退后。针对术后疼痛我们会给予布洛芬治疗。

（8）供区和受区可能出现暂时性麻木。这种麻木可能会持续数周。按摩头皮可以缓解该症状，随着时间推移症状会消失。

（9）术后男性和女性患者均可能出现应激性脱发或休止期脱发，女性更常见。术后休止期脱发可能会非常严重，并持续长达 4 个月之久。术前应将这种令人不快的，甚至是创伤性的副作用告知患者，以使其做好心理准备。

（10）增生性瘢痕和瘢痕疙瘩常见于有相关病史的患者。在术前沟通时，需要向患者询问有关伤口愈合和瘢痕形成的情况。我们认为有严重瘢痕疙瘩病史是所有美容手术的禁忌证。对于有增生性瘢痕病史的患者，为预防增生性瘢痕形成，可在伤口愈合后及随访时向供区注射曲安奈德 5~10 mg/ml（图 7.30）。

（11）一些研究者和外科医生发现吸烟不利于伤口的愈合以及移植物的存活。故应建议患者尽可能地减少吸烟。然而在临床中，我们并没有发现不吸烟者与中度吸烟者在伤口愈合和移植物存活方面存在显著差异。

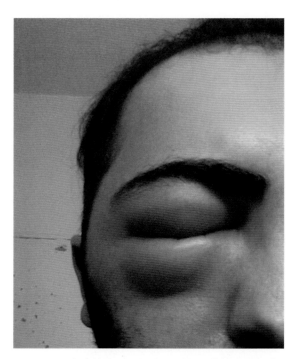

图 7.29　毛发移植术后 3 天发生严重的前额和眼部水肿

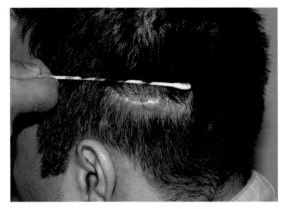

图 7.30　切取头皮条的毛囊单位移植术后 1 年，遗留增生性瘢痕

以下是一些非常罕见的并发症。

（1）持续性或长时间的疼痛或麻木：供区瘢痕的持续性疼痛可能是由于瘢痕中的缝线无法被吸收而导致的。头皮按摩师可以缓解这个症状。

（2）如果出现毛发稀疏，则必须仔细评估手术的每一步操作，包括涉及的工作人员、手术流程和术后护理。外科医生应该表达出他们对手术效果的失望，并针对术后发现和处理与患者一起进行讨论。应在术后 12 个月评估最终结果。如果术后 12 个月移植物的存活率和生长率确实很低，外科医生可能需要提供一次免费的手术，并对手术的每一步进行更加严密的监控。如果在第二次手术后毛发仍然生长不良，这可能是由于所谓的未知因素[40]。

（3）移植物周围的瘢痕和瘢痕疙瘩：不应给有严重瘢痕疙瘩形成倾向的患者实施毛发移植手术。如果要考虑手术，则应提前给予一次测试性小范围植发来评估风险。

（4）移植毛发的脱落：如果移植物来自不受雄激素性脱发影响的安全供区，移植的毛发应该终生生长，除非患者出现雄激素性脱发以外的头皮疾病，如斑秃、瘢痕性脱发或休止期脱发。若患有这些头皮疾病，即使是非移植的头发，也会影响移植的头发。

（5）供区不良瘢痕和坏死：关闭伤口的张力过高，特别是再次手术，供区可能出现暂时性和永久性的休止期脱发以及坏死和感染（图 7.31）。不好的供区瘢痕可以采用 FUE 技术治疗或用头皮纹饰来修饰。

咨询和术前同意

咨询是建立良好医患关系、保证植发成功以及赢得患者满意的关键。首先，医生必须评估患者的需求和目的。患者需要了解脱发的本质、雄激素性脱发持续性的特点，以及药物治疗和（或）后续治疗的必要性。通常面部轮廓对外貌的影响最大，应该推荐在第一次植发中重塑面部轮廓。每台毛发移植手术的目标都包括获得短期和长期的自然外观[41]。

必须详细地了解病史，包括处方药、维生素和草药用药史以及过敏史和出血性疾病史。术前必须停止使用抗凝血药（阿司匹林停用 2

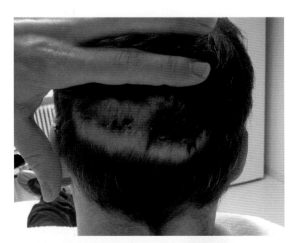

图 7.31　第 3 次毛发移植手术切除前 2 次手术遗留的供区瘢痕后，在非常高的张力下关闭切口。术后 2 周，供区出现坏死、恶臭

周，氯吡格雷停用 1 周，华法林根据部分凝血活酶时间至少停用 24 小时）[41]。

在我们的门诊，每个患者术前都要完善艾滋病病毒、丙型肝炎和凝血功能检测。有心血管疾病、心脏病发作或心律失常病史的患者需进行心电图检查，并请心内科医生会诊排除禁忌证。

术前 24 小时，每位患者都应拿到一份知情同意书。有关知情同意程序的国际标准已经制订，可通过国际毛发整复外科学会获取（www.ishrs.org）。在德国，根据国际准则制订的知情同意书可在网址 www.diomed.de 上查阅。

总结

毛发移植在男性和女性人群中都非常流行。FUT 可以有效增加受雄激素性脱发影响的特定区域的头发密度，并获得非常自然和令人满意的效果。药物治疗与口服非那雄胺或局部外用米诺地尔溶液的联合治疗可以进一步提高美容效果。

术前和术后

见图 7.32 至图 7.38。

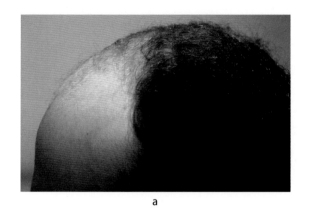
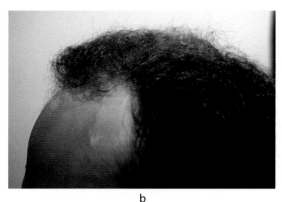

图 7.32　1345 个毛囊单位移植。a. 术前。b. 术后

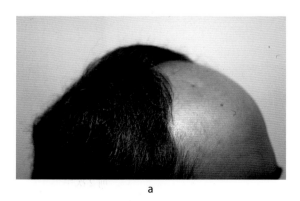
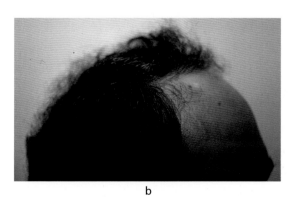

图 7.33　1234 个毛囊单位移植。a. 术前。b. 术后

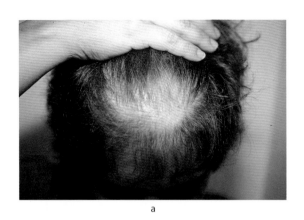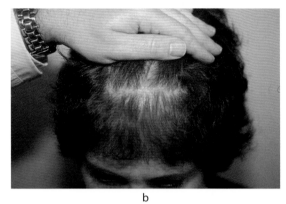

图 7.34　女性型秃发患者接受 1367 个毛囊单位移植。a. 术前。b. 术后

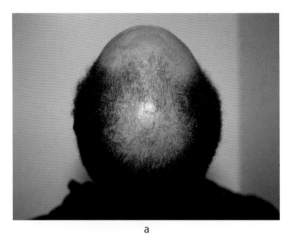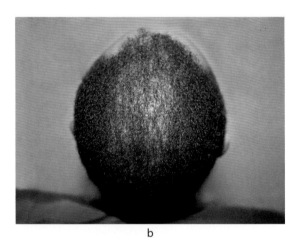

图 7.35　2652 个毛囊单位移植。a. 术前。b. 术后

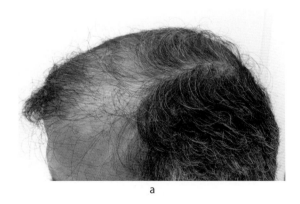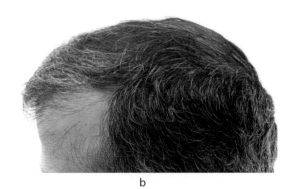

图 7.36　1788 个毛囊单位移植。a. 术前。b. 术后

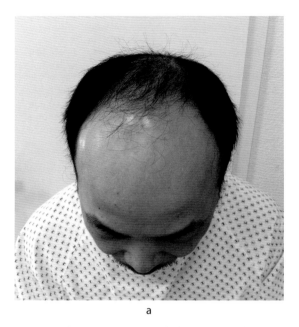
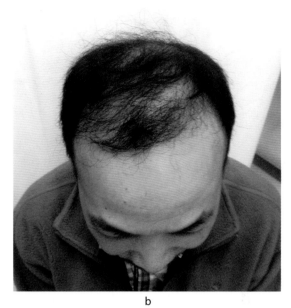

图 7.37 对前额进行 1139 个毛囊单位移植。a. 术前。b. 术后

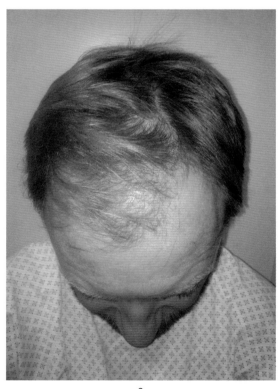
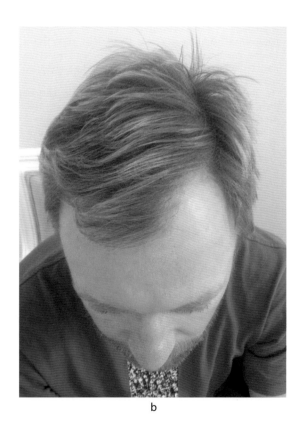

图 7.38 812 个毛囊单位移植。a. 术前。b. 术后

（张舒 译，段晓涵 校）

参考文献

1. The history of hair transplants. http://www. keratin.com/aw/aw001.shtml.

2. Sasagawa M, Hair transplantation. *Jpn J Dermatol*, 1930. **30**: 493.

3. Okuda S, The study of clinical experiments of hair transplantations. *Jpn J Dermatol*, 1939. **46**: 135–8.

4. Tamura H, Pubic hair transplantation. *Jpn J Dermatol*, 1943. **53**: 76.

5. Fujita K, Brow plasty. *J Lepra*, 1953. **22**(4): 218.

6. Barsky AJ, *Principles and Practice of Plastic Surgery*. 1950. Baltimore, MD: Williams & Wilkins. p. 137–40.

7. Lamont ES, A plastic surgical transformation. Report of a case. *West J Surg Obstet Gynecol*, 1957. **65**: 164–5.

8. Orentreich N, Autografts in alopecias and other selected dermatological conditions. *Ann N Y Acad Sci*, 1959. **20**(83): 463–79.

9. Orentreich N, Hair transplantation. *N Y State J Med*, 1972. **72**(5): 578–82.

10. Selmanowitz VJ and Orentreich N, Hair transplantation in blacks. *J Natl Med Assoc*, 1973. **65**(6): 471–82.

11. Orentreich DS and Orentreich N, Hair transplantation. *J Dermatol Surg Oncol*, 1985. **11**(3): 319–24.

12. Orentreich N, Hair transplantation: The punch graft technique. *Surg Clin North Am*, 1971. **51**(2): 511–8.

13. Juri J, Use of parieto-occipital flaps in the surgical treatment of baldness. *Plast Reconstr Surg*, 1975. **55**(4): 456–60.

14. Bouhanna P, The postauricular vertical hairbearing transposition flap. *J Dermatol Surg Oncol*, 1984. **10**(7): 551–4.

15. Frechet P, A new method for correction of the vertical scar observed following scalp reduction for extensive alopecia. *J Dermatol Surg Oncol*, 1990. **16**(7): 640–4.

16. Nordström R, Tissue expansion and flaps for surgical correction of male pattern baldness. *Br J Plast Surg*, 1988. **41**(2): 154–9.

17. Ohmori K, Microsurgical free temporoparietal flaps in surgery for male pattern baldness. *Clin Plast Surg*, 1991. **18**(4): 791.

18. Stough DB 3rd and Cates JA, Transposition flaps for the correction of baldness: A practical office procedure. *J Dermatol Surg Oncol*, 1980. **6**(4): 286–9.

19. Unger WP, A new method of donor site harvesting. *J Dermatol Surg Oncol*, 1984. **10**(7): 524–9.

20. Stough DB 4th, Nelson BR, and Stough DB 3rd, Incisional slit grafting. *J Dermatol Surg Oncol*, 1991. **17**(1): 53–60.

21. Swinehart JM and Griffin EI, Slit grafting: The use of serrated island grafts in male and female-pattern alopecia. *J Dermatol Surg Oncol*, 1991. **17**(3): 243–53.

22. Nelson BR et al., Hair transplantation in advanced male pattern alopecia. The role of incisional slit grafting. *J Dermatol Surg Oncol*, 1991. **17**(7): 567–73.

23. Uebel CO, Micrografts and minigrafts: A new approach for baldness surgery. *Ann Plast Surg*, 1991. **27**(5): 476–87.

24. Limmer R, Elliptical donor stereoscopically assisted micrografting as an approach to further refinement in hair transplantation. *Dermatol Surg*, 1994. **20**: 789–93.

25. Bernstein RM and Rassman WR, Follicular transplantation. Patient evaluation and surgical planning. *Dermatol Surg*, 1997. **23**(9): 771–84.

26. Bernstein RM et al., Standardizing the classification and description of follicular unit transplantation and mini-micrografting techniques. The American Society for Dermatologic Surgery, Inc. *Dermatol Surg*, 1998. **24**(9): 957–63.

27. Epstein JS, Follicular-unit hair grafting: Stateof-the-art surgical technique. *Arch Facial Plast Surg*, 2003. **5**(5): 439–44.

28. Stough D and Whitworth JM, Methodology of follicular unit hair transplantation. *Dermatol Clin*, 1999. **17**(2): 297–306.

29. Unger WP, Follicular unit hair transplanting—End of the evolution or a good thing taken too far? *Dermatol Surg*, 2000. **26**(2): 158–60.

30. Rassman WR et al., Follicular unit extraction: minimally invasive surgery for hair transplantation. *Dermatol Surg*, 2002. **28**(8): 720–8.

31. Harris JA, The SAFE System: New instrumentation and methodology to improve follicular unit extraction (FUE). *Hair Transplant Forum Int*, 2004. **14**: 163–4.

32. Parsley WM, Management of the postoperative period. In *Hair Transplantation*, Unger WP and Shapiro R, Editors. 2004. New York: Marcel Dekker, Inc. p. 565–6.

33. Marzola M, Single-scar harvesting technique. In *Hair Transplantation*, Stough D, Haber R, Dover JS, Alam M, Editors. 2006. Philadelphia, PA: Elsevier. p. 83–6.

34. Bicknell LM et al., Follicular unit extraction hair transplant harvest: a review of current recommendations and future considerations. *Dermatol Online J*, 2014. **20**(3): p. pii: doj_21754.

35. Cole JP, *The Optimal Holding Solution and Temperature for Hair Follicle*. http://www. forhair.com/optimal-holding-solution-andtemperature-for-hair-follicle/.

36. Rose PT and Parsley WM, Science of hair line design. In *Hair Transplantation*, Stough DB, Haber R, Dover JS, Alam M, Editors. 2006. Philadelphia, PA: Elsevier. p. 55–71.

37. Beehner M, Terminology in hair transplant surgery. In *Hair Transplantation*, Haber RS, et al., Editors. 2006. Philadelphia, PA: Elsevier Inc. p. 27–34.

38. Shiell R, Hair transplantation in the genetically male transsexual. In *Hair Transplantation*, Stough D, Haber RS, Dover JS, Alam M, Editors. 2006. Philadelphia, PA: Elsevier. p. 169–72.

39. Rose PT and Shapiro R, Transplantation into scar tissue and areas of cicatricial alopecia. In *Hair Transplantation*, Shapiro R, Unger WP, Editors. Vol. 4. 2004. New York: Marcel Dekker.

40. Marzola M and Vogel JE, Complications. In *Hair Transplantation*, Stough DB, Haber R, Dover JS, Alam M, Editors. 2006. Philadelphia, PA: Elsevier. p. 173–85.

41. Stough DB, The consultation. In *Hair Transplantation*, Stough DB, Haber RS, Dover JS, Alam M, Editors. 2006. Philadelphia, PA: Elsevier. p. 43–8.

8 应对脱发的非医疗手段

针对脱发的药物和手术治疗有时不足以实现让患者感到满意的美观效果。每位治疗脱发的医生都应该能就不同的遮饰物给出建议，并帮助患者找到最好、最合适的解决方案。

头皮假体

头皮假体不仅有假发帽，还包括假发片。假发帽和假发片根据不同的特征具有不同的佩戴方式。假发帽可以是纬编的也可以是打结的，或者两种技术结合的。纬编基底通常由成排的合成毛发组成，可用后面的松紧带固定在头皮上，或用夹子在前面固定（图8.1）。

打结的假发帽使用非常细的网眼作为基底，其中的合成和（或）人类毛发是用手工打结的。打结的假发帽可以用胶带、胶水或发夹梳子固定。它们可以是成品或是定制品。为确保定制的假发帽完美贴合，需要制作患者头皮的定制石膏模具。从模具中可以做出定制基底，底座可以由非常细的网眼或不同类型的薄膜绢网制成。定制假发帽的质量取决于基底的类型、毛发密度、打结的密度以及毛发的质量（图8.2）。

在过去的几十年里，合成的假发帽使用的纤维种类有了很大的改进，更接近人类毛发的外观和感觉[1]。与合成发相比，真发通常看起来更自然，但也需要进行更多的护理和保养。目前有多种毛发类型可供选择，包括动物毛发（如安哥拉毛或牦牛尾）。人类的毛发分类为中国人毛发、印度人毛发和欧洲人毛发（图8.3）。理想情况下，人类毛发的质量应与脱发患者的原生发类型相匹配。印度人毛发和中国人毛发被广泛使用，但由于高加索人的毛发更细，为了营造更自然的外观，印度人毛发和中国人毛发通常需要被加工，之后才能为高加索人所使用（图8.4）。

还有一种定制假发帽为真空假发帽，底座由硅胶或聚氨酯组成。真空假发帽戴在头皮上时被往下推挤以排出空气形成密封状态。这种类型的假发帽能紧附在头皮上，佩戴者可以从事任何体育活动，包括游泳[1]。然而因为没有空气的流通，所以佩戴真空假发帽可能会让人感到不舒适，尤其是在炎热的天气里。

局部脱发的患者使用假发片的目的是让假发与原有自然的毛发相结合。佩戴定制的假发片对于患有瘢痕性脱发或斑秃的患者很有益处，因为它们佩戴起来更舒适，看起来更自然（图8.5，图8.6）。市场上有各种各样的男性系列假发片。假发片的样式需要定制，且其质量取决于底座类型、毛发质量和制造商的专业能力。男性系列的假发片可以用胶水、胶带或纬编等方式进行接合。对于广泛脱发的男性型秃

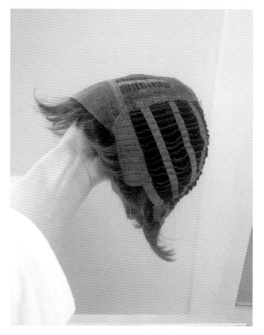

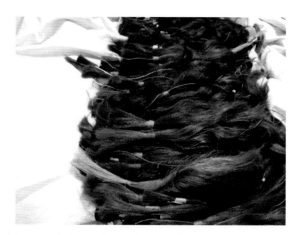

图 8.3 高品质未经处理的欧洲人毛发（由 Marc Rieke，mr* 提供）

图 8.1 合成假发帽的纬编基底

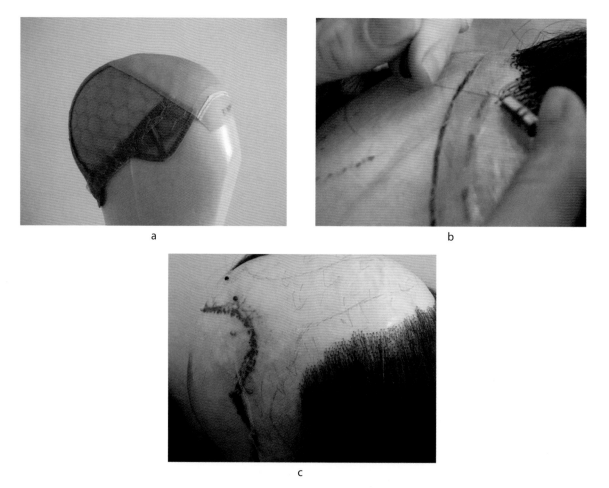

图 8.2 a. 由不同类型的薄纱和薄膜绢网制成的假发帽底座。b. 将人的毛发手工打结到假发帽底座中。c. 高质量的定制假发帽，有密集的发结和自然的毛发方向（由 Marc Rieke，mr* 提供）

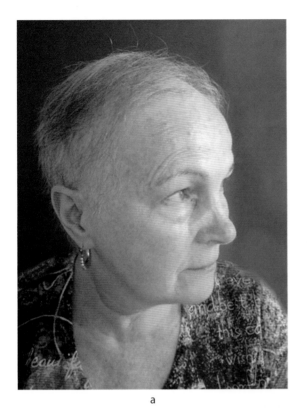
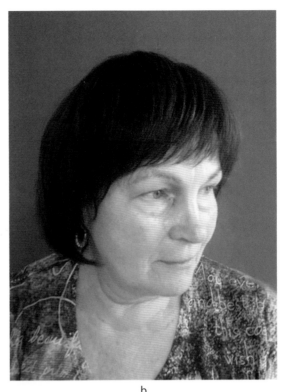

a

b

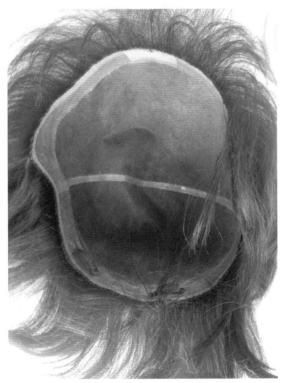

c

图 8.4　a. 患有重度毛发扁平苔藓的患者。b. 佩戴使用真人毛发定制的假发帽。c. 假发帽带有薄纱底座和发夹梳子
（由 Marc Rieke，mr* 提供）

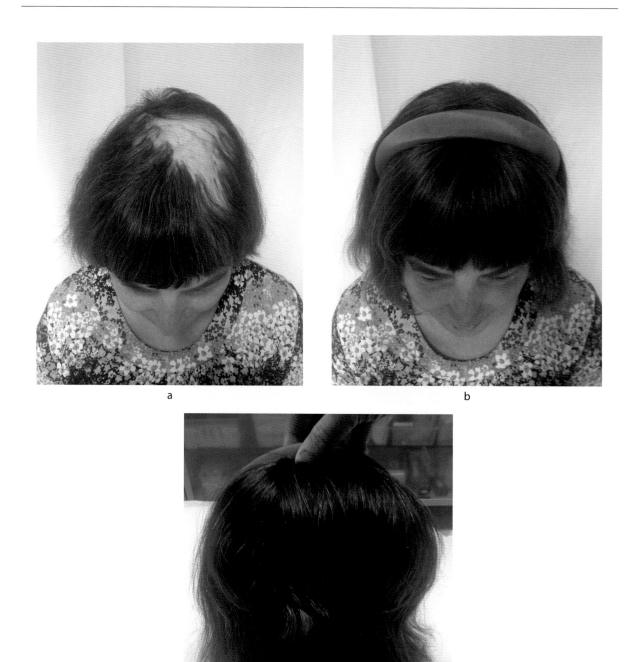

图 8.5　a. 重度秃发性毛囊炎患者。b. 佩戴使用真人毛发定制的假发片。c. 假发片用发带简单固定（由 Marc Rieke，mr* 提供）

发患者，假发片可以明显增加其发量。假发片可以极大地提高患者的自尊心，但其舒适程度取决于制作的专业性和维护（图 8.7）。

　　比起通过编织固定的假发片，一种名为 Intralace™ 的技术提供了另一种可选择的样式，并且能让患者产生更自信的感觉。Intralace™ 使用放置在头皮上的网眼或格状绢网，原生发穿过网眼被提起，并在基底外侧编

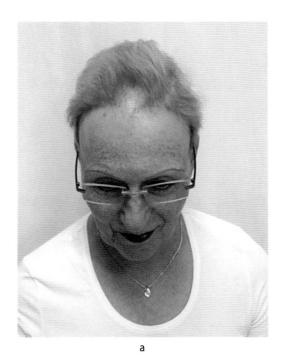 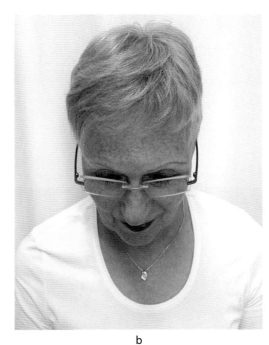

a   b

图 8.6   a. 患有重度雄激素性脱发和前额纤维性秃发的患者，因为使用大发夹将假发片固定在前额发际线而出现额外的机械性脱发。b. 患者佩戴定制的浅色假发片

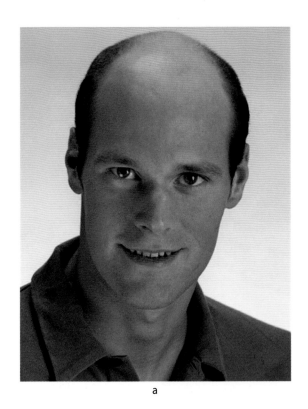 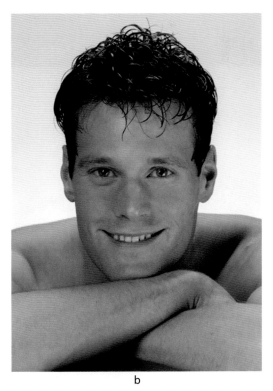

a   b

图 8.7   a. 重度雄激素性脱发患者。b. 佩戴胶粘的定制假发片（由 Svenson® 毛发机构提供）

成小股的辫子，然后将轻薄的编织物连接到网眼上，这样可避免编织物对原有的头发产生牵拉（图8.8）。该技术与假发片和编织物一样需要维护而且成本较高，但它能让患者感觉自然，并且患者可以进行任何活动（图8.9）。

对于患重度雄激素性脱发以及化疗或头皮放疗后毛发稀疏的女性患者，这种技术能提供令人非常满意的效果，其甚至可以用于治疗拔毛症患者。

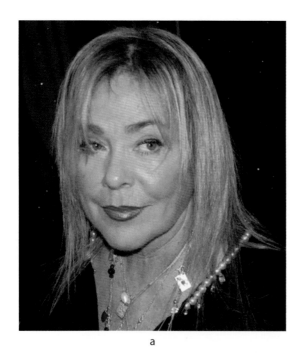

a

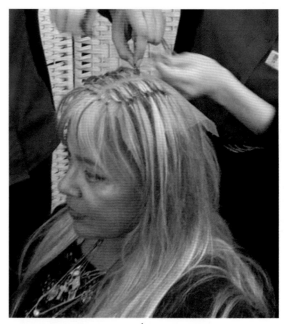

b

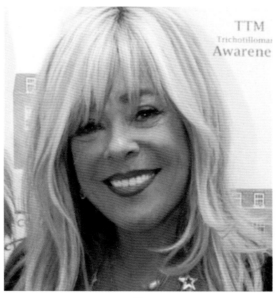

c

图8.8　a.毛发稀疏、患有中度女性型秃发的患者。b.使用Intralace™技术的过程。c.使用后的效果（由Lucinda Ellery™提供）

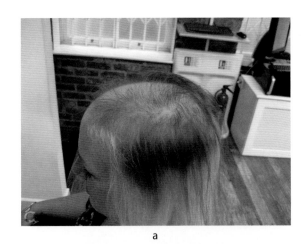

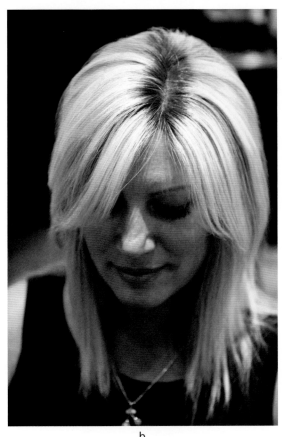

图 8.9 a. 重度女性型秃发患者。b. 使用 Intralace™技术后的效果（由 Lucinda Ellery™提供）

接发技术

在过去的 10 年里，接发技术变得非常流行。接发技术是指将几束或几绺合成毛发或人类毛发经由黏合、编织、扭转、缝合、修剪等

操作接合到原发上[1]。夹式接发片可以在任何时候取下，如果患者只是为了某些发型或场合偶尔想要更浓密或更长的头发，则夹式接发片相当适用。任何类型的接发片都会导致毛发过重。沉重的接发片会对原生发造成牵拉并可能导致牵拉性脱发。可以通过使用轻巧的蕾丝将接发片缝至原生发中来限制牵拉力（图 8.10，图 8.11）。胶水会损坏毛干，最终会导致毛发断裂。

使用颜料遮盖头皮和局部外用毛发纤维

外用的毛发纤维由带正电的角蛋白纤维颗粒所组成，通常用羊毛角蛋白制成，通过静电力附着在带负电的头皮终毛和毳毛上，毛发纤维可以使毛发看起来更浓密、更饱满[1,2]。毛发纤维有不同的发色，也可以混合使用以匹配患者的发色。毛发纤维可以撒在原有稀疏的毛发上，也可以用发胶固定（图 8.12）。

为了便于附着，外用毛发纤维对原生毛的最小密度有要求。外用毛发纤维无法改善完全没有毛发的部位，如瘢痕性脱发或斑秃。但这些疾病的脱发模式多是网状的，并且每个脱发斑很小，所以通过外用毛发纤维加厚周围的毛发对这些疾病仍然是有帮助的。

头皮涂色剂可以减少毛发和头皮之间的色差，对于掩饰脱发非常有用。产品有不同的应用形式，如粉剂、涂剂和喷雾剂（图 8.13）。

对于正在使用外用药物治疗（如米诺地尔或外用激素）的患者，在使用任何遮盖剂之前必须保持头皮干燥[1,2]。对于毛发移植术后暂

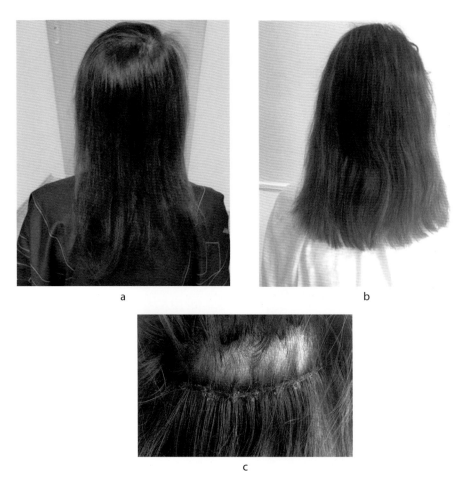

图 8.10 a. 女性型秃发患者。b. 佩戴浅色蕾丝接发片。c. 在使用最少胶水量的情况下，将接发片缝合到原发中（由 Marc Rieke，mr* 提供）

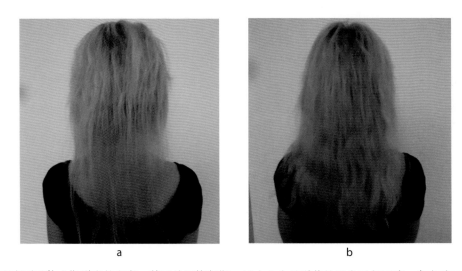

图 8.11 a. 患有严重休止期脱发的患者，其已处于恢复期，过去 9 个月脱落的毛发已长回来，但长度不足使毛发看起来仍很稀疏。b. 佩戴浅色蕾丝接发片（由 Marc Rieke，mr* 提供）

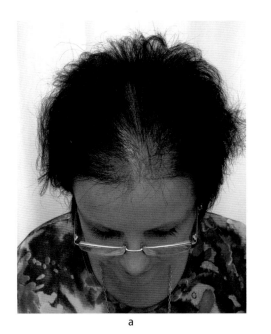
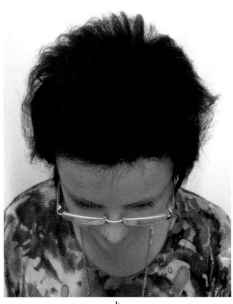

图 8.12 a. 患有女性型秃发且前额脱发较严重的患者。b. 使用毛发纤维后

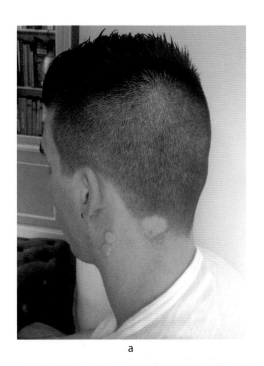
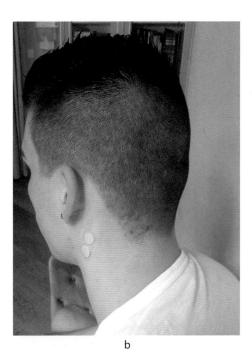

图 8.13 a. 斑片型斑秃患者。b. 使用简单的防水睫毛膏后

时性的休止期脱发，使用毛发纤维和头皮涂色剂也相当有用，该产品可在术后 7~10 天开始使用[3]。

纹饰

永久性或半永久性文身是永久性化妆的一种方式，这种方法常用于为眉毛完全脱失的患者制作人工眉毛或用于改善稀疏的眉毛。眉毛应该始终位于其天然位置，所以需要一位经验丰富的永久性文身化妆师来创造出令人满意的效果。女性进行永久性文眉可以获得良好的效果（图 8.14，图 8.15），但不建议男性使用永

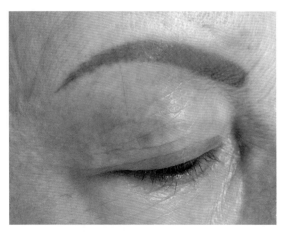

图 8.14　前额纤维性秃发患者的文眉

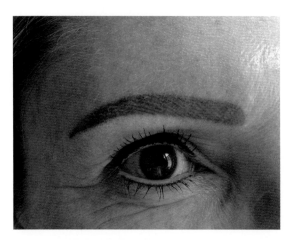

图 8.15　过度拔毛致眉毛稀疏患者的文眉

久性文眉。想要进行永久性文身的人应该意识到文身的颜色有可能随着时间的推移而发生改变[1]。

由于头皮纹饰可以更持久地遮盖脱发，其一直备受欢迎。类似毛囊的小点被文在头皮上。文身术可以用于男性，也可用于女性[1]。经验丰富的文身师可以创造出令人满意的效果，尤其是给具有寸头（1~2 mm）的黑人男性进行纹饰时。

总结

假发帽、假发片和遮盖技术可以提供很好的美容效果，可以在很大程度上改善患者的外观，并有助于使患者恢复自尊心。治疗脱发的非医疗手段可作为斑秃患者或生长期和休止期脱发患者的临时解决方案，或作为瘢痕性脱发患者、斑秃患者和雄激素性脱发患者的永久解决方案。

（段晓涵　译，张舒　校）

参考文献

1. Donovan JCH et al., A review of scalp camouflaging agents and prostheses for individuals with hair loss. *Dermatol Online J*, 2012. **18**(8): 1.
2. Kobren SD, *The Truth about Women's Hair Loss*. 2000. New York: McGraw-Hill.
3. Parsley WM, Management of the postoperative period. In *Hair Transplantation*, Unger WP and Shapiro R, Editors. 2004. New York: Marcel Dekker. p. 565–6.